Dietmar Krämer · Helmut Wild
Neue Therapien mit Bach-Blüten 2

Dietmar Krämer · Helmut Wild

Neue Therapien mit Bach-Blüten 2

Diagnose und Behandlung über die
Bach-Blüten Hautzonen
Mit einem topographischen Atlas der Hautzonen

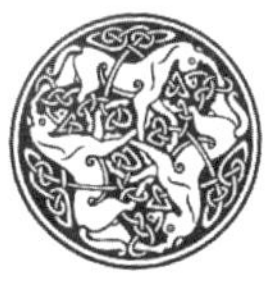

Isotrop

Bibliografische Information der Deutschen Nationalbibliothek
Die Deutsche Nationalbibliothek verzeichnet diese Publikation in der Deutschen Nationalbibliografie; detaillierte bibliografische Daten sind im Internet über http://dnb.dnb.de abrufbar.

20. Auflage 2025

ISBN 978-3-940395-17-7
Erstveröffentlichung 1989
by Ansata Verlag, Interlaken
Überarbeitete Neuauflage
der 18. Auflage von Ansata Verlag, München 2014

Text: Dietmar Krämer
Fallbeispiele: Dietmar Krämer (S. 67/68 und 72–77)
Helmut Wild (S. 68–72)
Martina Gräf (S. 73)
Übertragung der Hautzonen: Helmut Wild

Umschlaggestaltung und Grafik: Robert Wicki
Scan, Typografie und Satz: ASKU-MEDIA Sven Uftring, Bad Nauheim
Druck: Triple AAA Druckproduktion, Gilching

Inhalt

Kapitel III

Kapitel IV

Kapitel V

Kapitel VI

Kapitel VII

Dem Heiler Heiner Müller gewidmet,
der uns leider viel zu früh verlassen hat.

Dank

An dieser Stelle möchten wir allen danken, die uns bei unserer Arbeit mit den Bach-Blüten selbstlos unterstützt haben; insbesondere Radha Bambeck für ihre hilfreiche Beratung bei auftretenden Schwierigkeiten, Cornelia Benzinger für ihre unermüdliche Mithilfe bei der Erarbeitung der Topographie der Hautzonen, dem kleinen Manuel für seine unschätzbaren Hinweise auf Veränderungen in der Aura, die überhaupt erst die Idee zu dieser Arbeit geliefert haben, Helmut Wild für die Übertragung der Topographie der Hautzonen von unseren Handskizzen auf die Abbildungen des Grafikers, und schließlich Mahavatar Babaji, ohne dessen Inspiration und ständig zu spürende Hilfe dieses Werk niemals hätte entstehen können.

Nichts kann ohne Wissen erreicht werden, und doch kann man alles durch ein reines Herz erlangen.

Babaji[1]

Vorwort

Körper und Seele sind nicht zwei verschiedene Dinge, sondern nur zwei verschiedene Arten, dasselbe Ding wahrzunehmen.

Albert Einstein

Wir leben in einer Zeit der spirituellen Revolution. Sie ermöglicht eine Bewusstseinserweiterung und lässt dadurch globale holistische Forschung, Medizin und Therapie zu. Die Holistik schenkt der Menschheit die Erfahrung spiritueller Manifestation. Dadurch werden Therapien Realität, welche in einer Welt von Verschmutzung, Vergiftung, abnehmender Lebensqualität, Immunschwäche und lebensbedrohender Ereignisse sinnvoll heilend für Pflanzen, Tiere und Menschen wirken.

Die Menschheit ist global in ein Stadium geraten, in dem als Folge von Eingriffen in die Natur Tausende und Hunderttausende von Menschen verletzt, krank und obdachlos den Kräften der Natur ausgesetzt werden. Hier sind holistische Einsichten zwingend. Ganzheitliche Behandlungen wie die Bach-Blütentherapie von Dr. Edward Bach helfen, Schocks oder negative Gemütszustände zu beheben und Krankheiten oder Verletzungen schneller einer ganzheitlichen Heilung zuzuführen.

Die Weiterentwicklung der Bach-Blütentherapie durch die Autoren dieses Buches zeigt die Notwendigkeit auf, die Not zu wenden, in welche die Natur und die Menschen hineingeraten sind. Wissenschaft und Spiritualität haben erforscht und bewiesen, dass es in der Schöpfung einen Überfluss an kreativen Kräften und Energien gibt, die früher nicht erkannt wurden. Jetzt werden diese Kräfte entdeckt und hilfreich heilend in Medizin und Therapie eingesetzt.

Dina Rees

Kapitel I
Grundlagen

1. Einführung

Der Leitgedanke, den ganzen Menschen zu behandeln und nicht die Krankheit, durchzieht das gesamte Lebenswerk Edward Bachs wie ein roter Faden. Der Schwerpunkt seiner Arbeit lag in der Beseitigung negativer Gemütszustände, die er als Ursache jeglicher Krankheit ansah. «Befreie deinen Patienten von der oder den Gemütsveränderungen, wie es diese Heilmethode zeigt, und es wird ihm besser gehen.»[2]

Edward Bach konnte beobachten, dass sich im Zusammenhang mit Krankheiten auch die Gemütsverfassung änderte; oft sogar bereits *vor* dem Auftreten der ersten Symptome. Er schrieb: «Bei der Krankheit verändert sich der Gemütszustand im Vergleich zum sonstigen Leben. Wer aufmerksam beobachtet, kann diese Veränderungen häufig vor – manchmal auch lange vor – dem Auftreten der Krankheit wahrnehmen und durch eine Behandlung das Erscheinen von Beschwerden rechtzeitig verhindern. Wenn eine Krankheit schon einige Zeit besteht, wird die Stimmung des Leidenden uns ebenfalls zu dem richtigen Heilmittel hinführen.»[3]

Auch wenn in dieser Aussage ein deutlicher Hinweis auf eine mögliche Krankheitsprophylaxe steckt, lag doch der Schwerpunkt der Arbeit Edward Bachs – wie viele dokumentierte Fallbeispiele zeigen – in der Behandlung von tatsächlich kranken Menschen. Sein Anliegen war es der leidenden Menschheit mit einer einfachen, unschädlichen Methode zu helfen. Dieses Faktum ist mittlerweile eher in den Hintergrund getreten. Die Bach-Blüten werden heute häufig in Verbindung mit dem New Age gebracht und dort als Hilfe zur Bewältigung innerer Konflikte, als Möglichkeit zur Arbeit an sich selbst, als Meditationshilfe, als Methode zur inneren Reinigung oder gar zur «Seelenhygiene» angesehen. Edward Bachs ursprüngliches Anliegen jedoch war es eine pflanzliche Alternative zu seinen aus pathologischen Darmbakterien hergestellten Heilmitteln zu finden, die noch besser wirken und vor allem wesentlich einfacher zu handhaben sein sollte, um bislang unheilbare Krankheiten zu behandeln.

Immerhin war es ihm gelungen mit diesen Mitteln, die zunächst in Form von Spritzen aufbereitet waren, Arthritis und schwere Kopfschmerzen zu lindern, was in der damaligen Medizin einmalig war.

Seine homöopathischen Aufbereitungen dieser Präparate, die als «Bach-Nosoden» in die Geschichte der Homöopathie eingingen, waren damals eine Sensation und brachten Edward Bach den Ruf eines zweiten Hahnemann ein. Dass er diese wirksamen Therapien aufgegeben haben könnte um eine Heilmethode zu finden, die lediglich das Wohlbefinden steigern und eine seelische Harmonisierung bewirken sollte, ist undenkbar.

Sein Ziel war es, die *seelischen Ursachen* zu beseitigen, um damit *deren körperliche Folgen* zum Verschwinden zu bringen. Um dies zu erreichen wandte er seine Heilmittel nicht nur innerlich an, sondern auch äußerlich in Form von Umschlägen auf die erkrankte Stelle oder als Einreibungen. Er schrieb: «Bei Schmerzen, Steifigkeit, Entzündung oder jeglichen örtlichen Beschwerden sollte zusätzlich eine Lotion verwendet werden. Man gebe einige Tropfen aus der Einnahmeflasche in eine Schale Wasser und tränke damit ein Stück Tuch, mit dem man die betroffene Stelle bedeckt; je nach Notwendigkeit kann man das Tuch von Zeit zu Zeit neu befeuchten.»[4]

Ein Beispiel soll die Vorgehensweise Bachs erläutern: «Kurz nachdem er die Heilkraft des Eisenkrautes (Vervain) entdeckt hatte, wurde Bach zu einem Patienten gerufen, der auf dem Trottoir ausgerutscht war und sich den Knöchel böse verstaucht hatte. Als Bach gegen 22.00 Uhr zu ihm kam, war das Fußgelenk des Mannes stark angeschwollen und steif. Das verursachte große Schmerzen.

Der Patient war ein kräftig gebauter, äußerst ungeduldiger Mann von etwa fünfzig Jahren. Er glaubte, die Ausheilung seiner Verletzung werde zirka drei Wochen in Anspruch nehmen, und er war fest davon überzeugt, dass er sich eine so lange Pause beruflich nicht leisten könne. Er war vital und begeisterungsfähig und neigte deshalb dazu, sich im Berufsleben völlig zu verausgaben. Es fiel ihm schwer sich zu entspannen. Sein starker Wille ließ ihn auch noch weiterschaffen, wenn er sich eigentlich hätte erholen sollen.

Die Ungeduld des Patienten ließ die Verordnung des Mittels Impatiens ratsam erscheinen, seine Tendenz zur inneren Verspanntheit hingegen sowie seine Arbeitsbegeisterung und sein allgemeiner Aktivitätsdrang verlangten nach einer Behandlung mit Vervain.

So gab man von diesen beiden Heilmitteln je zwei oder drei Tropfen in eine mit warmem Wasser gefüllte Schüssel. Eine mit dieser Flüssigkeit getränkte Kompresse wurde um das Fußgelenk des Patienten gewickelt. Er bekam die Anweisung diese Kompresse, sobald sie trocken werde, immer wieder anzufeuchten.

Bereits am nächsten Tag vermochte er wieder seinen beruflichen Verpflichtungen nachzugehen. Noch am Abend desselben Tages konnte er wieder ganz normal gehen. Man sah ihn sogar mit dem betreffenden Fuß aufstampfen und sagen: ‹Es kann doch nicht wahr sein, dass ich mir diesen Fuß verstaucht hatte.›»[5]

Auf ähnliche Weise behandelte Edward Bach auch schwere Erkrankungen, so z.B. Asthma, Rheuma, Leukämie u.v. a., wie die von Nora Weeks verfasste Biographie Bachs zeigt.

Edward Bach verstand seine neue Heilmethode als eine Weiterentwicklung der Homöopathie. In einer Ansprache, in der er sich mit dieser auseinandersetzte, äußerte er sich über ihren Entdecker: «Hahnemann machte einen großen Fortschritt und brachte uns ein gutes Stück weiter auf dem Wege, aber er hatte nur die Zeit eines Menschenlebens für dieses Werk, und so ist es an uns, seine Forschungen weiterzuführen wo er aufgehört hat: das Gerüst der vollkommenen Behandlung zu erweitern, nachdem er so verdienstvoll das Fundament dieses Gebäudes gelegt hat.»[6]

Die *Neuen Therapien mit Bach-Blüten* verstehen sich in gleicher Weise als Fortsetzung der Arbeit Edward Bachs. Die aus praktischer Arbeit und sensitiver Erforschung dieser Methode entstandenen Erkenntnisse sollen eine Ergänzung und Erweiterung des bisherigen Wissens über die von Bach so bezeichneten «Pflanzen höherer Ordnung» darstellen. Sie wollen die von ihrem Entdecker aufgestellten Prinzipien und Leitlinien in keiner Weise in Frage stellen oder gar in Widerspruch zu seiner Lehre stehen. Ich möchte einfach auf seinen Erkenntnissen aufbauen, neues Wissen dazugewinnen und zu dem Mosaik noch einige Bausteine hinzufügen. Nach dem Tode Bachs ist das kaum geschehen, während z. B. die Homöopathie in der gleichen Zeit einen beachtlichen Fortschritt und Zugewinn an Wissen verbuchen konnte.

Ich bin fest davon überzeugt, dass dies auch im Sinne Edward Bachs geschieht, der mit seiner Lehre keinesfalls neue Dogmen aufstellen wollte. In einem Brief schrieb er bezüglich der Zuordnung von Sternzeichen, Planeten und körperlichen Systemen zu den Blüten: «...meine Aufgabe jedoch scheint zu sein, allgemeine Prinzipien zu geben, mit deren Hilfe Menschen wie Sie, die über ein detailliertes Wissen verfügen, eine große Wahrheit entdecken können. Deshalb möchte ich mit nichts Dogmatischem in Verbindung gebracht werden, solange man nicht sicher ist.»[7]

In einem anderen Brief schrieb er: «Alles wahre Wissen kommt allein aus unserem Innern, in der stillen Kommunikation mit unserer Seele.

Doktrinen und Zivilisationen haben uns der Stille beraubt, haben uns dieses Wissens beraubt: Wir wissen alles in unserem Innern.

Wir wurden glauben gemacht, dass wir unterwiesen werden müssten und unser eigenes, geistiges Selbst wurde unterdrückt.»[8]

Seine Methode sollte – frei von medizinischem Detailwissen und intellektuellem Ballast – so einfach wie möglich sein: «Ich möchte es so einfach machen: Wenn ich Hunger habe, gehe ich in den Garten und hole mir einen Salat. Wenn ich mich verängstigt fühle, nehme ich eine Dosis Mimulus.»[9]

Die Therapie mit den Bach-Blüten Hautzonen macht die Behandlung noch einfacher: Das in Frage kommende Heilmittel lässt sich direkt vom Körper ablesen – alleine aufgrund der Lokalisation der Beschwerden. Die Suche nach der geeigneten Blüte aus mehreren durch die Befragung gefundenen Blüten oder eine Interpretation der Symptome anhand der Organsprache sind nicht mehr erforderlich. Dies stellt eine weitere Vereinfachung der Methode dar und die Möglichkeit noch gezielterer und wirkungsvollerer Anwendung bei körperlichen Beschwerden, wie es Edward Bachs ursprüngliches Anliegen war.

Ziel dieses Werkes ist es, eine von Sensitiven entwickelte Therapieform in einer Weise anzubieten, dass auch jeder Nichtsensitive damit arbeiten kann. Für Sensitive bietet diese Therapie zudem eine Erweiterung ihres Repertoires und die Möglichkeit, ihre Fähigkeiten praktisch anzuwenden. Dieses Prinzip gilt für die Bach-Blütentherapie überhaupt. Edward Bach war selbst ein Sensitiver. Legte er das Blatt einer Pflanze auf die Zunge, so konnte er die Symptome «erfuhlen», die diese Pflanze zu heilen vermag. Seine – demnach sensitiv gefundenen – Zuordnungen von Blütenheilmitteln und Symptomen ermöglichen es jedem, nach den von ihm erstellten Arzneimittelbildern zu behandeln.

2. Die Aura des Menschen

Das Wissen um die energetische Hülle des Menschen, die sog. Aura, ist so alt wie die Menschheit selbst. In den ältesten bekannten Schriften, den Veden und dem Buch Dzyan, aber auch in ägyptischen Hieroglyphentexten wurde sie bereits erwähnt und z. T. sehr detailliert beschrieben. Indische Yogis meditieren seit Jahrtausenden auf – von ihnen als Chakras (Räder) bezeichnete – Energiezentren in der Aura.

Der deutsche Mystiker Johann Georg Gichtel, ein Schüler Jakob Boehmes, beschrieb in seiner 1696 erschienenen *Theosophia Practica* ebenfalls diese Energiezentren. Nach seinem Tod wurde dieses Werk mit einer Zeichnung Gichtels versehen, die die Lage der Chakras im Körper zeigt.

Systematische Versuche, die energetischen Ausstrahlungen des Menschen zu erforschen, unternahm der österreichische Baron Dr. Carl von Reichenbach (1788–1869).

Die Veröffentlichungen der Gründerin der Theosophischen Gesellschaft H. P. Blavatsky und ihrer Nachfolgerinnen Anni Besant und Alice Bailey stellten diese bislang als «Geheimwissen» bezeichneten Kenntnisse erstmals einer breiten Öffentlichkeit vor.

Durch die von Rudolf Steiner begründete anthroposophische Medizin fand dieses Wissen Eingang in die naturheilkundlich orientierte Medizin. Die Informationsbroschüren einer auf Initiative Steiners gegründeten Arzneimittelfirma zeigen Pflanzen, die von einer Aura umgeben sind.

C. W. Leadbeater legt in seinem 1964 erstmals in deutscher Sprache erschienenen Buch *Der sichtbare und der unsichtbare Mensch* Abbildungen von Auren vor, die von Künstlern unter Anleitung Hellsichtiger gemalt wurden.

Um die Jahrhundertwende gelang es dem russischen Ehepaar Semjen und Walentina Kirlian erstmals mit einer technischen Apparatur Phänomene der Aura sichtbar zu machen. Das zu untersuchende Objekt befand sich auf einer Metallplatte, an die eine Hochfrequenz in einer hohen Spannung angelegt wurde. Die dadurch entstehende Funkenentladung bildete auf dem zwischen Objekt und Metallplatte liegenden Fotopapier Bilder ab, die den Beschreibungen von Hellsichtigen ähnelten.

Das Prinzip ihrer Methode beruht darauf, dass Veränderungen der Aura mit Veränderungen des Hautwiderstandes verbunden sind. Die Intensität der elektrischen Entladung hängt wiederum vom Hautwiderstand ab, und somit lässt sich die Aura indirekt sichtbar machen.

Die nach ihnen benannte «Kirlianfotografie» wurde 1960 während des damaligen Parapsychologie-Booms in der anfänglichen Euphorie auch als «Aura-Fotografie» bezeichnet. Leider zeigten die entstandenen Bilder Abstrahlungen, die zwar mit der von Hellsichtigen beschriebenen Aura eine gewisse Ähnlichkeit aufwiesen, jedoch nicht genau mit ihr übereinstimmten. Bei unterschiedlichen Hochspannungen erhielt man zudem noch unterschiedliche Bilder.

Verblüffend jedenfalls war die Tatsache, dass Veränderungen in der Aura, die durch äußere Stimulation hervorgerufen wurden, auch in der Kirlianfotografie sichtbar waren. Auf diese Weise ließen sich dennoch brauchbare Rückschlüsse auf die Aura ziehen. Brach die Aura an einer Stelle zusammen, so fehlte dort auch die Funkenentladung. War die Aura an einer Stelle aufgebläht, so zeigte sich dort auch eine vergrößerte Abstrahlung auf dem Foto. Lediglich die genaue Form der Abstrahlung und ihre Farbe entsprachen nicht den von Sensitiven gemachten Beobachtungen.

Schnitt man vom Blatt einer Pflanze ein Stück ab, zeigte sich der abgetrennte Teil in der Kirlianfotografie in einigen Fällen trotzdem als Abstrahlung. Die Tatsache, dass manche Menschen mit einer amputierten Extremität über sog. Phantomschmerzen an der Stelle des nicht mehr vorhandenen Körperteils klagen, ist dadurch zu erklären, dass die Aura (und damit die Fähigkeit, Empfindungen zu erleben) an dieser Stelle nach wie vor existiert.

Der deutsche Heilpraktiker Peter Mandel entdeckte, dass die in der Kirlianfotografie sichtbaren Abstrahlungen in Zusammenhang mit der Energie in den Akupunkturmeridianen – von den Chinesen als Chi bezeichnet – stehen.

Seit 1973 wird die medizinische Anwendbarkeit der Kirlianfotografie in einem eigens für diese Zwecke eingerichteten Institut systematisch erforscht. Inzwischen ist sie zu einem hervorragenden Diagnoseverfahren innerhalb der Naturheilkunde herangereift.

Was ist nun die Aura? Am ehesten lässt sie sich als eine Art Energiefeld vorstellen das den menschlichen Körper umgibt, ähnlich den magnetischen Feldlinien, die einen Stabmagneten umgeben. Sie sieht aus wie ein leuchtendes Ei, in dessen Innerem sich der physische Körper befindet.

In Zeiten guter Gesundheit, verbunden mit großer Vitalität, ist ihre Ausdehnung am größten. Befindet sich der Körper in einem geschwächten Zustand, wie dies bei Krankheit oder als Folge von Überarbeitung auftritt, so verkleinert sie sich, je nach dem Ausmaß des Energiemangels. Einige Tage vor dem Tod bricht das menschliche Energiefeld fast völlig in sich zusammen und überragt den Körper nur noch um ein bis zwei Zentimeter.

Die Farben dieser feinstofflichen Hülle spiegeln die Emotionen ihres Trägers wider und verändern sich laufend, je nach der augenblicklichen Gemütsverfassung.

Dunkle Farben deuten auf niedere Gefühle und Instinkte, während helle Farben edle Charaktereigenschaften wie Liebe, Friedfertigkeit, Hilfsbereitschaft, echte Religiosität usw. anzeigen. So weist z.B. ein zartes Rosa auf hingebungsvolle Liebe hin, während sich Zorn in scharlachroten bis dunklen, schmutzig roten Farbschattierungen zeigt. Hass wird in Form von dichten, schwarzen Wolken sichtbar, die die Aura durchziehen und den Körper regelrecht einhüllen.

In der Aura herrscht ständig Bewegung, je nach Intensität der Emotionen. Aufwallende Gefühle zeigen sich als rotierende Wirbel, Angstgefühle als Erzittern der Aura und ein Zornesausbruch gar als Blitze, die aus der Aura herausschießen und das Objekt, dem diese Wut gilt, unter Umständen sogar treffen. So kann Zorn andere buchstäblich verletzen, wie es der Volksmund mit der Redewendung «vom Zorn getroffen werden» ausdrückt.

Die Fähigkeit, die Aura zu sehen, ist meist angeboren. Kleine Kinder sind manchmal dazu in der Lage. Sprechen sie mit Erwachsenen darüber, so stoßen sie meist auf Unverständnis. Ihre hellsichtigen Beobachtungen werden als kindliche Phantasien abgetan, ihre Erzählungen ins Reich der Märchen verwiesen. Da ihre Fähigkeit nicht ernst genommen wird, ja ihnen sogar Probleme mit der Umgebung bereitet, verkümmert sie häufig bereits in frühester Kindheit.

Cyril Scott veröffentlichte in seinem Buch *Der Junge mit den lichten Augen* das Tagebuch eines Kindes, das von Geburt an hellsichtig war. Als der Junge sein Tagebuch niederschrieb, wusste er noch nicht, dass seine Umgebung die «Lichter» nicht sehen konnte. So erzählte er anderen völlig ahnungslos davon und wunderte sich über deren – für ihn unverständliche – Reaktionen. Der folgende Auszug zeigt die Schwierigkeiten, die er sich damit einhandelte.

«Nachdem Mama Papa alles über die arme Frau Aldrige berichtet hatte, fragte ich sie, warum sich ihre Lichter (Aura) in der Kirche oft blauer färbten. Wie lautete wohl ihre Antwort? ‹Ich frage mich, ob irgendetwas mit den Augen des Jungen nicht stimmt?› ‹Eher mit seiner Leber nicht›, entgegnete Papa.

Warum beantwortete Mama mir meine Frage nicht? Ich möchte endlich wissen, warum sich um Papas Kopf so viel Gelb befindet, vergleichbar mit Butterblumen, und nur Blau um Mutters Kopf. Wenn sie mich fest umarmt, färben sich die Lichter rosa.

Ich würde auch gerne wissen, warum Mildrets Lichter ein Durcheinander darstellen und so aussehen wie ein schmutziges Ei. Ich erzählte ihr davon, doch sie sprach: ‹Oh, halt deinen Mund, du bist verrückt.›»[10]

Bereits am nächsten Tag wurde er von einem Augenarzt untersucht, der jedoch keinen Sehfehler finden konnte. Ein hinzugezogener allopathischer Arzt konnte ebenfalls nichts Krankhaftes an dem Jungen feststellen. Er verschrieb ihm jedoch zur Sicherheit eine Arznei. Der zusätzlich konsultierte homöopathische Arzt setzte diese sofort wieder ab. Über dessen Behandlungsversuch ist im Tagebuch des Jungen in einer später eingefügten Anmerkung zu lesen: «Wie dem auch sei, der neue Arzt empfahl eine Luftveränderung und Wasseranwendungen am Meer. Es ist wohl überflüssig zu erklären, dass dies meine Hellsichtigkeit nicht heilte.»[11]

Ähnlich ging es Lea Sanders, als sie als kleines Mädchen fragte: «Großmutter, warum sind die ganzen Farben so schön?» «Red nicht über Regenbogen um Leute herum, Kind. Das sieht kein Mensch, und du tust anderen weh.»[12]

Treffen solche Kinder einen Menschen, der um diese Dinge weiß und sie hierin sogar schulen kann, besteht manchmal die Chance, dass diese Fähigkeit auch über die Kindheit hinaus erhalten bleibt.

Der in Cyril Scotts Buch beschriebene Junge fand einen solchen Menschen in Gestalt seines Lehrers. Er schrieb in sein Tagebuch: «Herr Patmore fand heraus, dass die Lichter, die ich sehe, Aura genannt werden, und er lehrte mich, das Wort zu buchstabieren. Während der Pause redeten wir viel über Auren. Das Thema schien ihm zu gefallen, da er Mengen Fragen stellte. Ich erzählte ihm, dass die Aura mancher Menschen mit einer schmutzigen Masse vergleichbar ist, während andere Menschen von schönen Auren in hellen Farben umgeben sind. Dann gäbe es Menschen, deren Aura plötzlich ende (d.h. deren Aura einen scharfen Umriss hat) so wie die von Mama, und andere, deren Aurarand immer schwächer werde, etwa vergleichbar mit einer Wolke.»[13]

Mit der Zeit lernen diese Kinder die Farben die sie sehen, zu deuten und sind dann in der Lage, andere auf «den ersten Blick» zu durchschauen.

Lea Sanders schreibt: «Ihr Onkel Woody, der gerne malte und Zeichnungen machte war grün. Die Erwachsenen sagten er sei ein schöpferischer Mensch, und so lernte das kleine Mädchen, dass das hübsche Kieferngrün bedeutete, dass Leute gerne etwas herstellen. Da waren auch andere grüne Leute wie der Onkel Wayne, der immer Geldsorgen hatte. Sein Grün lag irgendwo zwischen grün und braun, und diese Farbe gefiel ihr nicht besonders, obwohl sie den Onkel sehr lieb hatte.»[14]

«Der Regenbogen der Großmutter war der schönste von allen. Sie hatte viel von dem kreativen Grün, das auch der Onkel Woody hatte ... Wenn sie Gedichte schrieb, und das tat sie oft, dann floss das Grün überall um die Großmutter herum, bis auf den Fußboden.

... Der Großvater hatte mehr Blau an sich als irgendjemand sonst in der Familie. Er meinte, dass alles auf ganz bestimmte Art getan werden sollte, und wenn das nicht geschah, dann verfärbte sich sein Regenbogen, wurde ganz, ganz rot, und die Großmutter sagte: ‹Also John, denk lieber noch mal darüber nach, bevor du allzu böse wirst.› Und so lernte das kleine Mädchen sehr bald, dass Rot Wut bedeutete. Es war ein sehr unangenehmes Gefühl, wenn jemand böse oder unglücklich war. Aber am Sonntag, wenn die Nachbarn in ihren Sonntagskleidern zu Besuch kamen und im Wohnzimmer saßen, dann sprach der Großvater davon, wie jeder dem anderen helfen sollte, und die weichen blauen Farben flossen ungehindert aus seinem Herzen heraus.»[15]

Der kleine hellsichtige Junge, den wir kennen, beobachtete, als er zweieinhalb Jahre alt war, längere Zeit einen Menschen, der gerade eine Zigarette rauchte, und meinte dann völlig fassungslos: «Wenn der Mann raucht, wird seine Aura ganz schwarz. Merkt der das denn nicht?»

Seinem Vater erzählte er, dass er nach der Meditation manchmal ganz hellblau aussehe. Dieser erwiderte, dass dies der Fall wäre, wenn er «richtig» meditiert hätte. Daraufhin der Kleine: «Wenn du falsch meditiert hast, bist du ganz gelb.» Gelb ist die Farbe der Gedanken, die sein Vater offensichtlich in diesem Fall nicht abschalten konnte.

Als sein Vater einmal heftig mit ihm schimpfte, weil er etwas angestellt hatte und ihn anschließend fragte, ob er seinen Fehler einsehe, meinte der Knirps: «Aber du warst schon vorher ganz dunkelrot.» Er brachte damit zum Ausdruck, dass sein Vater bereits zuvor eine Wut im Bauch und nun offensichtlich einen äußeren Anlass gefunden hatte, um seinem Ärger Luft zu machen.

So mancher Erwachsene würde sich schämen, wenn er wüsste was so ein «dummes kleines Kind» über sein Innerstes, seine verborgenen Neigungen und Talente, aber auch seine Schwächen und geheimen Laster wahrnehmen kann.

3. Entdeckung der Bach-Blüten Hautzonen

Den eigentlichen Anstoß für die Bach-Blüten Hautzonentherapie gaben Sensitive, die in meine Praxis kamen. Aufgrund ihrer Fähigkeit, die Aura zu sehen, lieferten sie mir häufig wertvolle Hinweise auf den Gemütszustand der von ihnen beobachteten Patienten ohne dass diese etwas von der «Diagnose» mitbekamen.

Besonderes Interesse an ihrer Mitarbeit hatte ich natürlich bei Patienten, bei denen scheinbar keine Behandlungsmethode anzusprechen schien. Die Phänomene, die sie bei diesen therapieresistenten Fällen beschrieben, waren fast stereotyp dieselben. Stets konnten sie folgende Auffälligkeiten beobachten:

- Die Aura dieser Menschen zeigte prinzipiell sehr dunkle Farben. Meist waren es Kombinationen aus einem dunklen Rot, einem dunklen Braun und Schwarz.
- Die Aura hatte Löcher.

Nach der einschlägigen Literatur treten diese dunklen Farben bei Gemütszuständen von Hass und Verbitterung auf. Auf meine diesbezügliche Frage erklärten die Betreffenden meist, es gäbe einen Menschen der ihnen so schweres Leid zugefügt habe, dass sie ihm bis heute nicht verzeihen könnten, obwohl der Vorfall schon Jahrzehnte zurückliege. Andere fühlten sich ungerecht behandelt oder gar als ein Opfer des Schicksals. Einige dieser Personen hatten auch innerlich resigniert und sich selbst aufgegeben. In den darauffolgenden Jahren bestätigten sich in der Tat Willow- und Wild-Rose-Zustände als stärkste Therapieblockaden.

Mit den beobachteten Löchern in der Aura konnte ich zunächst nichts anfangen. Erst Jahre später tropfte ich – sozusagen als Test – bei einer Person, von der ich den Eindruck hatte sie wäre verbittert, Willow auf eine in der Aura für mich tastbare Veränderung. Sofort nach dem Aufbringen der Blüte berichtete sie, sie sehe alles viel heller, so als ob das Licht angeknipst worden sei.

Einige Monate später starteten mein damaliger Assistent Helmut Wild und ich in meiner Praxis den ersten gezielten Versuch: Eine 50jährige Patientin kam wegen Schmerzen im Kreuzbein und in der rechten Hüfte. Vom Arzt hatte sie bereits mehrere Spritzen und Reizstrombehandlungen ohne den geringsten Erfolg bekommen.

Wir gaben ihr zunächst einige Tropfen Pine auf das Kreuzbein und warteten etwa zehn Minuten lang die Reaktion ab. Die Patientin berichtete über ein sofortiges Gefühl der Erleichterung, das sich auf den ganzen Rücken ausbreitete. Darauf folgte ein Ziehen, das sich vom Rücken nach vorne zum Sonnengeflecht erstreckte und weiter nach oben zur Lunge. Ein zuvor vorhandener Druck im Sonnengeflecht löste sich auf und machte einem Gefühl der Erleichterung Platz.

Anschließend gaben wir einige Tropfen Vervain auf den Hals im Bereich der Schilddrüse. Die Patientin klagte dort zwar über keinerlei Beschwerden; wir jedoch hatten an dieser Stelle starke Veränderungen in der Aura wahrgenommen. Unmittelbar danach berichtete sie, sie fühle sich im Kopf leichter und ihre Gedanken würden freier. Die ganzen letzten Wochen hätte sie hier eine eher dumpfe Empfindung gehabt, mit einem Gefühl von Nebel vor den Augen. Dieses wäre jetzt ebenfalls verschwunden.

Nach weiteren zehn Minuten rieben wir einige Tropfen Wild Oat auf die schmerzende Stelle im Bereich der rechten Hüfte. Der Schmerz ließ sofort nach, lediglich ein minimaler Druck blieb noch übrig. Ebenfalls verschwand ein Gefühl von Erstarrung im Unterleib. Die Patientin gab an, sie hätte wieder ein normales Körpergefühl.

Zehn Minuten später stand sie völlig beschwerdefrei von der Praxisliege auf. Die beiden Kirlianfotos (s. Abb.), jeweils vor und nach der Behandlung aufgenommen, weisen auf eine enorme Veränderung des energetischen Umflusses hin.

Die Tatsache, dass im zweiten Bild die Füße sichtbar werden zeigt, dass sich der energetische Stau in der Körpermitte aufgelöst hat. Die Strahlungsausfälle im Bereich der Hände – Zeichen einer hormonellen Fehlregulation – haben sich ebenfalls normalisiert. Ich bin mittlerweile fest davon überzeugt, dass Schuldgefühle hormonelle

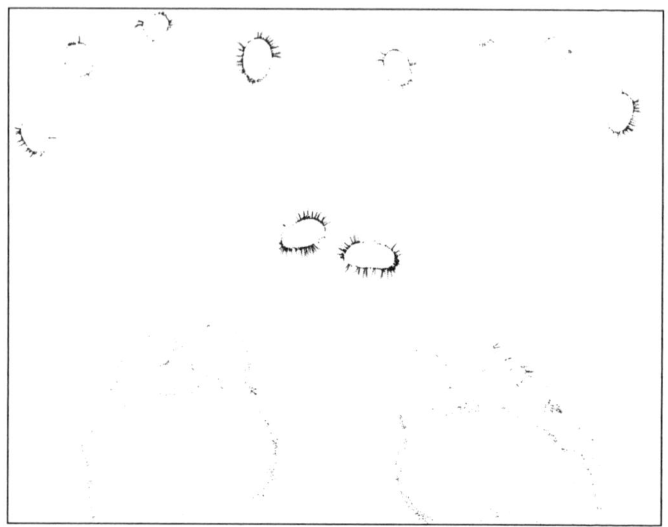

Kirlianfoto vor der Behandlung

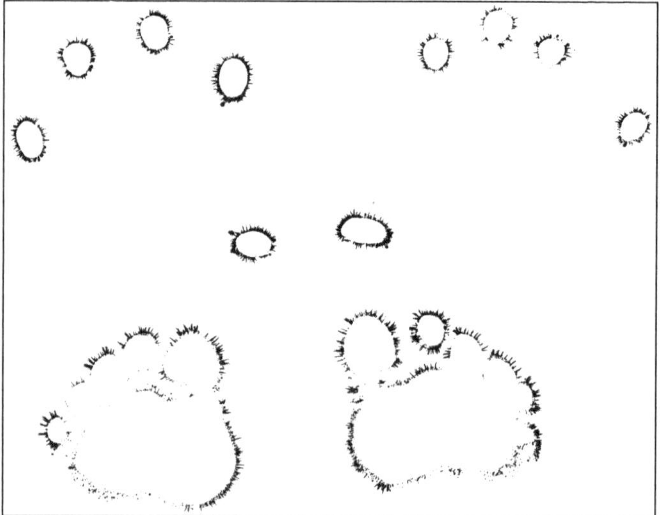

Kirlianfoto nach der Behandlung

Störungen, vor allem im Bereich der Unterleibsorgane auslösen können. Sehr wahrscheinlich stellen sie sogar deren Hauptursache dar. Die Patientin kam eine Woche später wieder und war noch immer beschwerdefrei.

In der Folgezeit erarbeiteten wir in gleicher Weise weitere Bach-Blüten Hautzonen. Durch die Beschäftigung mit negativen Veränderungen in der Aura wurden wir selbst schließlich dermaßen sensibilisiert, dass wir die Störungen eines anderen an unserem eigenen Körper häufig bereits spürten, wenn dieser nur in unsere Nähe kam. So begann z.B. der rechte Arm im Bereich des Ellbogens plötzlich ohne ersichtlichen Grund heftig zu brennen. Wir versetzten daraufhin unser Bewusstsein in diese Zone und versuchten zu ergründen, was der Körper an dieser Stelle durch den brennenden Schmerz mitteilen wollte. Anschließend tropften wir das vermutete Blütenmittel – in diesem Falle Wild Rose – auf die Stelle. Hatten wir richtig gewählt, verschwand der Schmerz sofort.

Der Patient, der diese Wahrnehmung bei uns ausgelöst hatte, benötigte diese Blüte tatsächlich, hatte eventuell selbst an dieser Stelle Schmerzen, zumindest aber ein Loch in der Aura.

Meine eigene Sensitivität nahm schließlich immer extremere Formen an, so dass ich derartige Schwingungsübertragungen auch zu spüren bekam, wenn ich mich in einem anderen Raum befand. Selbst beim Telefonieren blieb dieses Phänomen nicht aus. Mein Assistent erwarb durch die intensive Beschäftigung mit der Aura und unseren Blütenexperimenten schließlich selbst die Fähigkeit, diese wahrzunehmen. Auf diese Weise stellten wir bei Patienten häufig bereits die erste Diagnose, wenn sie die Praxis betraten.

Genauso wie wir negative Gemütszustände anderer an den entsprechenden Hautzonen wahrnahmen, spürten wir schließlich auch unsere eigenen. Hatten wir uns geärgert, begann die Holly-Zone zu kribbeln. Reagierten wir in einer Situation ungeduldig, fing am Kopf die Impatiens-Zone an unangenehm zu jucken. Interessanterweise kratzen sich dort viele Menschen, wenn sie unruhig sind. Waren wir einem anderen gegenüber zu nachgiebig, spürten wir einen Druck auf der Brust.

Aus der Art der Empfindung wie Kribbeln, Kitzeln, Jucken, Brennen, Druck usw. erhielten wir Aussagen über die Qualität der durch die Blüten verkörperten Emotionen. So erzeugte Wild Rose das gleiche aggressive Brennen wie Willow. Offensichtlich ist Resignation mit (unbewusster) Aggression verbunden, zumal ein Wild-Rose-Zustand die Folge eines vorangegangenen Willow-Zustandes ist. Beide Blüten erzeugten die unangenehmsten und heftigsten Empfindungen, die wir wahrnehmen konnten.

Auf diese Weise lernten wir, dass negative Gemütszustände nicht nur Veränderungen in der Farbe der Aura bewirken, sondern auch in ihrer Form. Zorn verursacht nicht nur dunkelrote bis schwarze Farben, sondern auch eine Einbuchtung z. B. im Bereich der Leber. Die Größe hängt ab von der Gefühlsintensität; es entsteht entweder eine kleine Delle oder ein Loch. Hat sich der Betreffende wieder beruhigt, bilden sich diese Veränderungen zurück.

Chronischer Zorn bewirkt bleibende Veränderungen, die an diesen Stellen mit der Zeit körperliche Beschwerden nach sich ziehen.

Angst vor konkreten Dingen erzeugt Veränderungen im Bereich der rechten Niere, während akute Panik sich im linken Unterbauch unterhalb des Nabels zeigt. Die linke Niere entspricht dem Gefühl, innerlich unrein zu sein. Die Bach-Blüten Hautzonen zeigen hier, dass die übliche Zuordnung der Angst zu den Nieren unvollständig ist. Da die Nieren nicht nur ein Organ zur Reinigung und Ausscheidung von stofflichen Schlacken darstellen, sondern auch – wie die chinesische Akupunkturlehre behauptet – den Körper von unreinen Energien reinigen die mit der Nahrung aufgenommen wurden und aus dem Magen über den sog. «Unteren Erwärmer» in die Nieren gelangen, ist der Zusammenhang mit der Blüte Crab Apple durchaus verständlich.

Warum allerdings gerade die linke Niere diesem Prinzip entspricht, die rechte Niere jedoch Beziehung zur Angst hat, lässt sich nicht ohne weiteres aus der Organsprache ableiten. Möglicherweise folgen die Nieren energetisch dem gleichen Prinzip wie das Gehirn. Die linke Gehirnhälfte ist der Sitz des Intellekts und entspricht damit dem aktiven Prinzip (Yang), während die rechte Gehirnhälfte Sitz der Emotionen ist und damit das passive Prinzip (Yin) verkörpert.

Die Zuordnung von Bach-Blüten zu bestimmten Hautzonen, wie sie sich aus der Manifestation negativer Gemütszustände im Körper ergibt, entspricht – wie das angeführte Beispiel zeigt – nur teilweise den aus der Organsprache bisher bekannten Zusammenhängen. Eine ganze Reihe von Zonen sind jedoch auf diese Weise nicht unbedingt erklärbar. Sie folgen offensichtlich ihren eigenen Gesetzen.

Als Helmut Wild meine Praxis verließ um sich selbständig zu machen, setzte ich die Erforschung der Hautzonen mit der nachfolgenden Assistentin Cornelia Benzinger fort, die aufgrund ihrer ausgeprägten Sensitivität in der Lage war, meine Zuordnung der Blüten zu den jeweiligen Hautzonen mit zu überprüfen. Der Zusammenarbeit mit ihr sind sehr viele Zonen zu verdanken.

Die Lokalisation der Hautzonen und deren Grenzen erfolgte im Wesentlichen durch Aufnahme der darin gespeicherten Emotionen über meine Hände, die Zuordnung der entsprechenden Bach-Blüten aufgrund der von mir hierbei erlebten Symptome und der anschließenden objektiven Kontrolle, ob sie die entsprechenden Löcher in der Aura schließen. Die Grenzen der Hautzonen sind in der Aura nicht zu sehen, wahrnehmbar sind lediglich Störungen.

4. Veränderungen in der Aura nach Einreibung der Haut mit Bach-Blüten

Die nachfolgenden Beobachtungen stammen von dem erwähnten hellsichtigen Jungen und werden – außer stilistischen Korrekturen – unzensiert wiedergegeben.

Reibt man auf eine Hautstelle mit einem Loch in der Aura einige Tropfen der für diese Zone passenden Blüte ein*, so laufen innerhalb von einigen Sekunden bis höchstens zwei Minuten folgende Reaktionen ab:

Zunächst beginnen sich die Farben der Aura am Rand des Loches zu mischen. Die entstandenen Mischfarben entsprechen meist den bekannten Farbverbindungen, d. h. aus Blau und Gelb entsteht Grün, aus Rot und Blau Violett usw. Abweichungen davon sind jedoch möglich.

Die Grenze der eingeriebenen Hautpartie, wo die Blütentropfen die Haut nicht mehr benetzen, zeichnet sich als dünne, unterbrochene Linie in diesen Mischfarben ab.

Anschließend bildet sich an einer Stelle, an der der Rand des Loches am dünnsten ist, eine zähflüssige, meist violette Masse. Diese ist in ihrer Konsistenz dichter als die sie umgebende Aura. Sie ergießt sich von dort – gleich einem Lavastrom – in das Loch und füllt es langsam auf.

Bei der Berührung mit der Haut ändert sich die Farbe dieser Masse. Sie nimmt eine Färbung an, die von beige bis zu dunklen Brauntönen variieren kann, je nach Charakter der verwendeten Blüte.

Hat sich das Loch vollständig geschlossen bildet sich auf der Oberfläche eine Art Haut, die das Ganze wie eine Plane abdeckt und vor äußeren Einflüssen schützt. Sie weist eine etwas hellere Farbe auf. Diese Stelle bleibt in dieser Farbtönung so lange sichtbar, bis der

* Zu Forschungszwecken setzten wir Bach-Blüten anfangs pur auf ihren Hautzonen ein. Aufgrund negativer Reaktionen, die dabei immer wieder auftraten, warnen wir inzwischen vor der unverdünnten Anwendung. Vgl. S. 57, «Mögliche Reaktionen auf den Behandler»

negative Gemütszustand vom Bewusstsein vollständig transformiert wurde. Dies kann einige Wochen oder sogar Monate dauern. Erst dann nimmt sie die gleiche Farbe wie die sie umgebende Aura an.

Meist reicht eine einzige Einreibung nicht aus; das Loch bildet sich – je nach Ausmaß des zugrundeliegenden seelischen Konflikts – nach Stunden oder Tagen wieder.

Tropft man eine falsche Blüte an einer solchen Veränderung in der Aura auf die Haut auf, mischen sich die Farben ebenfalls. Das Loch schließt sich u. U. auch kurzfristig. Bereits nach wenigen Sekunden bildet sich die Veränderung jedoch zurück, und der ursprüngliche Status stellt sich wieder ein.

Verwendet man eine Blüte, die auf den Patienten relativ gut passt, für die zu behandelnde Hautzone jedoch nicht die entsprechende ist, so laufen die oben beschriebenen Reaktionen in ähnlicher Weise ab wie bei der passenden Blüte. Das Resultat hält jedoch nicht lange an.

Für jeden Patienten existieren darüber hinaus zwei Bach-Blüten, die auf *jeder* Zone das gleiche Ergebnis zeigen wie die für diese Zone zugeordnete Blüte: sein *akutes Typenmittel* und sein *Typenmittel.* Ich werde später im Rahmen einer theoretisch möglichen Therapie* darauf eingehen, mit der wir einige Zeit experimentiert haben.

* Vgl. S. 55, «Einsatz als Lotion»

5. Auswirkungen auf Körper und Psyche

Schließt sich das Loch in der Aura und bleibt es auch für einige Zeit geschlossen, so treten folgende Reaktionen auf:

a) Die Beschwerden – gleichgültig ob körperlicher oder seelischer Art – lösen sich *innerhalb von Sekunden* auf. Dies geschieht vor allem bei sensiblen Patienten. Hier lassen sich manchmal sogar sämtliche körperlichen Beschwerden ausschließlich mit Einreibungen oder Umschlägen von Bach-Blüten dauerhaft beseitigen. Eine Begleittherapie mit anderen, mehr körperlich wirksamen Naturheilverfahren ist bei diesen Patienten nicht erforderlich. Hierzu zwei Beispiele:

Eine 27jährige Patientin klagt über heftige Schmerzen im Unterleib, und zwar einseitig links. Da sie bereits zwei Eierstockentzündungen hinter sich hat, befürchtet sie, nun keine Kinder mehr bekommen zu können. Auf Einreibung der betroffenen Stelle mit *Rock Rose* löst sich der Schmerz innerhalb von Sekunden auf und tritt auch in der Folgezeit nicht wieder auf.

Eine 60jährige Patientin erzählt, sie wäre seit einigen Wochen ohne jeden Grund aggressiv. Manchmal würde sie sogar andere Menschen ohne irgendeinen äußeren Anlass anschreien. Dieses Verhalten sei ihr wesensfremd, und sie mache sich über ihre Charakterveränderung ernsthaft Sorgen. Auch fühle sie sich in letzter Zeit sehr matt und habe das Gefühl, geistig «weg» zu sein.

Ihr werden daraufhin drei Tropfen *Holly* an einer Stelle am Hinterkopf eingerieben. Anschließend gibt sie an, sie fühle sich wieder normal. Diese Wesensveränderung ist seither – zwei Jahre danach – nicht wieder aufgetreten.

b) Der Patient spürt im Augenblick nichts.

Durch regelmäßige Anwendung der Blüten lösen sich die Beschwerden *innerhalb von Tagen bzw. Wochen* langsam auf.

c) Der Patient spürt selbst bei fortgesetzter Anwendung *keine Besserung.*

Die Krankheit ist bereits zu weit fortgeschritten bzw. so weit ins Organisch-Grobstoffliche vorgedrungen, dass Impulse aus dem seelischen Bereich nicht mehr ausreichen, um den Schaden zu beseitigen. Hier sind die Bach-Blüten dennoch eine wertvolle Hilfe zur Beseitigung der seelischen Ursachen der Erkrankung und können die Wirkung anderer Methoden wie Homöopathie, Akupunktur, Neuraltherapie u. a. beschleunigen.

In manchen Fällen schließt sich das Loch in der Aura nur für kurze Zeit und bildet sich nach wenigen Minuten wieder. Auch die körperlichen Beschwerden lösen sich selbst bei regelmäßiger Anwendung nicht auf. Dies kann folgende Ursachen haben:

a) Dem Patienten fehlt die innere Bereitschaft, sich zu ändern bzw. die negativen Emotionen loszulassen. Hier ist die Aussicht auf Erfolg mit Bach-Blüten gering.

b) Die energetische Hauptstörung liegt woanders. Der eigentliche «Herd» ist jedoch stumm, d. h., er bereitet keinerlei Beschwerden.

Da es sich hierbei meist um eine Zone der gleichen Blüte oder einer mit ihr korrespondierenden handelt, lässt sie sich in den meisten Fällen auch ohne sensitive Fähigkeiten finden. Mit Hilfe der im ersten Band geschilderten Schienen ist sie leicht zu ermitteln. Wir werden uns in den folgenden Kapiteln ausführlich mit dieser Thematik beschäftigen.

Die positiven Reaktionen – unabhängig davon, ob sich die Beschwerden sofort oder erst nach mehreren Anwendungen bessern – sind häufig begleitet von subjektiven Wahrnehmungen, die sofort nach dem Auftragen der Blüte auf die Haut auftreten. Die folgenden Empfindungen konnten wir beobachten:

- Ein Gefühl der Erleichterung, als ob eine schwere Last von einem genommen wäre. Man fühlt sich innerlich lockerer und unbeschwerter.
- Die Empfindung, alles heller oder klarer zu sehen.
- Ein Gefühl der Entspannung und Entkrampfung: Der Muskeltonus ändert sich; die Gesichtsmuskeln entspannen sich. Manchmal entsteht sogar ein Lächeln auf dem Gesicht.
- Das Gefühl, wacher und im Kopf klarer zu werden. Dies tritt vor allem bei Anwendungen von Olive und Wild Rose auf.

In einigen Fällen treten – besonders wenn keine körperlichen Beschwerden an dieser Stelle vorliegen – Reaktionen auf, die die energetischen Blockaden infolge des negativen Gemütszustandes bewusst machen und somit z. T. den Charakter einer Selbsterfahrung haben. Hierzu zwei Beispiele:

Eine 27jährige Patientin klagt über starke Schuldgefühle und Selbstvorwürfe. Auf eine Einreibung des Kreuzbeins mit *Pine* erlebt sie die folgenden Reaktionen:

Zunächst spürt sie ein sehr intensives Wärmegefühl an der eingeriebenen Stelle. Anschließend folgt die Empfindung eines Energieflusses, der sich nach vorne in den Genitalbereich erstreckt und schließlich von dort nach oben bis in die Pine-Zone im Bereich des Solarplexus aufsteigt.

Es folgt ein Unruhegefühl im Kopf, einseitig links, das in Wellen kommt und wieder verschwindet. Das Wärmegefühl im unteren Rücken wird mit der Zeit immer stärker und breitet sich auch seitlich bis nach vorne aus.

Als nächstes spürt sie Wärme auch im Gesicht über dem Jochbein. Gleichzeitig verschwindet das Unruhegefühl im Kopf. Das Wärmegefühl im Kreuzbein steigert sich nun bis zu einer brennenden Hitze. Dabei wird sie zunehmend müder. Am Schluss fühlt sie sich vollkommen erschlagen.

Ein junger Mann berichtet nach Einreibung von *Wild Rose* am rechten Arm, er hätte das Gefühl, als ob sich ein «Ventil» geöffnet hätte und etwas Negatives aus ihm entwichen wäre. Diese Reaktion geschieht schlagartig innerhalb von Sekunden. Er fühlt sich danach innerlich und äußerlich ungemein erleichtert, als ob eine negative Kraft aus ihm herausgezogen worden wäre.

Ein Jahr später berichtet er mir, dass diese Empfindung angehalten habe. Er hätte sich seither nie mehr so dumpf gefühlt wie damals vor der Einreibung.

Bei den obigen Betrachtungen wurden nur die Reaktionen der für die jeweiligen Zonen passenden Blüten berücksichtigt.

Bringt man auf eine gestörte Zone eine falsche Blüte, kommt es – außer einem Kältegefühl, das auf die Verdunstungskälte zurückzuführen ist – zu keiner positiven Sofortreaktion.

Gibt man eine für den Patienten passende, für die in Frage kommende Zone jedoch falsche Blüte, können sich bei fortgesetztem Gebrauch dennoch positive Ergebnisse einstellen. Ein Erfolg ist in diesem Fall auf die Affinität der verwendeten Blüte zu der behandelten Persönlichkeit zurückzuführen. Allein der Kontakt mit dem Körper bringt bereits Wirkungen hervor. An jeder anderen Stelle des Körpers hätte sich ein ähnlicher Erfolg eingestellt.

Meist sind dabei eine oder zwei der den jeweiligen Blüten entsprechenden Hautzonen stark verändert, obwohl an diesen Stellen u. U. keinerlei Beschwerden vorhanden sind. Eine Behandlung dieser «stummen» Zonen bringt den größten Erfolg. Die Anwendung des bereits erwähnten akuten Typenmittels bringt an jeder Stelle des Körpers die gleichen Wirkungen in der Aura hervor wie die für diese Zone passende Blüte. Die spürbaren Reaktionen sind meist jedoch nicht ganz so intensiv wie bei der Anwendung der der zu behandelnden Zone entsprechenden Blüte, und die Heilung geht etwas langsamer voran. Allerdings gibt es auch hier Ausnahmen, wo erst das akute Typenmittel den Durchbruch schafft. Diese Reaktionsweise kommt aber sehr selten vor. Nachfolgend ein Beispiel für die Anwendung des akuten Typenmittels:

Eine 63jährige Patientin litt an einem handflächengroßen Hautpilz am rechten Oberschenkel im Bereich der Agrimony-Zone. Die Haut war stark gerötet und verkrustet. Weil die üblichen Pilzsalben versagten und die Erscheinung sich weiter ausbreitete, verordnete der Hausarzt eine Cortison-Salbe.

Um nicht mit Kanonen auf Spatzen zu schießen, wurde eine sanftere Heilmethode als Alternative versucht. Da ihr akutes Typenmittel bereits bekannt war, wurde dieses verwendet und nicht die dieser Zone zugeordnete Blüte. Bereits unmittelbar nach dem Aufbringen einiger Tropfen *Chicory* verschwand die Rötung. Nach einigen Stunden kehrte sie jedoch wieder zurück. Die Patientin wurde nun angewiesen, zweimal täglich diese Stelle mit Chicory pur aus der Stockbottle einzureiben.

Im Verlauf der nächsten Wochen löste sich die Verkrustung langsam auf, die Rötung blieb jedoch. Erst als die Krusten völlig verschwunden waren verlor sich auch die Rötung. Dieser Reaktionsablauf zeigt, dass der Körper die Entzündung benötigte, um sich gegen den Pilz zu wehren. Erst als dieser erfolgreich bekämpft war verschwand auch die als Rötung sichtbare Entzündung, da sie jetzt überflüssig war. Die Cortison-Salbe hätte jedoch die Entzündung unterdrückt. Die möglichen Folgen sind in der Naturheilkunde bekannt. Nach vier Wochen Behandlung war der Hautausschlag vollständig abgeheilt.

Kapitel II
Auffindung der Hautzonen

1. Aktive und stumme Zonen

a) Aktive Zonen

Unter aktiven Zonen sind Körperstellen zu verstehen, die aufgrund irgendwelcher – meist behandlungsbedürftiger – Beschwerden zu erkennen geben, dass sie gestört sind. Dabei kann es sich handeln um:

- Schmerzen
- Sensibilitätsstörungen wie Kribbeln, Jucken etc.
- Empfindlichkeit auf Druck
- Hautausschläge
- lokale Hautveränderungen aller Art

Aufgrund der Topographie lässt sich erkennen, welche Blüte für die Beschwerden an dieser Stelle benötigt wird.

b) Stumme Zonen

Diese Körperstellen weisen ebenfalls eine Störung auf, wie sich anhand der Veränderungen in der Aura feststellen lässt. Im Gegensatz zu aktiven Zonen macht sich die Störung jedoch nicht durch Beschwerden irgendwelcher Art bemerkbar. Als Ursache kommen folgende Möglichkeiten in Frage:

1) Der der Störung zugrundeliegende seelische Konflikt äußert sich an dieser Stelle *noch nicht* körperlich.

Durch Behandlung dieser Zone mit der ihr entsprechenden Blüte lässt er sich jedoch wesentlich schneller auflösen als durch ihre innerliche Einnahme.

2) Die Störung macht sich an einer *anderen* Körperstelle bemerkbar. Der eigentliche «Herd» ist stumm.

In Einzelfällen handelt es sich hierbei um eine Zone der gleichen Blüte. Meist jedoch wirkt sich die Störung auf den Akupunkturmeridian aus, der mit der betroffenen Schiene korrespondiert.* Die Folge sind Schmerzen im Meridianverlauf oder auch in dem Organ, das dem Meridian zugeordnet und nach dem er benannt ist. Die Gentian-Schiene (Gentian – Willow – Wild Rose) gehört beispielsweise zum Magen-Meridian. Ein negativer Willow-Zustand (geschluckter Ärger) kann daher auch Magenbeschwerden auslösen. Die Willow-Zonen sind in diesem Fall gestört, wie sich mit Hilfe der Auratastung feststellen lässt, die körperlichen Beschwerden äußern sich jedoch über den entsprechenden Meridian.

3) Die Störung geht auf einen seelischen Konflikt aus der Vergangenheit zurück. Das Problem wurde inzwischen gelöst, die *Fehlinformation* an dieser Körperstelle besteht jedoch nach wie vor. Erst wenn diese aus dem «Gedächtnis» der Zellen gelöscht wird, kann sich der negative Gemütszustand vollständig auflösen.

Stumme Zonen sind in manchen Fällen anatomisch auffällig, so dass die Körperoberfläche selbst Hinweise bietet. Man findet an diesen Stellen u. U.

- eine große Ansammlung von Muttermalen
- eine starke Behaarung
- eine im Vergleich zur Umgebung verminderte Behaarung
- auffallende Hautrötungen oder Abblassungen

Das Phänomen der stummen Zonen zeigt, dass es nicht genügt nur das Bewusstsein zu ändern um ein seelisches Problem zu beseitigen. Die negativen Emotionen bleiben auf der energetischen Ebene als Fehlinformation erhalten. Als stumme Zonen stellen sie wesentlich größere Therapieblockaden dar, als wenn sie aktiv wären.

---

* Die Beziehungen zwischen Bach-Blütenschienen und Akupunkturmeridianen sind Thema von «Neue Therapien mit Bach-Blüten 3».

Das Problem lediglich zu *erkennen* und sein Verhalten dementsprechend zu ändern löst den zugrundeliegenden Konflikt zwischen Persönlichkeit und «höherem Selbst» nicht. Im Gegenteil, es besteht die Gefahr, dass die negativen Emotionen ins Unterbewusstsein abgedrängt werden und sich dafür in Form von körperlichen Beschwerden umso heftiger bemerkbar machen.

2. Aufsuchen von stummen Zonen

a) Körperliche Beschwerden

Bleibt die Behandlung einer aktiven Zone erfolglos, so besteht der Verdacht, dass sich die energetische Hauptstörung an einer anderen, stummen Zone befindet. In diesem Fall empfiehlt es sich – falls keine sensitive Diagnose zur Abklärung möglich ist – auf folgende Weise vorzugehen:

Zunächst sollte man versuchen, über eine Behandlung weiterer Zonen der gleichen Blüte eine positive Reaktion zu erhalten. Nach unseren Beobachtungen reagieren die Zonen am Rumpf am häufigsten, so dass man sich in Fällen in denen aktive Zonen versagen, auf diese beschränken kann.

Bereits eine leichte Linderung der Beschwerden zeigt an, dass die behandelte Zone die richtige ist. Man darf nicht gleich Wunder erwarten, schließlich benötigt eine Heilung ihre Zeit. Ist die Diagnose richtig, so sollten jedoch bereits nach wenigen Anwendungen Wirkungen zu spüren sein. Eine fortgesetzte Behandlung wird dann den gewünschten Erfolg bringen.

Zeigt sich keine Besserung, behandelt man – auch wieder am Rumpf – die Zonen der aufgrund der Schienen in Frage kommenden Blüte.*

Führt auch dies zu keinem positiven Ergebnis, so wendet man die aus der Befragung als vordringlichsten empfundene Blüte auf ihrer Zone an.

Will sich immer noch kein Erfolg einstellen, liegt evtl. eine Therapieblockade vor. Vielleicht will der Betreffende gar nicht gesund werden, da ihm die Krankheit Vorteile bringt o. a. Möglicherweise glaubt er auch infolge vieler Fehlschläge nicht mehr an einen Erfolg.

---

* Vgl. S. 43, «Diagnose anhand der Schienen»

In diesem Fall ist die Gorse-Zone im Bereich des linken Schulterrandes stark druckempfindlich. Ein Behandlungsversuch an dieser Stelle, unterstützt durch die innerliche Einnahme von Gorse – am besten als Wasserauflösung -, lohnt sich auf jeden Fall.

In vielen Fällen löst eine Behandlung des Kreuzbeins mit Pine die Blockade, weil hierdurch die hormonelle Regulation wieder in Gang kommt. Schuldgefühle sind häufig unbewusst, oder man hält sie aufgrund seiner religiösen Erziehung für «normal». Sie stellen aber den häufigsten Fokus dar. Aufgrund ihrer Lokalisation am Körper – Solarplexus, Hinterkopf und vor allem Kreuzbein – können Schuldgefühle die gesamte endokrine und auch energetische Regulation des Körpers empfindlich stören. Das Kreuzbein ist gleichzeitig Reflexzone der hormonellen Beckenorgane. Reflexpunkte von Hypothalamus, Hypophyse, Epiphyse und Corpus Callosum sind ebenfalls hier zu finden. Aus diesem Grund sind Pine-Zonen, falls sie indiziert sind, vordringlich zu behandeln.

Bei *diffusen* Beschwerden, die sich nicht exakt lokalisieren lassen, dienen die Gemütssymptome zur Unterscheidung. Klagt z.B. ein hypochondrischer Patient über Herzbeschwerden, kommt die Heather-Zone im Bereich des Herzens in Frage. Leidet ein Herzpatient unter starkem Heimweh, so ist die Honeysuckle-Zone zu behandeln.

Abschließend lässt sich sagen, dass eine Behandlung der aktiven Zonen in den allermeisten Fällen Erfolg bringt, vorausgesetzt, die Wirkung der Blüten reicht aus, um die jeweiligen körperlichen Beschwerden zu heilen. Liegen bereits massive organische Veränderungen vor, lassen sich die Blüten lediglich zur Unterstützung einer anderen Therapieform einsetzen.*

Die oben beschriebenen Behandlungsschritte sind aus diesem Grund lediglich als Notbehelf bei Therapieversagern zu betrachten und nicht als Regelfall.

---

* Vgl. S. 32, «Auswirkungen auf Körper und Psyche»

b) Seelische Probleme

Will man rein seelische Probleme über die Hautzonen behandeln, empfiehlt es sich, zunächst mit derjenigen Blüte zu beginnen, die die stärkste Dekompensation verkörpert. Sie wird – falls sich die Zonen nicht austesten lassen – auf allen Hautzonen dieser Blüte am Rumpf und evtl. am Kopf angewendet. Kommen mehrere Dekompensationsblüten in Frage, können bis zu drei Blüten gemeinsam über die Haut angewendet werden.

Im späteren Therapieverlauf kann man zu den vom Patienten am vordringlichsten benötigten Blüten übergehen und behandelt deren zugeordnete Zonen. Dies ist aber nicht unbedingt notwendig. Ist erst einmal das Dekompensationsstadium beseitigt, zeigen die Blüten beim innerlichen Gebrauch in der Regel so gute Wirkungen, dass eine Unterstützung über die Hautzonen nicht mehr nötig ist.

Wir setzen deshalb die Blüten bei rein seelischen Problemen meist nur zu Beginn der Behandlung zusätzlich äußerlich ein.

Die Anwendung der Blüten über die Hautzonen lohnt sich vor allem bei sehr ausgeprägten Gemütsverstimmungen und inneren Konflikten, die auf die Einnahme der Blüten in Form von Tropfen therapieresistent blieben. Bei Alltagsproblemen, Prüfungsängsten, Folgen von schlechten Nachrichten, Ärger etc. genügt meist die innerliche Anwendung.

3. Diagnose anhand der Schienen

Bleibt die Behandlung einer Zone mit der ihr entsprechenden Blüte ohne Erfolg, kann dies darin begründet sein, dass sich der Patient in Hinsicht auf diese Schiene bereits im Stadium der Kompensation bzw. Dekompensation[16] befindet. Die Anwendung der «oberflächlicheren» Blüte auf ihrer Hautzone bringt dann meist den gewünschten Erfolg. Hierzu ein Beispiel:

Eine Patientin mittleren Alters klagt über Kopfschmerzen. Auf Einreibung der betroffenen Stelle mit Rock Water spürt sie jedoch keine Veränderung ihrer Beschwerden. Nach Aufbringung einiger Tropfen *Crab Apple* auf die dieser Blüte zugeordneten Zone im Bereich des Halses lässt der Schmerz sofort nach. Offensichtlich befindet sich die Patientin schon im Stadium der Dekompensation, sonst hätte Rock Water bereits eine positive Reaktion gezeigt.

An dieser Stelle möchte ich noch einmal betonen, dass die Behandlung über die Hautzonen nur einen Teilaspekt einer Bach-Blütentherapie darstellt. Am Anfang jeder Behandlung steht prinzipiell die ausführliche Befragung. Hierbei lassen sich die den aktuellen Beschwerden evtl. übergeordneten Kompensations- oder Dekompensationszustände gleich zu Anfang abklären.

Die in Frage kommenden Blüten werden zusätzlich zu den äußerlich verwendeten Blütenmitteln innerlich verabreicht. Therapieversager infolge von seelischen Blockaden lassen sich so von vornherein vermeiden.

Vermieden werden sollte allerdings die Gabe sämtlicher Blüten einer Schiene. Dies kann u. U. heftige Reaktionen auslösen, die mit der Blütenwirkung allein nicht zu erklären sind.*

* Vgl. Bd. 3, S. 169 ff.

Sind alle drei Blüten einer Schiene indiziert und treten die Beschwerden an einer der Kommunikationsblüte zugeordneten Stelle auf, empfiehlt sich folgende Vorgehensweise:

Man gibt zunächst Kommunikations- und Dekompensationsblüte innerlich, während gleichzeitig die Kommunikationsblüte äußerlich angewandt wird. Hat sich der Dekompensationszustand aufgelöst, wechselt man bei der innerlichen Einnahme auf die Kompensationsblüte, die Dekompensationsblüte muss aus der Mischung genommen werden.* Die äußerliche Anwendung der der Kommunikationsblüte bleibt. Hierzu ein Beispiel:

Angenommen, der Patient klagt über Schmerzen in der Brust im Bereich der Centaury-Zone; gleichzeitig bestehen starke Schuldgefühle. In diesem Fall werden *Centaury* und *Pine* innerlich eingenommen. Centaury wendet man außerdem noch in Form von Umschlägen oder als Salbe auf der schmerzenden Stelle an. Geht die Therapie nicht so recht voran, kann man Pine zusätzlich äußerlich an den entsprechenden Zonen anwenden. In diesem Fall kommt vor allem die der Hauptstörung am nächsten gelegene Zone im Bereich des Solarplexus in Frage.

Sind die Schuldgefühle abgeklungen wird nun *Holly* statt Pine innerlich eingenommen, die äußerliche Anwendung muss aus den genannten Gründen gestoppt werden. Centaury dagegen kann weiterhin eingerieben werden falls die körperlichen Beschwerden noch nicht vollständig verschwunden sind. Ansonsten genügt jetzt die innerliche Einnahme.

---

* Es dürfen niemals alle 3 Blüten einer Schiene *gleichzeitig* eingesetzt werden, unabhängig davon ob sie innerlich oder äußerlich angewandt werden.

4. Sensitive Diagnose anhand der Aura

Die Diagnose aus der Aura ist die einzige bislang bekannte *objektive* Testmethode für die richtige Auswahl der einzelnen Bach-Blüten und deren Anwendung auf der Haut. (Über spezielle Druckpunkte auf der Hautoberfläche lassen sich nur Schienen als Ganzes tasten, nicht aber Einzelblüten.)* Sie zeigt nicht nur *welche* Blüten der Betreffende benötigt, sondern auch, *wo* sie gebraucht werden. Mit ihrer Hilfe lassen sich unbewusste seelische Konflikte und latente körperliche Störungen gleichermaßen aufdecken. Sie zeigt die Zusammenhänge von negativen Gemütszuständen und körperlichen Beschwerden auf sehr direkte Weise. Häufig werden daraus sogar ganze Schienen ersichtlich, wie z.B. bei der Kombination von Asthma (Centaury-Zone), Gallensteinen (Holly-Zone) und Magengeschwür (Pine-Zone).

Aus diesem Grund ist die Erlernung einer sensitiven Diagnosemethode lohnenswert, zumal die Fähigkeit die Aura zu tasten, bei vielen Menschen ohnehin latent vorhanden ist. Ich konnte bei Seminaren und Vorträgen immer wieder feststellen, dass fast alle der Anwesenden – nach einer entsprechenden Anleitung – dazu in der Lage waren ohne bislang etwas von ihren Fähigkeiten gewusst zu haben.

Wir werden uns darum im Folgenden ausführlicher mit dieser Thematik beschäftigen. Die Gabe der Hellsichtigkeit, wie sie eingangs beschrieben wurde, bleibt unberücksichtigt, da sie in der Tat sehr selten vorhanden ist und auch nur in Ausnahmefallen erlernt werden kann.

Personen, die mit ihren Händen Phänomene in der Aura erspüren können, lassen sich in zwei Gruppen einteilen: die eine Gruppe kann den Rand der Aura *ertasten* und findet auf diese Weise Aus-

---

* Vgl. S. 79, «Ausblick auf weitere Möglichkeiten»

buchtungen und Eindellungen; die andere kann Veränderungen der Aura *erfühlen*. Sie spürt Erhebungen als Wärmegefühl auf der Hand, während Löcher als intensives Kältegefühl wahrgenommen werden. Andere Phänomene nehmen sie als Kribbeln wahr.

Mit Hilfe der folgenden Übungen können Sie feststellen, ob Sie zu einer dieser Gruppen gehören. Sollte dies der Fall sein, so besteht für Sie die Möglichkeit, durch fortgesetztes Üben Ihre eigene Sensitivität zu steigern.

a) Das Ertasten der Auragrenze

Bewegen Sie Ihre Hand langsam auf den Körper eines anderen zu. Achten Sie dabei auf jede Empfindung, die Sie in Ihrer Hand wahrnehmen. Vielleicht spüren Sie bei irgendeinem bestimmten Abstand einen ganz kleinen, kaum wahrnehmbaren Widerstand. Dieser ist auch an einer anderen Stelle in genau demselben Abstand fühlbar.

Versuchen Sie nun das, was Sie dabei empfinden ganz bewusst wahrzunehmen. Probieren Sie daraufhin am Körper des anderen genau in diesem Abstand entlang zu streichen. Die Wahrnehmung des Widerstandes darf dabei nicht verlorengehen.

Wenn es Ihnen gelingt, Ihre Hand in der beschriebenen Weise exakt am Rand der Aura entlanggleiten zu lassen stellen Sie u. U. fest, dass diese sich an manchen Stellen etwas nach oben oder unten bewegt. Auf diese Weise können Sie Löcher in der Aura bis auf wenige Millimeter genau lokalisieren. Außerdem spüren Sie, ob der Rand des Loches steil abfällt oder nur flach wie z. B. in lockerem Sand.

Das Gefühl des «Anstoßens» tritt bei verschiedenen Abständen auf. Im Abstand von 10–15 cm* fühlen Sie die sog. «Innenaura», während bei einer Entfernung vom Körper im Bereich von 20–30 cm die «Außenaura» tastbar ist. Die Abstände und somit die Dicke der einzelnen Schichten der Aura sind abhängig vom jeweiligen Gemüts- und Gesundheitszustand. Für die Diagnose der Bach-Blüten Hautzonen interessiert uns nur die Innenaura.

---

* Vgl. Hagen Heimann & Dietmar Krämer, Aura und Bach-Blüten, Aquamarin Verlag, Grafing. Erhältlich beim Isotrop Verlag & Versand, Frankfurter Str. 155, D-65520 Bad Camberg.

Für die zweite Übung sollten Sie sich etwas mehr Zeit nehmen, da hierbei nur *Veränderungen* in der Aura, nicht aber die Auragrenzen festzustellen sind. Wenn Sie zufällig an einer «gesunden» Stelle üben, können Sie selbstverständlich auch nichts wahrnehmen.

b) Das Erfühlen der Aura

Streichen Sie mit Ihrer Hand ganz langsam im Abstand von mehreren Zentimetern über den Körper eines anderen. Achten Sie hierbei auf sämtliche Wahrnehmungen, die Sie dabei in Ihrer Hand spüren. Tritt an irgendeiner Stelle ein Wärme- oder Kältegefühl in Ihrer Hand auf, so versuchen Sie möglichst genau zu lokalisieren, welche Zone am Körper des anderen dieses Gefühl bei Ihnen auslöst. Vielleicht zeichnen Sie diese Stelle mit einem Stift auf der Haut nach, um anschließend im topographischen Atlas nachzusehen, welche Blüte hier in Frage kommen könnte.

Lassen Sie sich durch anfängliche Misserfolge nicht abschrecken. Möglicherweise ist Ihr Gegenüber seelisch ziemlich im Gleichgewicht, so dass bei ihm nur wenige Zonen zu finden sind. Die Abstrahlungen, die Sie als Wärme oder Kälte registrieren, sind nicht auf die Hauttemperatur zurückzuführen. Sie werden diese selbst dann spüren, wenn Sie über der Kleidung tasten.

Das *Pendel* als diagnostisches Instrument zur Untersuchung der Aura kann ich nicht empfehlen. Das Ertasten oder Erfühlen ist wesentlich genauer als der Umweg über das Pendel, das diese Phänomene ja nur indirekt anzeigt. Außerdem kann derjenige, der pendeln kann, meist auch die Aura tasten, so dass diese «Alternative» nicht notwendig ist.

Kapitel III
Praxis der Bach-Blüten Hautzonentherapie

1. Kriterien für eine Behandlung über die Hautzonen

Das einzige Kriterium für eine Behandlung mit Bach-Blüten über die Hautzonen ist die Bereitschaft des Patienten, sich zu ändern. Aus diesem Grund ist eine Bach-Blütenanamnese – wie im ersten Band beschrieben – erforderlich. Bei einer scheinbar eindeutigen Diagnose, z.B. aus den Hautzonen, sollte zumindest eine genaue Aufklärung über die Wirkung der zu verwendenden Blüten vor deren Anwendung auf der Haut erfolgen.

Eine Behandlung ohne Wissen und Einwilligung des Betroffenen stellt einen Verstoß gegen seinen freien Willen dar und kann außerdem zu heftigen psychischen Reaktionen führen, falls er zu einer Änderung seiner seelischen Fehlhaltung nicht bereit ist. Deshalb sollte man sich auch nicht von der Einfachheit der Therapiemöglichkeit über die Hautzonen dazu verleiten lassen.

Bei akuten Beschwerden genügt es den Zusammenhang zwischen den körperlichen Symptomen und den seelischen Ursachen, die mit den Blüten behandelt werden sollen, mit einigen wenigen Worten darzustellen und die Zustimmung für eine solche Behandlung zu erbitten.

2. Indikationen für eine Behandlung über die Hautzonen

a) Körperliche Beschwerden

Die Behandlung körperlicher Beschwerden aller Art stellt das Haupt-Indikationsgebiet dieser Anwendungsform der Bach-Blüten dar. Allerdings *muss* vor Beginn der Behandlung die Ursache der Beschwerden bekannt sein. Schmerz ist ein Alarmsymptom des Körpers und darf immer erst dann behandelt werden, wenn seine Ursache bekannt ist.

Eine akute Blinddarmentzündung z. B. kann unbehandelt sehr gefährlich werden. Es kann zu einem Durchbruch kommen, der immer einen klinischen Notfall darstellt. Aus diesem Grund ist es ratsam, Schmerzen von einem Arzt oder Heilpraktiker abklären zu lassen. Von Eigenversuchen muss hier abgeraten werden.

Edward Bach behandelte schwere Erkrankungen, wie aus der Literatur ersichtlich ist, alleine mit Bach-Blüten. Er wusste als Arzt was er tat, und konnte im Notfall, falls die Blüten nicht ansprachen, mit anderen Behandlungsmethoden eingreifen.

Eine Begleitbehandlung als Unterstützung zur ärztlichen oder naturheilkundlichen Therapie ist aber in jedem Falle möglich, ebenso die Behandlung von Bagatellbeschwerden wie z. B.:

- Spannungskopfschmerzen infolge Überarbeitung oder Schlafmangel
- Verspannungen und Verkrampfungen im Bereich der Wirbelsäule, z. B. Nackenschmerzen, Schulterverspannungen
- Beschwerden infolge Überanstrengung
- Muskelkater
- kleinere Verletzungen, Prellungen, Schürfwunden
- körperliche Folgen von Gemütsbewegungen, z. B. Gallenbeschwerden nach Ärger, Magendrücken nach Auseinandersetzungen, Juckreiz in unangenehmen Situationen u. a.

- Hautunreinheiten, Akne
- harmlose Formen von Hautausschlägen wie nervös bedingte Urticaria (Rötungen mit Quaddelbildung und Juckreiz), Sonnenbrand und Sonnenallergien, leichte Verbrennungen etc. Bei Eiterungen oder starken Absonderungen Abklärung durch den Arzt oder Heilpraktiker!
- banale Erkältungen, Schnupfen, Husten
- ständige Müdigkeit, wenn keine ernsthafte Erkrankung dahintersteckt
- Kribbeln und Sensibilitätsstörungen
- sämtliche im ersten Band beschriebenen Indikationen zur Unterstützung und Wirkungsverstärkung über die Hautzonen

b) Seelische Probleme

Die Behandlung seelischer Probleme über die Bach-Blüten Hautzonen stellt die direkteste Form der Psychotherapie dar. Die negativen Emotionen werden genau dort behandelt wo sie sich in unserem «Emotionalkörper» – d. h. der Aura – zeigen und wo sie sich später, bleiben sie ungelöst, in Form von körperlichen Beschwerden bemerkbar machen können.

Mit dieser Methode lösen sich negative Emotionen wesentlich schneller auf als bei der Einnahme in Form von Tropfen. Manchmal verschwinden sie bereits innerhalb von Sekunden. Insgesamt geht diese Therapie viel schneller voran.

In einigen Fällen konnten wir beobachten, wie eine Behandlung über die Hautzonen in relativ kurzer Zeit Erfolg hatte, obwohl vorher die Einnahme der gleichen Blüte über Wochen oder gar Monate ohne jede Wirkung geblieben war. Offensichtlich werden negative Emotionen in den Körperzellen gespeichert und können bei tiefsitzenden Konflikten erst dann wieder freigegeben werden, wenn die richtige Information an genau die Stelle gebracht wird, an der die negative Emotion im Körper lokalisiert ist. Es weist vieles darauf hin, dass Zellen ein regelrechtes Gedächtnis besitzen.

c) Prophylaxe

Wie wir bereits gesehen haben, ändert sich der Gemütszustand häufig bereits *vor* dem Auftreten der ersten Symptome. Tritt die Krankheit schließlich ein, so manifestiert sie sich meist an einer oder mehrerer der zu dieser negativen Emotion gehörenden Hautzonen. Folglich kann man bei sehr intensiven Gemütsveränderungen die Blüten gleich an diesen Zonen anwenden, um so eine organische Folge der seelischen Störung zu verhindern. Gleichzeitig löst sich die negative Emotion, wie soeben beschrieben, wesentlich schneller auf als bei der Einnahme in Form von Tropfen.

Tiefsitzende seelische Konflikte benötigen ohnehin einen längeren Zeitraum bis sie sich vollständig auflösen. Aus diesem Grund ist es durchaus sinnvoll, bei einem Choleriker z. B. *Holly* auf die Leberzone zu geben, um Gallensteinen vorzubeugen.

3. Anwendung der Blüten auf der Haut

a) Umschläge

Die Aufbringung der Blüten in Form von Umschlägen ist – nach der Einreibung pur aus der Stockbottle – die wirksamste Form ihrer Anwendung. Da letztere aus Gründen, die im nächsten Kapitel erläutert werden, nicht unbedingt zu empfehlen ist, kommen bei sehr intensiven Beschwerden oder hartnäckigen Problemen vor allem Umschläge in Frage.

Man gibt zwei Tropfen der in Frage kommenden Blüte auf ein Viertel Glas Wasser und tränkt damit ein Tuch. Am besten verwendet man zu diesem Zweck Wegwerftücher. Werden mehrere Blüten benötigt, setzt man für jede Blüte eine eigene Lösung an.

Je nach Intensität der Beschwerden sind die Umschläge ein- bis dreimal täglich, bei sehr heftigen Beschwerden auch häufiger anzuwenden. Die befeuchteten Tücher bleiben jeweils zehn Minuten auf der zu behandelnden Hautzone.

b) Cremes

Die Verwendung der Blüten in Form von Cremes stellt die einfachste Anwendungsmöglichkeit über die Hautzonen dar. Es lassen sich bis zu drei Blüten in einer Mischung kombinieren. Auf diese Weise werden die Blüten gemeinsam auf die ihnen entsprechenden Zonen aufgebracht. Die Wirkung ist dieselbe wie bei der Verwendung verschiedener Cremes, die jeweils nur eine Blüte enthalten.

Die zu verwendende Cremegrundlage sollte nur langsam in die Haut eindringen, um auf diese Weise möglichst lange einen Film auf der Haut zu bilden. Der Einfluss der Blüten bleibt so relativ lange erhalten. Wir konnten die besten Erfahrungen mit Collagen-Cremes* machen, da diese besonders hautverträglich sind und außerdem nicht so stark kleben wie beispielsweise Salben auf Lanolinbasis.

Zur Herstellung der Blütencreme werden – wie bereits in Band 1 beschrieben – je 10 g Cremegrundlage zwei Tropfen pro Blüte verwendet. Längeres Einrühren ist wichtig, um die Tropfen gleichmäßig zu verteilen.

Zur Behandlung werden die in Frage kommenden Zonen zwei- bis dreimal täglich eingerieben. Bei sehr starken Beschwerden ist auch eine häufigere Anwendung möglich.

Diese Form der Anwendung der Blüten ist wesentlich einfacher als die Aufbringung von Umschlägen. Die Wirkung ist allerdings nicht so intensiv.

Es empfiehlt sich bei sehr ausgeprägten Störungen, heftigen Schmerzen oder therapieresistenten Beschwerden zunächst mit Umschlägen zu beginnen. Das gleiche gilt für Fälle, bei denen Cremes keine oder nur schwache Wirkungen zeigen. Ist eine deutliche Besserung oder gar Beschwerdefreiheit erreicht, genügt es bis zur vollständigen Ausheilung mit Cremes weiter zu behandeln.

c) Tinktur

Für die Behandlung von Zonen am Kopf, die von Haaren bedeckt werden, ist die Verwendung einer Tinktur zu empfehlen. Sie wird im gleichen Verdünnungsverhältnis wie die Mischung für den innerlichen Gebrauch hergestellt, d. h. man nimmt je einen Tropfen der zu verwendenden Blüte pro 10 ml Flüssigkeit.

Als Trägersubstanz eignet sich am besten destilliertes Wasser, das eine lange Haltbarkeit der Lösung gewährleistet. Auf Alkohol sollte möglichst verzichtet werden, um bei Dauergebrauch eine eventuelle Reizung empfindlicher Kopfhaut zu vermeiden.

Zur Erleichterung der Anwendung sind in diesem Fall Pipetten anstelle von Tropfern zu empfehlen.

* Eine biologische Creme ohne Collagen mit ähnlichen Eigenschaften ist erhältlich bei: Isotrop-Versand, Frankfurter Str. 155, D-65520 Bad Camberg

d) Lotion

Die Verwendung von Bach-Blüten in einer Bodylotion, die am ganzen Körper angewandt wird, zeigte sich problematisch, weswegen ich dringend davon abrate. Wir haben damit experimentiert und sowohl das *Typenmittel* als auch das *akute Typenmittel* als Lotion eingesetzt, da beide Blüten alle Löcher in der Aura schließen.

Das *akute Typenmittel* verschließt temporär sämtliche Löcher in der Aura. Es ist situationsbezogen und ändert sich bereits wieder nach Tagen oder Wochen. Somit verkörpert es die vordergründigste Emotion und ist bei akuten körperlichen Beschwerden die Ursache der geklagten Symptome. Nach dem Urlaub kann man beispielsweise häufig beobachten, dass die Blüte Honeysuckle für einige Wochen als akutes Typenmittel reagiert. Der Urlaubsort war so schön und man sehnt sich dorthin zurück.

Das *Typenmittel* schließt zu jeder Zeit alle Löcher in der Aura und besitzt trotzdem keinerlei therapeutische Bedeutung. Das «Thema» dieser Blüte begleitet den Betroffenen das ganze Leben, allerdings nicht so vordergründig wie Bach-Blüten, die therapeutisch benötigt werden, sondern eher wie eine Einfärbung, ähnlich einem Bild, das einen leichten Farbstich aufweist. Der Patient wirkt beispielsweise nach außen etwas überheblich, was auf die Bach-Blüte Water Violet hinweisen würde. Testet man jedoch die entsprechende Zone, reagiert sie nicht, d. h. sie weist kein Loch in der Aura auf. Der Einsatz dieser Blüte wäre daher vollkommen nutzlos.

Es kann jedoch vorkommen, dass diese Blüte dennoch benötigt wird. In diesem Fall ist die entsprechende Hautzone tatsächlich gestört und die von Dr. Bach beschriebenen Indikationen der Blüte sind deutlich ausgeprägt. Ihr Einsatz ist jedoch völlig unabhängig von ihrer Funktion als Typenmittel. Da es sich bei der benötigten Blüte und dem Typenmittel um ein und dieselbe Blütenessenz handelt, kann es bei längerer Einnahme zu negativen Reaktionen kommen, da das Typenmittel im Auswertungsblatt* tiefer liegt als Larch. Die Blüte «schiebt», d. h. die Symptome der darüber liegenden Blüten können sich verstärken.

Dieses Phänomen ist bei den Schienen bekannt. Gibt man bei-

* Vergleiche Dietmar Krämer/Hagen Heimann, Neue Therapien mit Bach-Blüten 1, Anhang

spielsweise zuerst die Blüte Centaury, werden bei längerer Einnahme (meist 4 Wochen und mehr) die Symptome der darüber liegenden Blüten Holly oder Pine stärker. Setzt man die Basisblüte Larch, die allen Blüten zugrunde liegt, zu früh ein, können sich die Symptome der darüber liegenden 37 Blüten verstärken. Deshalb empfehle ich, Larch in chronischen Fällen erst dann zu verwenden, wenn man bei der Therapie «von oben nach unten» bei den tieferliegenden Blüten angekommen ist und alle derzeit noch benötigten Blüten in der Mischung sind.

Da das Typenmittel tiefer liegt als Larch, können sich die Symptome aller Blüten verstärken die der Patient noch benötigt, einschließlich Larch. Allerdings tritt dieser Effekt beim Typenmittel, wenn es ununterbrochen eingenommen wird, frühestens nach der 7. Mischung auf. Wird es weggelassen beruhigt sich die Situation in kürzester Zeit wieder, die Verstärkung der Symptome einzelner Blüten klingt ab.

Da das *Typenmittel* und das *akute Typenmittel* alle Löcher in der Aura schließen, erhofften wir uns bei einer Ganzkörpereinreibung eine positive Wirkungsverstärkung. Diese trat jedoch nur in der ersten Woche ein, uns ging es so gut wie selten zuvor. In der zweiten Woche kam es bei allen Probanten zum Totalabsturz, d.h. es ging allen dramatisch schlechter.

Die Tatsache, dass sich durch das Typenmittel (und das akute Typenmittel) alle Löcher in der Aura schließen, hatte offensichtlich denselben Effekt wie wenn alle Blüten dieser Zonen gleichzeitig eingenommen worden wären. Das hierdurch ausgelöste Chaos lässt sich anhand der Schienen leicht erklären. Gibt man alle drei Blüten einer Schiene kommt es zu extremen Reaktionen, weil dadurch der zugehörige Meridian der chinesischen Akupunktur zur Reaktion gebracht wird.*

Aufgrund der Tatsache, dass das Typenmittel und das akute Typenmittel ausschließlich durch spezielle sensitive Tests ermittelt werden können, die nur auf Kursen erlernbar sind, ist bei einer Bach-Blüten Lotion nie auszuschließen, dass sich eine der beiden Blüten in der Mischung befindet. Daher ist es besser, auf diese Anwendungsform komplett zu verzichten.

---

* Vgl. Dietmar Krämer, Neue Therapien mit Bach-Blüten 3

4. Mögliche Reaktionen auf den Behandler

Um die Wirkung der Blüten auf die Aura und die sich daraus ergebenden körperlichen und seelischen Reaktionen zu studieren, waren wir anfänglich gezwungen, für unsere Einreibungen die Tropfen *unverdünnt* aus der Stockbottle zu verwenden. Auch zur Erstellung der Topographie war diese Vorgehensweise zwingend erforderlich. Unsere daraus gewonnenen Erfahrungen zeigen, dass es unter Umständen zu heftigen Reaktionen beim Behandler selbst kommen kann, die offenbar durch Übertragung körperlicher und seelischer Symptome hervorgerufen werden.

Wird das Phänomen nicht bemerkt und reagiert man auch nicht dementsprechend, so können die daraus resultierenden körperlichen Beschwerden oder auch Gemütsverstimmungen mehrere Tage, in manchen Fällen sogar einige Wochen lang anhalten.

Bei einer Selbsteinreibung direkt aus der Stockbottle erlebten wir zum Teil ebenfalls sehr unangenehme Reaktionen. So verlagerten sich die Beschwerden manchmal sofort nach dem Auftropfen auf die Haut auf eine andere Zone derselben Blüte, oft sogar in verstärkter Form, teilweise begleitet von heftigem psychischem Unwohlsein. Solche Reaktionen konnten wir bei der verdünnten Anwendung von Bach-Blüten in Form von Umschlägen oder Cremes nie beobachten.

Aus unserer eigenen Erfahrung halten wir es für erforderlich, vor einer direkten Einreibung der *unverdünnten* Blütenmittel eindringlich *zu warnen*. Der Showeffekt von dadurch möglichen Sekundenphänomenen rechtfertigt nicht die Gefährdung, der sich der Behandler dabei selbst aussetzt. Wir empfehlen deshalb die Anwendung der Blüten in Form von Umschlägen und Salben, die ebenfalls eine sehr schnelle Wirkung zeigen.

Interessanterweise setzte Edward Bach selbst – nach der uns vorliegenden Literatur – seine Blüten nicht pur ein, sondern verdünnte sie prinzipiell. Selbst bei akuten Verletzungen wandte er sie äußerlich nur an in Form von Umschlägen, Teilbädern, Einreibungen mit einem Schwamm oder als Lotion. Die einzige Ausnahme bildeten Ohnmächtige, denen er Rescue Remedy pur einflößte.

KAPITEL IV
Weitere Anwendungsmöglichkeiten

1. Von der Topographie abweichende Indikationen

Falls äußere Einflüsse eine lokale Störung verursacht haben, wie dies beispielsweise bei einer *Verletzung* der Fall ist, sind «äußere» Blüten[17] einzusetzen. Die den verletzten Zonen zugeordneten Blüten sind hier nahezu wirkungslos.

Die Diagnose ist jeweils nach der Art des äußeren Einflusses zu stellen. Hier die wichtigsten Indikationen:

Star of Bethlehem

- stumpfe Verletzungen*
- Prellungen mit Blutergüssen
- leichte Verbrennungen
- Sonnenbrand
- Sonnenallergien

Gorse

- Verletzungsfolgen, die lange Zeit vergeblich behandelt wurden
- Wunden, die nicht heilen wollen

---

* Bei schweren Verletzungen, bei denen Zellgewebe zerstört wurde, kommt Rock Rose in Frage. Vgl. Bd. 1, S. 195, «Behandlung von Verletzungen»

Elm

- Muskel- und Gelenkbeschwerden nach Überanstrengung
- Tennisellbogen
- Rücken- oder Schulterschmerzen nach zu schwerem Heben
- Muskelkater

Da es sich bei diesen Indikationen meist um sehr heftige Beschwerden handelt, ist die Anwendung in Form von Umschlägen anzuraten. Elm ist die Blüte für Überforderungen aller Art. Sind dabei auch Verletzungen entstanden, ist die Kombination mit Star of Bethlehem angebracht.

Walnut

- Schnittwunden
- offene Wunden
- Vorbeugung gegen schlechte Wundheilung und überschießende Narbenbildung
- Behandlung von Narben (siehe auch nächster Abschnitt)

Bei akuten Verletzungen ist die Kombination mit Star of Bethlehem angebracht.

Da die Blüten nicht direkt in eine offene Wunde gegeben werden sollten, empfiehlt sich hier grundsätzlich die innerliche Einnahme in Form einer Wasserauflösung (zwei Tropfen aus der Stockbottle auf ein Glas Wasser, in akuten Fällen viertel- bis halbstündlich einen Schluck trinken, sonst 4–5mal am Tag).

Aspen

- Folgen von feinstofflichen Einflüssen

Diese äußern sich meist als Ängste nach der Berührung von magisch-okkulten Gegenständen.

2. Behandlung von Narben

Narben, selbst wenn sie noch so klein sind, können unter Umständen die verschiedensten Gesundheitsstörungen verursachen. War die Abheilung der Wunde unvollständig, so blockiert die Narbe an dieser Stelle den Energiefluss des Körpers. Es entsteht ein sog. «Störfeld», das Fernstörungen *an jeder beliebigen Stelle des Körpers* auslösen kann.

Hält man sich vor Augen, dass einerseits die Energieströme in den Meridianen der Akupunktur mit messbaren Veränderungen des Hautwiderstandes einhergehen, andererseits gestörte Narben einen anderen Hautwiderstand als ihre Umgebung aufweisen, so ist dies verständlich.

Äußerlich ist diesen Narben nur in seltenen Fällen anzusehen, dass sie ein Störfeld darstellen. Sensitive finden jedoch eine schmale Vertiefung in der Aura über der gestörten Stelle. Ansonsten kann lediglich eine Hautwiderstandsmessung oder eine probeweise Behandlung Aufschluss geben. In der Naturheilkunde werden Narben meist mit einem Lokalanästhetikum unterspritzt. War die Vermutung richtig, lösen sich sämtliche von ihnen verursachte Beschwerden innerhalb von Sekunden auf. Man spricht deshalb von einem «Sekundenphänomen».

Die Einreibung mit *Walnut* erfüllt den gleichen Zweck und ist zudem völlig schmerzlos. Dies ist vor allem bei Narben im Bereich des Mundes, z. B. Zahnextraktions- oder Mandelnarben von Vorteil. Hier gibt man zwei Tropfen der Blüte auf ¼ Glas Wasser und gurgelt zwei bis drei Mal täglich für einen Zeitraum von vier Wochen damit.

Zur Behandlung äußerlicher Narben ist die regelmäßige Anwendung einer Walnut- Creme über einen Zeitraum von etwa vier Wochen sinnvoll. Ein Zusatz von ätherischem Narzissen-Öl* ver-

* Die Entsprechungen von Bach-Blüten mit ätherischen Ölen sind das Thema des Buches «Neue Therapien mit ätherischen Ölen und Edelsteinen», das ebenfalls bei Isotrop erschienen ist.

stärkt deren Wirkung. Als Creme-Grundlage empfiehlt sich eine Zellstrom-Creme*, die die Unterbrechung der Hautleitfähigkeit überbrückt und so die Regeneration der Narbe beschleunigt.**

* Bio Energy Creme Methacell, erhältlich beim Isotrop Versand, Frankfurter Str. 155, D-65520 Bad Camberg.

** Eine bereits gebrauchsfertige Creme zur Narbenentstörung nach der obigen Anleitung kann über folgende Adresse bezogen werden: Apotheke am Heumarkt, Am Frankfurter Tor 1–3, D-63450 Hanau.

3. «Seelenkosmetik»

In gleicher Weise wie sich negative Emotionen in der uns umgebenden energetischen Hülle (Aura) zeigen, machen sie sich – je nach Intensität und Dauer – u. U. auch auf unserer körperlichen Hülle bemerkbar. Die Haut wird damit zum Spiegel unserer Gefühle. So wird beispielsweise Erregung durch Erröten sichtbar, Betroffenheit zeigt sich als Blässe, Unsicherheit bewirkt vermehrte Schweißbildung usw.

Fühlen wir uns in unserer Haut nicht wohl, so spiegelt sich dies – je nach Art der verursachenden Emotionen – als Störung in ihrer Funktion. So führt z. B. das Gefühl, in irgendeiner Weise unrein zu sein, zu Hautunreinheiten. Grenzen wir uns von unserer Umgebung ab, wird die Haut schuppig; es entsteht ein regelrechter Schutzpanzer.

Somit bleiben unsere heimlichen Gefühle, die kleinen und großen Sorgen, die uns täglich quälen, unsere Probleme und inneren Konflikte kein Geheimnis; unsere Haut offenbart nach dem Motto «Krankheit macht ehrlich» u. U. sogar das, was wir vor anderen peinlich zu verbergen suchen. Was liegt also näher, als negative Emotionen gerade dort zu behandeln, wo sie am deutlichsten sichtbar sind, nämlich im Gesicht?

Bereits Edward Bach verwendete seine Blüten auch zu kosmetischen Zwecken. Nora Weeks schreibt: «Ein vierzigjähriger Mann hatte eine unschöne Warze auf der Stirn, die ihn in seinem Wohlbefinden stark beeinträchtigte. Er war ein jovialer Typ und fühlte sich am wohlsten im Kreise seiner Kameraden, mit denen er sich über Gott und die Welt, aber auch über sein gesundheitliches Befinden unterhalten konnte. Diese emotionale Grundhaltung ließ die Verordnung von *Heather* sinnvoll erscheinen. Edward Bach verschrieb ihm dieses Mittel in Form einer Lotion. Drei Wochen nach Behandlungsbeginn war die Warze völlig verschwunden, ohne dass auch nur die geringste Narbe auf der Stirn zurückgeblieben war.»[18]

Jens-Erik R. Petersen berichtet ebenfalls über eine kosmetische Behandlung mit Bach-Blüten: «Mädchen, 12 Jahre. Das Kind hatte Pickel im Gesicht. Obwohl der Arzt der Mutter versicherte, dass diese allmählich verschwinden würden, war das Mädchen sehr unglücklich und hatte kein Vertrauen in sich selbst. Es war ein stilles, zurückhaltendes Kind, das stets in Tagträumen versunken war. Für ihren allgemeinen Zustand und für ihre Neigung zu Tagträumerei wurde ihr *Clematis* verschrieben. Das Mädchen reagierte rasch. Sie wurde viel lebhafter und gewann mehr Interesse an der Schule und zu Hause. Dem Bericht ihrer Mutter zufolge entwickelte sie sogar bei vielen Tätigkeiten starken Eifer. Auch die Pickel vergingen gänzlich, nachdem sie das zweite Fläschchen mit dem Mittel aufgebraucht hatte.»[19]

Für die Auswahl der Blüten gibt es folgende Kriterien:

1. Die *Organsprache* liefert häufig deutliche Hinweise auf die seelische Grundhaltung, die zu dem jeweiligen Hautproblem geführt hat. So deutet z. B. eine sehr empfindliche Haut an, dass es sich vermutlich um eine leicht verletzbare Persönlichkeit vom Star of Bethlehem-Typus handelt.

Vergleicht man die durch das Gespräch gefundenen Blüten mit den aufgrund der Organsprache in Frage kommenden, so lassen sich daraus diejenigen Blüten ableiten, die einen Bezug zu der Störung der Haut haben. Diese werden dann in Form einer Creme zusätzlich zu der innerlich einzunehmenden Blütenmischung verwendet.

2. Eine weitere Möglichkeit zur Erkennung der den Hautproblemen zugrundeliegenden negativen Gemütssymptomen bietet die *Topographie der Hautzonen*. So zeigen z. B. Falten auf der Oberlippe einen auf die Haut projizierten Willow-Zustand an. Bei gleichzeitig bestehendem Hass erstrecken sich die Falten sogar über die Mundwinkel weiter nach unten bis in die Holly-Zone, wo sie u. U. tiefe Furchen hinterlassen. Möglicherweise haben sich die ursächlichen negativen Emotionen längst wieder verflüchtigt. Die Spuren jedoch, die der Hass tief in die Haut eingegraben hat, bleiben weiterhin sichtbar.

Anwendungsbeispiele:

Zur Behandlung von *Pubertätsakne* sind häufig folgende Blüten angezeigt:

- Crab Apple für die – oft unbewusste – Angst vor der aufkeimenden Sexualität und das Gefühl, es würde sich dabei um etwas «Schmutziges» handeln.
- Clematis für das Schwelgen in Phantasien, wie es für diesen Lebensabschnitt geradezu typisch ist. Der Volksmund spricht von unerfüllbaren «Jugendträumen».

Bei Akne ist generell von der Verwendung einer Collagen-Creme abzuraten, da diese die Pickel zukleistert und somit eine Entgiftung über die Haut verhindert.

Bei *unreiner Haut* empfiehlt es sich, der üblichen Reinigungsmilch einige Tropfen Crab Apple zuzusetzen.

Auffallend blasse Haut kann bisweilen als Hinweis auf einen Clematis-Zustand verstanden werden, in welchem die betreffende Persönlichkeit nicht aktiv am Leben teilnimmt.

Schlaffe Haut deutet auf eine «schlaffe» Persönlichkeit hin. Folgende Blüten können in diesem Fall in Frage kommen:

- Hornbeam bei Lustlosigkeit und Antriebsschwäche, verbunden mit Müdigkeit und Erschöpfung als Folge einer ständigen geistigen Überforderung.
- Centaury bei willensschwachen Persönlichkeiten, die nicht nein sagen können und infolgedessen häufig von anderen ausgelaugt werden.
- Wild Rose bei Personen, die aufgrund innerer Resignation apathisch und teilnahmslos geworden sind. Dieser Zustand kann u. U. auch Jahre zurückliegen.
- Larch, wenn das Vertrauen in die eigenen Fähigkeiten fehlt.
- Mustard bei Menschen, die unter depressiven Phasen leiden, in denen alles sinnlos und leer erscheint.

Zur Herstellung von Bach-Blüten-Kosmetik lassen sich die Blüten jeder fertigen Kosmetik-Creme beimischen. Zusätze an ätherischen Ölen o.a. beeinträchtigen die Wirkung nicht.

Abschließend lässt sich sagen, dass eine Verwendung von Bach-Blüten zu kosmetischen Zwecken nicht nur der Schönheit dient. Da es sich bei den behandelten Hautpartien meist um tatsächlich gestörte Zonen handelt, unterstützt diese Art der Anwendung der Blüten auf der Haut – wie bei schmerzenden Stellen – die Entfaltung der Persönlichkeit. Aus diesem Grund ist die Bezeichnung «Seelenkosmetik» durchaus angebracht. Eine pauschale Zuordnung von Bach-Blüten zu bestimmten Arten von Hautproblemen oder gar Hautkrankheiten ist jedoch nicht möglich. Daraus abgeleitete gebrauchsfertige Hautpflegeprodukte sind außerdem nicht unproblematisch, da hierbei Blütenessenzen in der Regel über einen längeren Zeitraum *unkontrolliert* angewandt werden. Meiner Erfahrung nach kann dies in Einzelfällen negative psychische Reaktionen auslösen, insbesondere dann, wenn die in Bd. 1 beschriebenen Regeln für eine Langzeitanwendung der Blüten ignoriert werden. Zu empfehlen sind ausschließlich individuelle Kosmetik-Rezepturen im Rahmen einer laufenden Bach-Blütenbehandlung.

Kapitel V
Fallbeispiele

Eine junge Dame hat jedes Mal während der Periode starke Schmerzen im Unterleib. Diese sind auf der linken Seite in der Mimulus-Zone, auf der rechten in der Olive-Zone lokalisiert. Sie rührt einige Tropfen *Olive* und *Mimulus* in eine Salbengrundlage und reibt sich damit ein- bis zweimal täglich die schmerzenden Stellen ein.

Bereits auf die erste Anwendung verschwinden die Unterleibsbeschwerden. Drei Tage danach hat sie das Gefühl eines Energieflusses, als ob ein «Durchfluss vom Scheitel bis zur Sohle» stattfinden würde. Dieses Gefühl tritt bei jeder weiteren Einreibung erneut auf.

Eine Woche nach der ersten Anwendung sind auch ihre chronischen Darmkrämpfe – klinische Diagnose: Morbus Crohn – verschwunden.

Eine 54jährige Patientin leidet seit längerer Zeit unter heftigen Schmerzen in der Brust. Laut ärztlicher Diagnose soll es sich um Herpes Zoster handeln. Die betroffene Stelle ist zwar nur daumengroß, dafür aber der Schmerz unerträglich. Zuvor wurden bereits verschiedene Behandlungsmethoden (z.B. Neuraltherapie, Ozontherapie) ausprobiert; mehr als eine kurzfristige Linderung war jedoch – selbst mit Cortisonspritzen – nicht möglich gewesen.

Nach Einreibung mit *Honeysuckle* verschwinden die Schmerzen augenblicklich. Nach mehreren Stunden kommen sie langsam wieder, worauf sich die Patientin erneut mit Honeysuckle einreibt. Diese Behandlungsweise setzt sie die nächsten Tage fort.

Nach fünf Tagen berichtet sie am Telefon, nicht nur ihre Brustschmerzen seien völlig verschwunden, sondern auch ihre jahrelangen Depressionen. Diese waren immer mit einem Gefühl der Sehnsucht verbunden gewesen nach etwas, von dem sie nicht wusste, was es war.

Die gleiche Patientin kommt einige Zeit später wegen furchtbarer Kopfschmerzen. Sie hat bereits verschiedene Schmerzmittel ausprobiert, die jedoch – außer Nebenwirkungen – nichts gebracht haben. Ich injiziere ein homöopathisches Medikament in einige Punkte, die aufgrund der Kirlianfotografie indiziert scheinen. Die Patientin ist anschließend beschwerdefrei. Trotzdem erhält sie den Rat, die betroffene Stelle mit *Rock Water* einzureiben, falls die Schmerzen wiederkehren.

Eine Woche später berichtet sie am Telefon, der Behandlungserfolg hätte nur einen Tag angehalten. Am nächsten Tag sei der Schmerz wieder in voller Stärke aufgetreten. Nach Einreibung mit Rock Water sei er jedoch innerhalb von Sekunden vollständig verschwunden.

Eine 34jährige Patientin kam in die Sprechstunde wegen Schulter- und Nackenschmerzen, die mit der Zeit immer schlimmer geworden waren. Eine monatelange Schmerztherapie war bislang nicht nur erfolglos geblieben, die Schmerzen hatten sich noch gesteigert, so dass sie laufend Schmerztabletten einnehmen musste, um ihr Leiden erträglicher zu gestalten. Auch war es des Öfteren vorgekommen, dass sie ihrer Arbeit fernbleiben musste.

Ich rieb ihr zwei Tropfen der Blüte *Oak* auf die schmerzenden Stellen im Bereich des Nackens und der Schulter. Danach gab sie an, die Schmerzen in diesem Bereich seien schlagartig verschwunden, hätten sich dafür aber umso heftiger nach vorne verlagert. Vor allem auf der linken Seite bereite ihr jetzt das Gebiet im Bereich der Schilddrüse und des Musculus sternocleidomastoideus besondere Schmerzen. In diesem Bereich ist die Zone der Blüte Vervain sehr dominierend.

Ich träufelte ihr daraufhin drei Tropfen *Vervain* auf die schmerzende Stelle, und was dann geschah, erlebte die Patientin, wie sie mir später erzählte, wie in Trance. Nach Aufbringung der Tropfen verfiel sie schlagartig in einen ruhigen Entspannungszustand. Sie konnte kaum ihre Augenlider offenhalten und schlief auf dem Stuhl ein. Später erklärte sie mir, dass sie alles um sich herum wahrgenommen hätte, während der Körper in eine wohlige Ruhe verfallen war. Was war geschehen?

Als sie drei Tage später wieder in meine Praxis kam, erzählte sie, dass sie die Tage vor der Behandlung kaum zur Ruhe gekommen wäre und ihren Körper überstrapaziert hätte. Durch die Einreibung der Blüten wurde dem Körper das Ideal des Gleichgewichts zwischen dem aktiven Prinzip (Yang) und dem passiven Prinzip (Yin) auf einer feinstofflichen Ebene bewusst gemacht. Da sie die Tage zuvor extremen Raubbau an ihrer Gesundheit getrieben hatte, musste sie erkennen, dass die Waagschale zwischen Aktivität und Ruhe massiv gestört war. Das Gleichgewicht war in Richtung Übereifer und Überaktivität erheblich verändert.

Der Körper hatte daraufhin erstmal das Notwendigste veranlasst und sie zur Ruhe gezwungen, um den körperlichen Ausgleich zu vollziehen. Das war der Grund, warum sie nach der Behandlung sofort in Schlaf verfallen war.

Vorbeugend ließ ich sie zu Hause weitere Anwendungen in Form von Umschlägen auf diese Zonen machen. Die Schmerzen traten jedoch in der Folgezeit nicht wieder auf.

Ein 36jähriger Mann kam in meine Praxis und zeigte mir sein Leiden: eine Fistel im Bereich des Anus. Er klagte: «Ich kann mich sehr schlecht hinsetzen, weil mir diese Stelle dabei ungeheure Schmerzen bereitet. Selbst wenn ich dann sitze, fällt mir dieses schwer, weil ich wegen der Fistel nur auf einer Seite sitzen kann.»

Ich gab zwei Tropfen *Sweet Chestnut* auf die Zone im Bereich der Fistel, und der Schmerz ließ von Minute zu Minute nach. Nach fünf Minuten war er gänzlich verschwunden, und der Patient konnte sich auch ohne Beschwerden wieder hinsetzen.

Nach weiteren Behandlungen in Form von Umschlägen, die er zu Hause selber vornahm, heilte die Fistel langsam aber sicher ab. Bereits nach vier Wochen war sie fast nicht mehr zu sehen.

Eine 47jährige Frau konsultierte mich wegen Schmerzen im linken Kieferhöhlenbereich, die bis zum Ohr ausstrahlten. Sie berichtete, der Hals-Nasen-Ohren-Arzt hätte eine Zyste in der linken Kieferhöhle festgestellt, die er operativ entfernen wolle.

Nach dem Aufbringen der Bach-Blüte *Oak* auf die linke Wange und den Bereich hinter dem linken Ohr erzählte sie mir, dass sie ein Rauschen wahrnehmen würde, das sich vom Ohr bis hin zur

Kieferhöhle erstrecken würde. Sie hätte ein Gefühl, als ob dort jemand Pressluft durchblasen würde, um damit die Höhlen und Kanäle freizubekommen. Danach trat eine Erleichterung ein, wie sie sie vorher nie gekannt hatte. Nach weiteren Umschlägen auf diese Stelle, die sie zu Hause selbst durchführte, wurde nach acht Wochen eine Kontrolle durch den Hals-Nasen-Ohren-Arzt vorgenommen. Dieser war über das Ergebnis höchst erstaunt. Von einer Operation war keine Rede mehr.

Eine 46jährige Frau kam in die Sprechstunde und berichtete, dass ihre Regelblutung seit längerem ausgeblieben sei. Ihr Arzt würde dies auf die Wechseljahre zurückführen und meinte, sie solle sich deswegen weiter keine Sorgen machen.

Ich selbst bin der Ansicht, dass es die Pflicht eines jeden Therapeuten ist, die Periode der Frau so lange wie möglich zu erhalten. Man sollte sich darüber im Klaren sein, dass der Zyklus der Frau eine energetische Auf- und Entladung darstellt, die durch die Monatsblutung eine Entlastung findet. Gleichzeitig erfolgt eine körperliche Reinigung.

Aus diesen Überlegungen heraus sollte man sich bei Problemen in Zusammenhang mit der Periode immer fragen, was diese hormonelle Störung ausgelöst oder verursacht hat, denn in vielen Fällen liegt ein emotionales Fehlverhalten zugrunde.

Dies war auch hier der Fall. Mit ihrer Sexualität konnte sich die Patientin nicht anfreunden. Sie bekam jedes Mal Schuldgefühle, wenn sie mit ihrem Mann geschlafen hatte.

Nach Aufbringung einiger Tropfen der Bach-Blüte *Pine* auf eine Stelle im Bereich des Kreuzbeins war es ihr, als würde ein hitziger Feuerstrahl ihren Unterleib durchfluten. Dieser Zustand kam blitzartig und verschwand auch sofort wieder. Ein Wärmegefühl im Unterleib blieb jedoch zurück und hielt noch für einige Zeit an.

Sie erhielt den Ratschlag, täglich Umschläge mit der Blüte Pine auf diese Zone zu machen.

Nach drei Wochen kam sie erneut in meine Praxis und teilte mir freudestrahlend mit, dass sie wieder ihre Periode bekommen hätte.

Eine 74jährige Frau kam wegen einer periodisch auftretenden Bronchitis in die Praxis. Der Arzt hatte ihr anfänglich geholfen, aber die Schmerzen und die Hustenanfälle kamen immer wieder. Sie zeigte mir eine Stelle auf dem Brustkorb, die ihr bei der kleinsten Berührung extreme Schmerzen bereitete.

Nach Aufbringung der Blüte *Oak* auf diese Zone hatte sie das Gefühl der Druck auf den Brustkorb würde leichter, und nach ca. einer Minute war der Schmerz gänzlich verschwunden.

Ich erklärte ihr wie sie Umschläge mit Bach-Blüten regelmäßig anwenden sollte, was sie dann auch vorschriftsmäßig tat.

Nach zwei Wochen kam sie wieder in die Sprechstunde und berichtete voller Freude, dass sie seit der Behandlung keine Hustenanfälle mehr bekommen hätte. Es waren auch keine weiteren Zeichen einer Bronchitis aufgetreten.

Als ich sie mehrere Wochen später wiedersah, war sie immer noch beschwerdefrei.

Eine 33jährige Frau kam wegen ihrer vergrößerten Schilddrüse in die Sprechstunde. Sie konnte heißes Wetter nicht vertragen, da das Druckgefühl in der Schilddrüse dann unerträglich wurde. Außerdem litt sie dabei unter Schluck- und Atembeschwerden. Auch wurde ihr in diesen Situationen meist schwindelig. Bereits ein Jahr lang war sie vergeblich mit Medikamenten behandelt worden; ein Erfolg hatte sich bisher nicht eingestellt.

Nach Einreibung der Schilddrüsenzone mit der Bach-Blüte *Vervain* hatte sie das Gefühl, die Schilddrüse würde sich stetig vergrößern und müsste gleich platzen. Danach verlagerte sich der Druckschmerz in die Mitte der Schilddrüse. An dieser Stelle rieb ich *Water Violet* ein. Kurze Zeit später hatte sie den Eindruck, als würde das ganze Kloß- und Druckgefühl nach unten abfließen. Schließlich verschwand es gänzlich. Sie bekam daraufhin die Anweisung, sich täglich mit diesen Blüten einzureiben.

Wochen später berichtete sie, sie sei völlig beschwerdefrei und habe heißes Wetter noch nie so gut vertragen wie jetzt. Diese Konsultation liegt nun längere Zeit zurück. Auch in der Zwischenzeit sind ihre Symptome nicht mehr aufgetaucht.

Ein 76jähriger Mann konsultiert mich wegen ständig auftretender Asthma-Anfälle. Sein Atem geht sehr schwer, und man hört beim Atmen ein Pfeifen und Giemen. Stärkste allopathische Medikamente konnten bisher nicht helfen. Er berichtet, sein Brustkorb sei voller Schmerzen, und die Nächte würden immer schlimmer, so dass er frühmorgens ganz gerädert erwache.

Es werden ihm nun *Oak* auf eine Stelle auf der Brust und *Mimulus* auf eine Zone am Rücken eingerieben. Danach berichtet er, er bekäme plötzlich Stiche in der Brust, und die Wirbelsäule sei im oberen Abschnitt ganz heiß.

Nach etwa fünf Minuten fühlt sich der Brustkorb so frei an wie schon lange nicht mehr. Daraufhin bekommt er die Anweisung, mit diesen beiden Blüten zu Hause Umschläge zu machen.

Als er nach einer Woche wieder in die Praxis kommt, hält der Behandlungserfolg noch immer an. Er ist ganz erstaunt, dass diese Blütentropfen auf die Lunge solch eine Wirkung ausüben konnten, zumal sie lediglich äußerlich angewendet worden waren. Einen neuen Termin lässt er sich jedoch nicht geben, weil er befürchtet, dass seine Beschwerden wiederkommen könnten, wenn man jetzt noch zusätzlich therapiert.

Eine 44jährige Frau kommt wegen einer akuten Erkältung, verbunden mit Schnupfen, Husten und Bronchialbeschwerden. Sie gibt an, die Atmung sei extrem erschwert, und das wäre auch der Grund, warum sie mich aufsuche. Beim Abhören der Brust zeigen sich starke Rasselgeräusche.

Nach Aufbringung einiger Tropfen *Centaury* wird die Atmung sofort leichter, und das Rasselgeräusch ist nicht mehr zu hören.

Ein 22jähriger Patient klagt über Schmerzen in der Kopfhaut und starken Haarausfall. Das Haar ist bereits sichtbar dünn, und er befürchtet, bald eine Glatze zu bekommen. Die Schmerzen kommen in Attacken, bei welchen dann die Haare besonders stark ausfallen. Die Kopfhaut selbst ist berührungsempfindlich.

Die Beschwerden hatten in der Impatiens-Zone begonnen und sich von dort aus über den ganzen Kopf ausgebreitet. Der Patient ist extrem ungeduldig.

Er bekommt ein «Haarwasser», bestehend aus destilliertem Wasser, versetzt mit einigen Tropfen *Impatiens*. Dazu gebe ich ihm eine Mineralstoffmischung, um etwaige Mangelerscheinungen als Ursache von vornherein auszuschließen und eine Blütenmischung zur innerlichen Einnahme. Diese wird wie üblich im Laufe der Behandlung je nach Reaktion des Patienten verändert.

Bereits nach drei Wochen ist er so gut wie beschwerdefrei. Die Haare fallen kaum noch aus, die Schmerzen treten nur noch gelegentlich – meist in Phasen großer Ungeduld – auf und verschwinden nach Anwendung des «Haarwassers» innerhalb weniger Minuten.

Ein 31jähriger Patient kommt mit akuten Kopfschmerzen und Verspannungen in Schulter und Nacken. Er berichtet, bereits morgens damit erwacht zu sein. Nach Einreibung der Schultern mit *Olive* und des Nackens mit *Water Violet* ist er sofort beschwerdefrei.

Ein älterer Patient klagt über Herzschmerzen. Er spürt ein unangenehmes Druckgefühl in der Herzgegend, das sich immer dann verstärkt, wenn er sich längere Zeit mit jemandem unterhält. Er sagt, es fühle sich so an, als ob sich sein Herz regelrecht zusammenziehen würde. Ferner hat er das Gefühl, sein Puls würde stolpern, und er wartet manchmal jede Minute darauf, dass er aussetzt. Sämtliche klinischen Untersuchungen verliefen bisher ergebnislos.

Er bekommt eine *Centaury*-Creme mit der Anweisung, die Herzgegend zweimal täglich damit einzureiben.

Bereits am dritten Tag erklärt er, er sei fast beschwerdefrei, so, als ob «jemand an einem Schalter gedreht hätte». Eine Woche nach Beginn der Einreibungen sind sämtliche Beschwerden verschwunden.

Eine 42jährige Patientin leidet unter Schmerzen in der Brust. Diese sind in der Star-of-Bethlehem-Zone lokalisiert. Als Kind hatte sie einmal ein schreckliches Erlebnis.

Auf Einreibungen mit *Star-of-Bethlehem*-Salbe verschwinden die Beschwerden innerhalb kurzer Zeit.

Ein 5jähriger Junge klagt über Bauchschmerzen. Da diese im Bereich der Rock-Rose-Zone lokalisiert sind, wird er gefragt, ob er in letzter Zeit einmal furchtbare Angst – vielleicht sogar Todesangst – gehabt hätte. Er berichtet daraufhin von einem Ereignis, das bereits einige Wochen zurückliegt.

Auf eine einzige Einreibung mit *Rock Rose* ist er völlig schmerzfrei.

Ein junger Mann klagt über einen dumpfen Druck in der Stirn und ein Gefühl der Benommenheit. Er hat die letzten Nächte sehr wenig geschlafen.

Nach Einreibung einiger Tropfen *Olive* auf die Stirn hat er sofort das Gefühl, als ob plötzlich alles um ihn herum viel heller und klarer würde. Das Gefühl der Dumpfheit löst sich in wenigen Sekunden auf.

Ein 60jähriger Patient leidet unter Schulterverspannungen und Nackenschmerzen. Als Farbakupunktur und Injektionen versagen, reibe ich seine Schultern mit Olive ein. Die Spannung lässt etwas nach. Auf Einreibung des Nackens mit *Water Violet* lösen sich die Verkrampfungen sofort auf.

Eine 30jährige Patientin klagt über Kopfschmerzen. Beim Abtasten der Aura erweist sich die Larch-Zone oberhalb des Nabels als besonders gestört. Nach Einreibung mit *Larch* sind die Kopfschmerzen sofort weg. Da sie von Kindheit an unter mangelndem Selbstvertrauen leidet, setzt sie die Einreibungen zu Hause fort.

In der Folgezeit erlebt sie einen sehr starken seelischen Auftrieb. Sie berichtet später, sie hätte mehr oder weniger sofort nach der ersten Behandlung ein zuvor nie gekanntes Selbstvertrauen gespürt, das sich in den folgenden Wochen sogar noch verstärkte. Sie erlebe eine unbeschreibliche Hochphase, in der sie plötzlich Dinge tun könne, die sie sich früher nie zugetraut hätte.

Eine 30jährige Patientin klagt über Schmerzen und Verkrampfungen im Bereich des siebten Halswirbels. Nach Einreibung mit *Wild Rose* lösen sich die Schmerzen sofort auf, die Muskulatur entspannt sich. In der Folgezeit hat sie an dieser Stelle keinerlei Beschwerden mehr.

Eine 60jährige Patientin hat seit Monaten Schwierigkeiten mit der Atmung. Sie hat immer ein «kaltes» Gefühl in der Lunge, als ob sie kalte Luft einatmen würde. Sie kann deshalb schlecht durchatmen.

Eine einzige Einreibung des Halses mit *Vervain* genügt, um dieses Problem dauerhaft zu beseitigen. Bereits Sekunden nach der Einreibung kann sie wieder normal durchatmen.

Eine Bekannte erzählt mir am Telefon von einem Druckgefühl in der rechten Stirnhälfte und dem Eindruck, auf dem rechten Auge schlechter zu sehen. Es sei, als ob eine Augenklappe die Sicht behindern würde. Auf meinen Rat hin reibt sie die betroffene Stelle mit *Olive* ein. Der Druck in der Stirn löst sich sofort auf, die «Augenklappe» verschwindet, und die Sicht normalisiert sich.

Ein 59jähriger Patient hatte Schmerzen in beiden Pobacken. Er wurde von mir wegen diverser anderer Beschwerden bereits längere Zeit homöopathisch behandelt. Diese hatten sich auf die Einnahme einer homöopathischen Hochpotenz hin alle ziemlich konstant gebessert, lediglich der Schmerz im Gesäß blieb therapieresistent.

Dem Patienten wurde nun angeraten, täglich Umschläge mit *Sweet Chestnut* zu machen. Beim nächsten Termin, vier Wochen später, berichtete er, die Beschwerden seien verschwunden.

Er hatte bereits mehrmals in seinem Leben einen Zustand abgrundtiefer Verzweiflung erlebt. Obwohl diese Ereignisse z. T. sehr weit zurücklagen – das erste war im Alter von einem Jahr -, waren diese Emotionen noch im Körper gespeichert geblieben.

Eine 32jährige Patientin leidet seit einem Jahr unter einem seltsamen Kribbeln an einer genau zu lokalisierenden Stelle auf der linken Seite des Kopfes. Manchmal spürt sie dort auch ein Brennen oder ein Ziehen, das sich bis in die Halswirbelsäule erstreckt. Klinisch wurde sie bereits mit allem untersucht, was gut und teuer ist. Eine Ursache des lästigen Kribbelns konnte jedoch nicht gefunden werden. Selbst die Kernspintomographie brachte kein Ergebnis.

Gleichzeitig leidet sie unter starken Ängsten. Ständig hat sie das Gefühl, es würde ihr jemand im Nacken sitzen und sie zu irgendetwas drängen. Ganz besonders schlimm ist dies beim Autofahren.

Sie meint immer, es würde jemand mitfahren und «drücke» ihr immer wieder den Fuß auf das Gaspedal, den sie dann mit aller Kraft wegziehen müsse. In diesen Situationen fühlt sie sich ganz elend, und es wird ihr dabei richtig übel. Der Kreislauf sackt ab und sie glaubt, sie falle gleich um.

Häufig fühlt sie sich als ob sie betrunken wäre, und läuft dann an der Wand entlang wie eine Betrunkene, obwohl sie keinen Tropfen Alkohol zu sich genommen hat. Wenn sie die Straße überquert, gerät sie oft ohne jeden Grund in Panik. Sie hat ständig Angst, es könnte ihr irgendetwas passieren, oder sie würde plötzlich umfallen. Diese Angst hindert sie häufig sogar am Einkaufen. Dazu kommt oft noch die Angst, durchzudrehen.

Auf Einreibung der betroffenen Stelle mit *Vine* wird aus dem Kribbeln ein drückender Schmerz, der sich kurze Zeit später in den Nacken erstreckt. Nach Einreibung des Nackens mit *Water Violet* lässt der Druck und das Schweregefühl an dieser Stelle sofort nach, doch jetzt spürt sie den Schmerz in der linken Schulter. Von dort strahlt er in den Arm aus. Nach Einreibung der Schulter mit *Gorse* ist sie momentan völlig beschwerdefrei.

Als ich ihr die negativen Seelenkonzepte der verwendeten Blüten erkläre, ist sie verblüfft. Sie erkennt sich überall wieder. Besonders Gorse scheint zuzutreffen; sie hält sich für einen hoffnungslosen Fall.

Nach ca. einer halben Stunde beginnt das Kribbeln erneut. Ich gebe ihr zwei Tropfen *Aspen* auf die Zunge und reibe die Lendenwirbelsäule mit *Willow* ein. Das Kribbeln hört sofort wieder auf. Sie bekommt die Anweisung, Vine, Water Violet und Gorse täglich in die jeweiligen Zonen pur einzureiben. Die zur innerlichen Einnahme bestimmte Mischung enthält Aspen, Cherry Plum und Willow. Star of Bethlehem wird aufgrund eines seelischen Traumas in der Vergangenheit beigefügt. Die aus dem Gespräch ermittelten Dekompensationsblüten Pine, Beech und Mustard kommen noch dazu.

Nach drei Monaten sehe ich die Patientin wieder. Sie fühlt sich insgesamt wesentlich besser. Das Kribbeln ist so gut wie weg, nur noch ganz selten taucht es wieder auf, verschwindet aber auf die Einreibung sofort wieder. Auch das Gefühl, es würde jemand hinter ihr stehen, ist vollständig verschwunden. Sie fährt, wie sie sagt, sogar wieder «alleine» im Auto.

Eine 26jährige Patientin ist ständig müde. Nach Einreibung von *Wild Rose* in die entsprechende Zone am rechten Arm hat sie sofort das Gefühl, wacher zu werden.

Eine therapieresistente bleierne Müdigkeit ist relativ häufig auf einen manchmal sogar weit zurückliegenden Resignationszustand zurückzuführen und verschwindet nach Behandlung dieser Zone meist sehr schnell. Wir konnten oft beobachten, dass eine Einreibung dieser Stelle wie eine Tasse Kaffee wirkte: Das Gefühl, im Kopf klarer zu sein, trat meist unmittelbar nach dem Aufbringen der Tropfen auf die Haut auf. Allerdings sollte besonders bei dieser Zone unser Warnhinweis, die Blütenmittel nicht pur aus der Stockbottle direkt einzureiben, unbedingt beachtet werden.*

Eine 58jährige Patientin leidet unter starken Verspannungen im Schulter-Nackenbereich. Sie kann den Kopf ungehindert nur nach links drehen. Beim Versuch, den Kopf in die andere Richtung zu bewegen, verhindert eine Verkrampfung der Nackenmuskulatur eine Drehung über einen bestimmten Punkt hinaus.

Nach Einreibung der Zone um den siebten Halswirbel mit *Wild Rose* lässt die Spannung sofort nach, und der Kopf ist augenblicklich wieder frei beweglich.

Patientin, 29, hat sich beide Hände mit kochend heißer Suppe massiv verbrannt. Sie wird sofort mit einer *Star of Bethlehem*-Salbe** behandelt, zusätzlich bekommt sie Star of Bethlehem innerlich in Form einer Wasserauflösung. Die Patientin ist innerhalb von Stunden völlig beschwerdefrei, und es sind keine Folgen von einer Verbrennung mehr zu sehen.

Patientin, 38, knickt beim Eislaufen um und zerrt sich die Bänder am Fuß. Am nächsten Tag hat sie noch immer solche Schmerzen, dass sie nicht mehr gehen kann. Mit der lokalen Anwendung einer *Elm*-Salbe*** sind die Beschwerden innerhalb kürzester Zeit verschwunden.

---

* Vgl. S. 57, «Mögliche Reaktionen auf den Behandler»

** Bei Verletzungen werden die Bach-Blüten aufgrund ihrer Indikationen eingesetzt, der Ort der Verletzung spielt hierbei keine Rolle. Vgl. S. 59, «Von der Topographie abweichende Indikationen»

*** Vgl. S. 60

Kapitel VI
Ausblick auf weitere Möglichkeiten

Außer den in den beiden bisher vorliegenden Bänden der *Neuen Therapien mit Bach-Blüten* beschriebenen Anwendungsmöglichkeiten gibt es noch weitere Behandlungsformen, die auf der Bach-Blütentherapie beruhen. Sie bauen im Wesentlichen auf dem Konzept der Schienen auf, die bei den dieser erweiterten Form der Anwendung zugrundeliegenden diagnostischen Überlegungen als Ganzes gesehen werden. Die Beziehungen der Schienen zueinander liefern wertvolle diagnostische Hinweise, bieten aber auch neue Möglichkeiten der Anwendung. Die Wirkung der Blüten – besonders auf den Körper – lässt sich hierdurch intensivieren, was vor allem bei bisher therapieresistenten Fällen von Bedeutung ist.

Ferner fand ich im Laufe meiner praktischen Arbeit Punkte am Körper, die bei einer Überprüfung auf Druckempfindlichkeit diagnostische Rückschlüsse auf die Schienen ermöglichen. Die Intensität des wahrgenommenen Druckschmerzes zeigt das Ausmaß der Störung in der jeweiligen Schiene. Auf diese Weise lässt sich relativ einfach testen, welche Schiene die «aktivste» darstellt und somit das Hauptproblem verkörpert. Eine qualitative Wertung der aus dem Gespräch gefundenen Schienen wird ebenso möglich wie eine objektive Überprüfung der Diagnose.

Diese Punkte sind Teil eines ganzes Systems von Punkten, die in direktem Bezug zu den Bach-Blüten stehen. Sie bieten dem Therapeuten die Möglichkeit die Arbeit mit den Blüten am Körper fortzusetzen, wenn die zu behandelnde Erkrankung bereits zu weit ins Organisch Grobstoffliche vorgedrungen ist und die Wirkung der Blüten nicht ausreicht, um die Beschwerden zu beseitigen. Statt in diesen Fällen andere Therapiemethoden einzusetzen, ist es mit Hilfe dieser Punkte möglich, die Bach-Blütendiagnose direkt in Körpertherapie umzusetzen und die den entsprechenden Blüten zugeordneten Punkte zu behandeln. Diese werden mit einem Akupressurstift massiert. Anschließend werden spezielle Linien, die ebenfalls den Schienen zugeordnet sich, mit farbigem Licht bestrichen.

Die Behandlung der «Blütenpunkte» führt in vielen Fällen zu einer sofortigen Schmerzbefreiung in den den jeweiligen Blüten zugeordneten Hautzonen. Manchmal treten auch unmittelbar nach der Behandlung körperliche Reaktionen an anderen Hautzonen derselben Blüte auf. Auch eine kurzzeitige Verstärkung der Gemütssymptome der den behandelten Punkten entsprechenden Blüten konnten wir gelegentlich beobachten. Diese Reaktionen liefern in der Praxis täglich den Beweis für die Richtigkeit sowohl der Schienen als auch der Hautzonen.

Daneben befinden sich noch weitere Möglichkeiten mit den Bach-Blüten und den daraus abgeleiteten neuen Diagnose- und Therapiemethoden in Erprobung.* Sinn dieser Forschung ist die Erarbeitung eines ganzheitlichen Therapiekonzeptes, bei dem die Bach-Blütentherapie bei körperlichen Erkrankungen die therapeutische Mitte bildet und nicht nur eine Begleittherapie zur seelischen Harmonisierung darstellt.

Ausgehend von der Störung im Gemütsbereich werden weitere therapeutische Maßnahmen, die mit den benötigten Blüten korrespondieren eingesetzt, um die Behandlung auf energetische oder auch grobstofflichere Bereiche auszudehnen.

Das Wesentliche an diesen neuen Methoden ist, dass sie – entsprechend dem Heilungsideal Edward Bachs – sehr sehr einfach sind.

---

* Seit der Erstveröffentlichung dieses Bandes sind mittlerweile mehr als 30 Jahre vergangen. Es haben sich in der Zwischenzeit viele neue Möglichkeiten ergeben, und die Erforschung der «Neuen Therapien mit Bach-Blüten» wurde mit der Veröffentlichung von drei weiteren Büchern abgeschlossen. Im dritten Band geht es um die Beziehung der Bach-Blütenschienen zu den Meridianen der chinesischen Akupunktur und den sich daraus ergebenden Möglichkeiten. Therapieergänzungen zu den Bach-Blüten beschreibt der Band «Neue Therapien mit ätherischen Ölen und Edelsteinen». Erweiterte Möglichkeiten in Verbindung mit den Chakren finden sich in dem Buch «Neue Therapien mit Farben, Klängen und Metallen». Alle drei Bände sind ebenfalls erschienen beim Isotrop Verlag, Bad Camberg.

Kapitel VII
Topographischer Atlas der Hautzonen

Hinweise zum Auffinden von Zonen am Rücken

Das Aufsuchen von Zonen am Rücken lässt sich vereinfachen, wenn man die tastbaren Dornfortsatzspitzen auf der Mittellinie mit einem Stift – am besten eignen sich dazu die in der Kosmetik verwendeten Augenbrauenstifte – markiert. Um die Lage der einzelnen Wirbel genau zu lokalisieren, geht man am besten von auffälligen Markierungspunkten aus und zählt von dort nach oben bzw. unten. Für den oberen Rücken ist dies der 7. Halswirbel, für den unteren der 4. Lendenwirbel.

7. Halswirbel:
Bei weit nach vorn gebeugtem Kopf zeichnet sich dieser in Schulterhöhe als am Weitesten hervorstehender Wirbel ab. Darunter folgen die zwölf Brustwirbel und die fünf Lendenwirbel.

4. Lendenwirbel:
Der 4. Lendenwirbel liegt in Höhe der Oberkante des Darmbeinkamms. Er lässt sich am leichtesten finden, wenn man beidseitig die Hände in die Seite auf das obere Ende der Hüfte legt und eine waagerechte Verbindungslinie zieht.

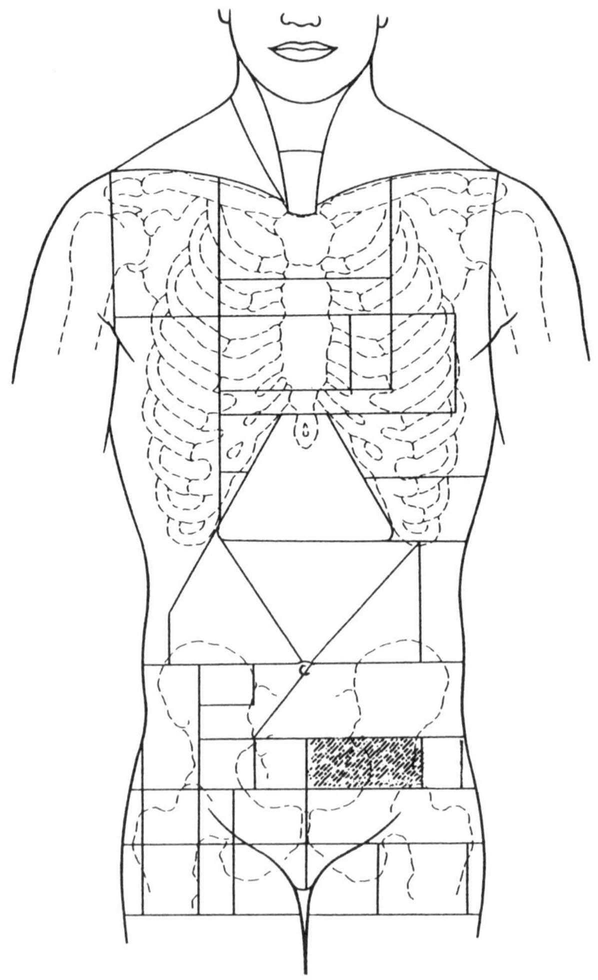

Die Zone liegt auf der **linken Seite**. Sie beginnt in Höhe der Mitte der Strecke oberer Schambeinrand/Nabel und endet in Höhe der Schamhaargrenze. Die innere Grenze bildet die Mittellinie des Körpers, die äußere eine Parallele zu dieser im Abstand von 6 Fingerbreiten.

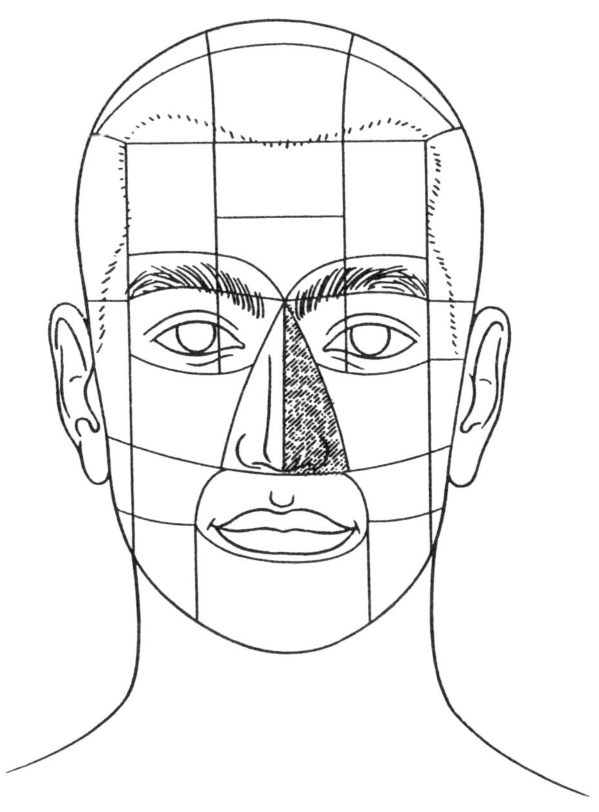

Die Zone umfaßt die **linke** Hälfte der Nase. Sie erstreckt sich von der Mitte der beiden Augenbrauen um die Nase herum bis zur Horizontalen in Höhe des unteren Nasenendes.

Agrimony

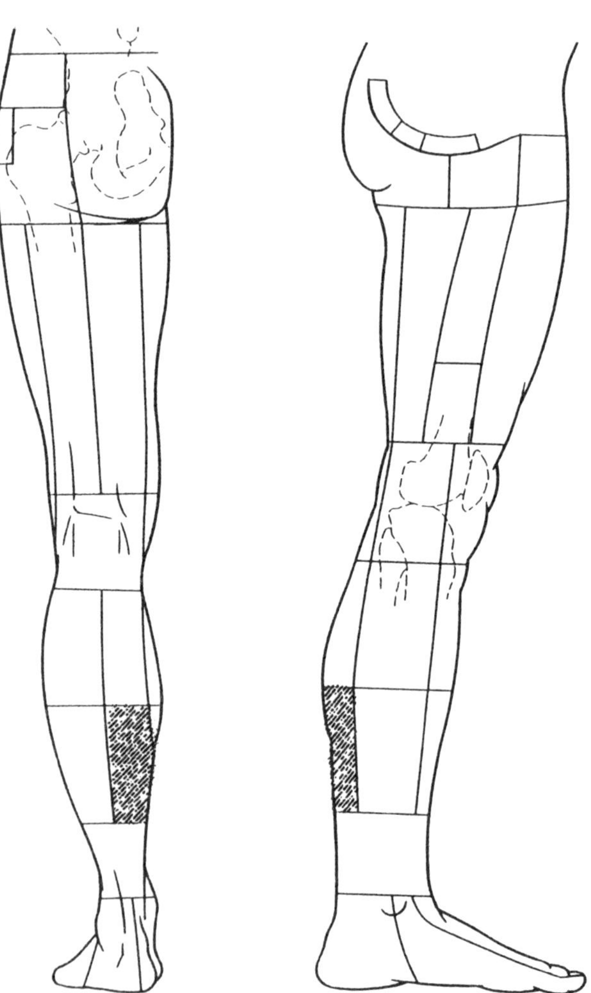

Die Zone liegt auf dem **linken Unterschenkel.** Sie beginnt auf einer Horizontalen 4 Fingerbreit oberhalb des Oberrandes des linken inneren Knöchels und endet auf einer Horizontalen 6 Fingerbreit darüber. Der hintere Rand liegt in der Mitte der Wade auf einer gedachten Linie von der Achillessehne zur Mitte der Kniekehle. Die vordere Begrenzung bildet eine Parallele zu dieser Linie im Abstand von 3 Fingerbreiten.

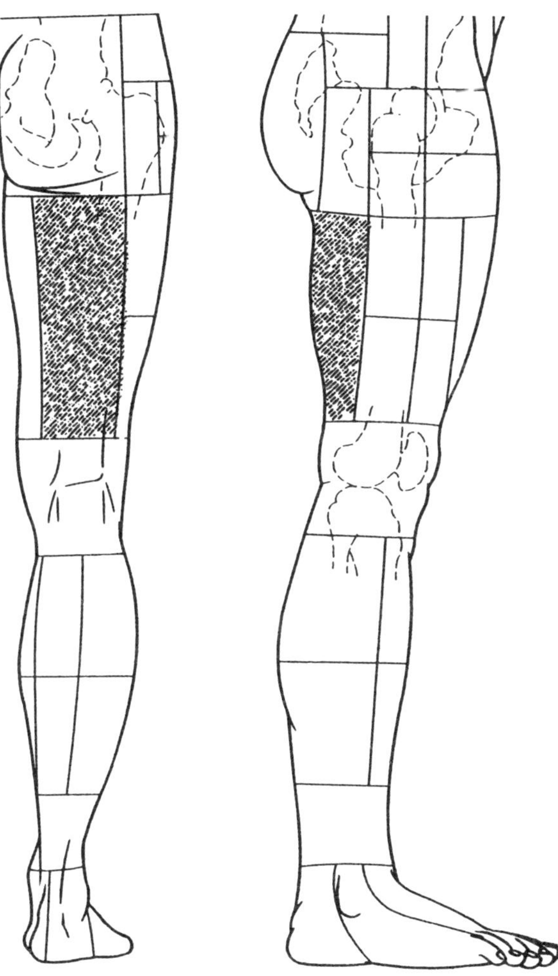

Die Zone liegt auf der Rückseite des **rechten Oberschenkels.** Sie beginnt auf einer Horizontalen 1 Fingerbreit unterhalb der Quer-Gesäßfalte und endet wiederum auf einer Horizontalen 1 Fingerbreit oberhalb der Kniescheibe. Die seitlichen Grenzen liegen am unteren Ende der Zone je 2½ Fingerbreit seitlich der Kniemitte. An der Obergrenze der Zone liegt der äußere Rand in der vertikalen Verlängerung der hinteren Achselfalte nach unten, der innere Rand am hinteren Innenschenkel.

Aspen

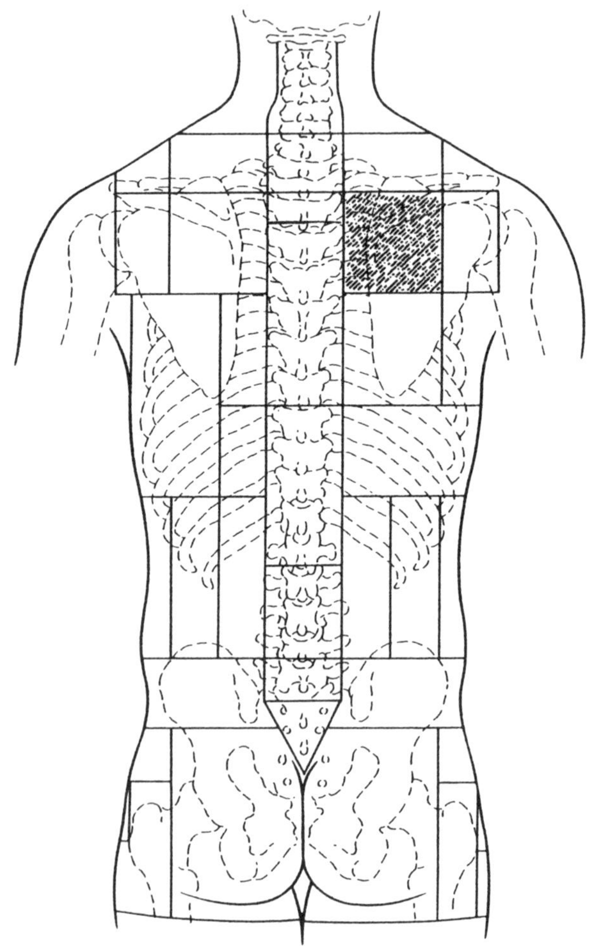

Die Zone beginnt auf dem **Rücken** in Höhe des 2. Brustwirbels und endet in Höhe des 5. Die innere Begrenzung liegt 2 Fingerbreit rechts neben der Mittellinie. Ihre seitliche Ausdehnung beträgt 6 Fingerbreiten.

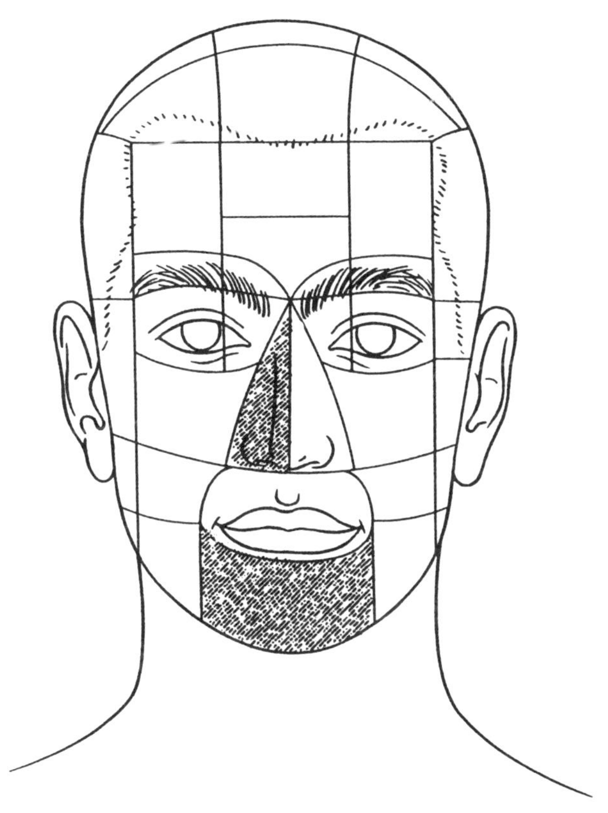

Die **obere** Zone umfaßt die **rechte** Hälfte der Nase. Sie erstreckt sich von der Mitte der beiden Augenbrauen um die Nase herum bis zur Horizontalen in Höhe des unteren Nasenendes.

Die **untere** Zone erstreckt sich von der Unterkante der Unterlippe bis zum Rand des Kinns. Beide äußeren Begrenzungen verlaufen vom Mundwinkel senkrecht nach unten bis zum Kinnrand.

Aspen

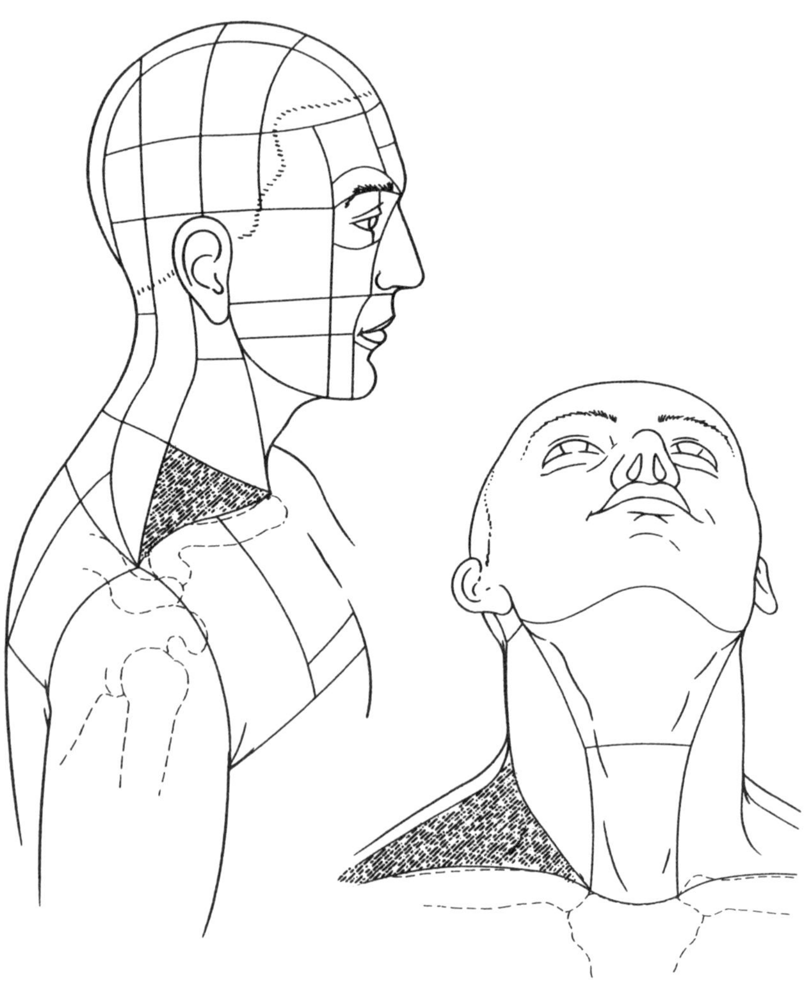

Die Zone erstreckt sich vom Vorderrand des Trapezmuskels auf der **rechten Seite** bis zum Oberrand des Schlüsselbeins. Die äußere Grenze liegt im Schnittpunkt der gedachten Verlängerung der vorderen und hinteren Achselfalte nach oben auf der Schulterhöhe in einer tastbaren – meist schmerzhaften – Vertiefung. Die innere Grenze befindet sich am Halsansatz.

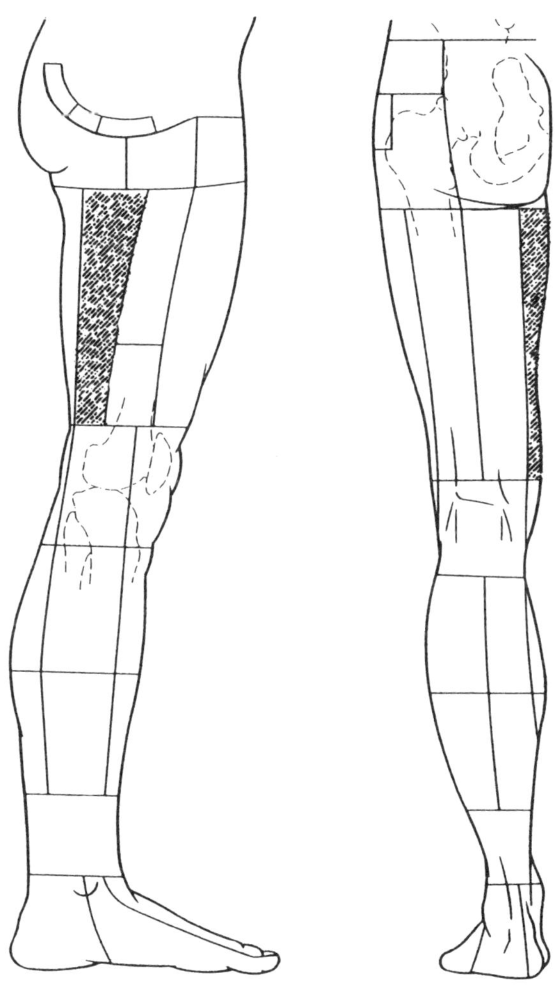

Die Zone liegt auf dem **linken Innenschenkel**. Sie beginnt auf einer Horizontalen 1 Fingerbreit unterhalb der Quer-Gesäßfalte und endet wiederum auf einer Horizontalen 1 Fingerbreit oberhalb der Kniescheibe. Der vordere Rand liegt oben 1 Fingerbreit links der Mittellinie des Körpers. Unten liegt der Rand 4 Fingerbreit seitlich der Kniescheibe. Der hintere Rand beginnt auf der Rückseite des Knies 2½ Fingerbreit rechts der Mittellinie und erstreckt sich von dort leicht schräg nach oben.

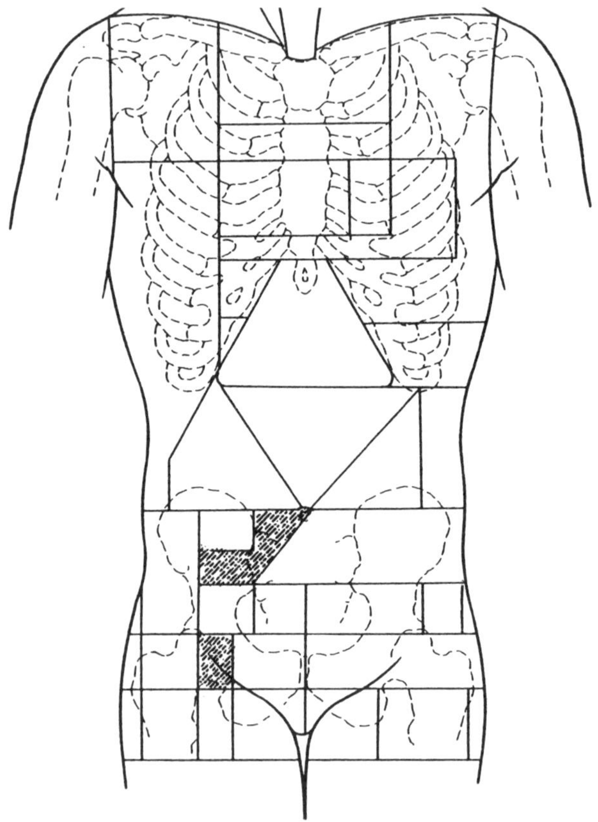

Beide Zonen liegen auf der **rechten** Seite des **Bauches.** Die **obere**Zone beginnt in Höhe des Nabels und erstreckt sich von dort bis zu einer Horizontalen durch die Mitte der Strecke oberer Schambeinrand/Nabel. Der innere Rand beginnt an einem Punkt auf dieser Linie, 3 Fingerbreit seitlich der Mitte, und erstreckt sich von dort schräg zum Nabel. Der äußere Rand wird gebildet durch eine gedachte Senkrechte durch die Brustwarze. (In der äußeren oberen Ecke wird diese Zone unterbrochen durch die Olive-Zone. Letztere ist 3 Finger breit und 2 Finger hoch.)

Die **untere** Zone beginnt auf einer Horizontalen 1 Fingerbreit oberhalb des oberen Schambeinrandes und endet in Höhe des unteren Schambeinrandes. Den inneren Rand bildet eine Senkrechte im Abstand von 4 Fingerbreiten rechts der Mittellinie. Der Außenrand befindet sich 2 Fingerbreit seitlich dieser Linie.

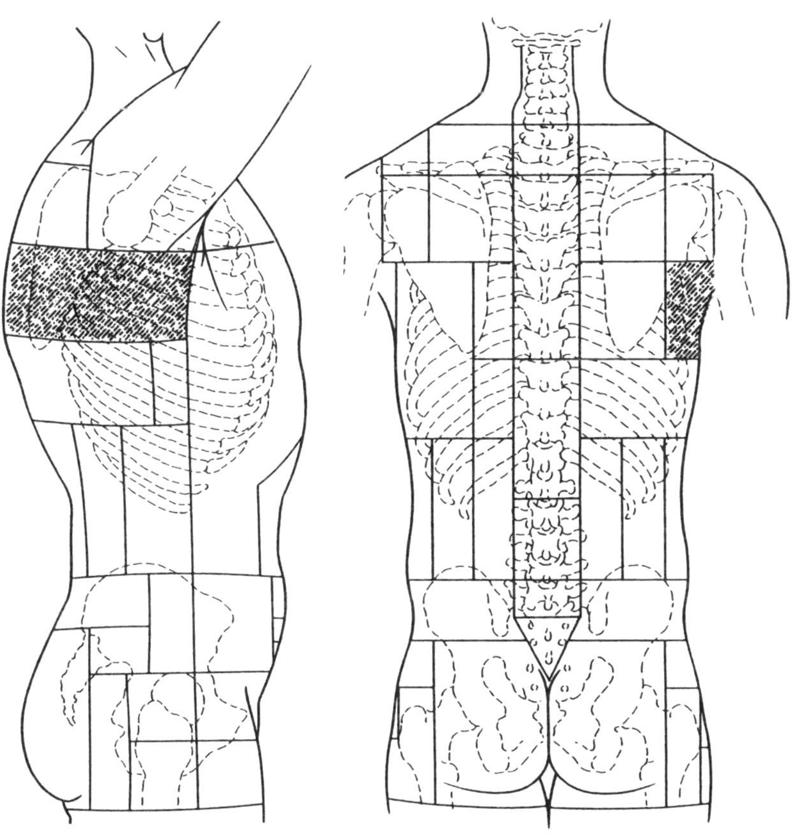

Die Zone beginnt auf dem **Rücken** in Höhe des 5. Brustwirbels und endet in Höhe des 8. Die innere Begrenzung liegt im Abstand von 8 Fingerbreiten rechts der Mittellinie. Die äußere Grenze bildet die gedachte vertikale Verlängerung der vorderen Achselfalte.

Beech

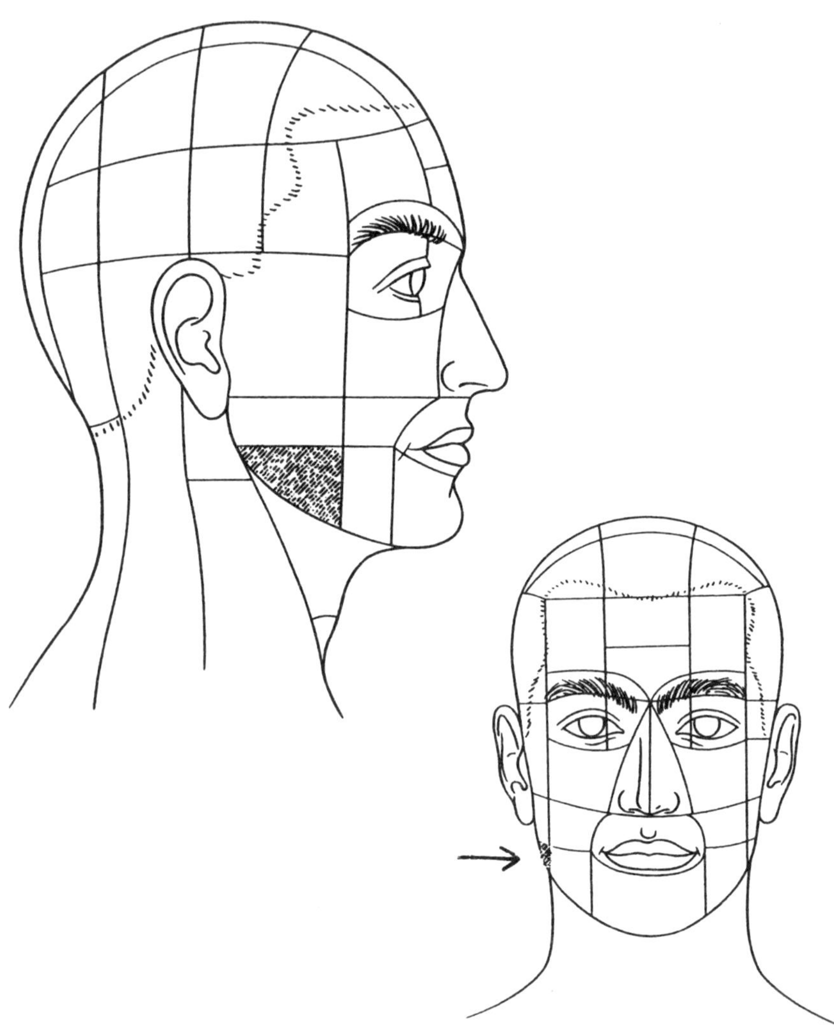

Die Zone beginnt auf der gedachten horizontalen Verlängerung des **rechten** Mundwinkels und endet am Unterrand des Backenknochens. Die vordere Begrenzung bildet eine Senkrechte durch den äußeren Rand der Augenbraue, die hintere wiederum der Backenknochen.

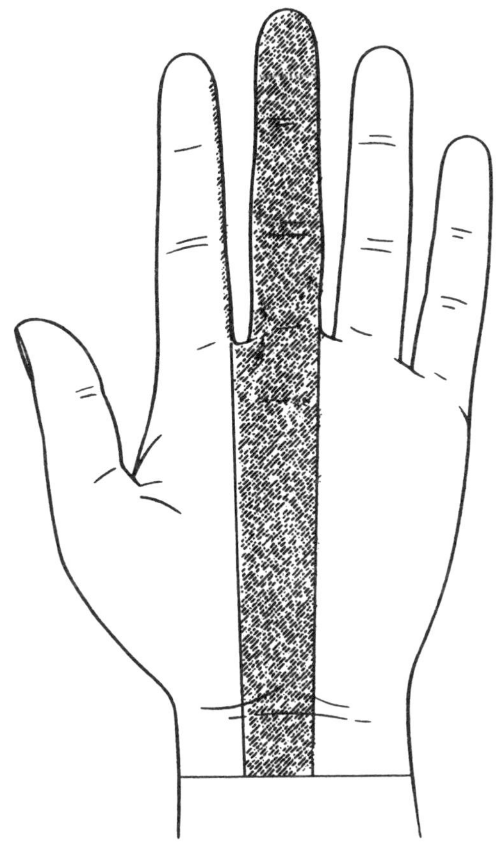

Die Zone liegt auf der **Innenseite der linken Hand.** Sie erstreckt sich von einer Horizontalen 1 Fingerbreit hinter der Handgelenkfalte zu Zeige- und Mittelfingerspitzen. Die linke Grenze beginnt 1 Fingerbreit innerhalb der linken Außenkante des Handgelenks und verläuft von dort zum rechten Rand des Zeigefingers. Die rechte Grenze beginnt in der Mitte des Handgelenks und verläuft von dort zum rechten Rand des Mittelfingers. (Die Grenze zwischen den Zonen auf der Handfläche und auf dem Handrücken verläuft in der Mitte der Innenseiten der Finger.)

Beech

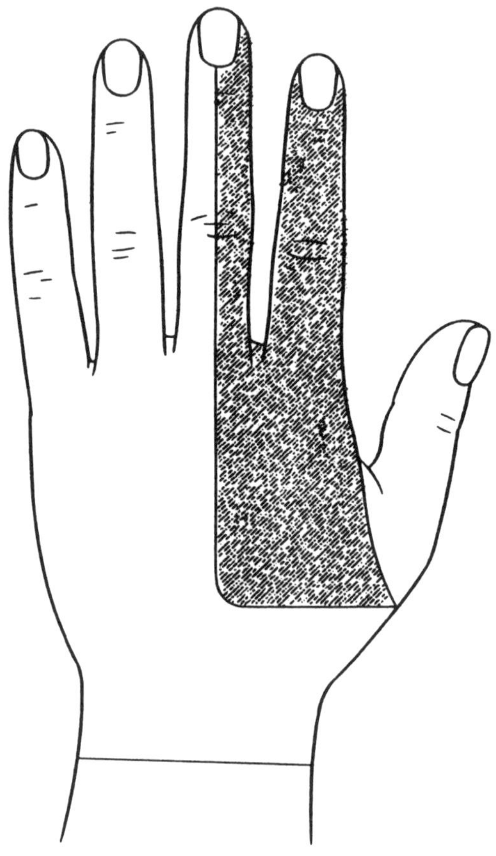

Die Zone liegt auf dem **linken Handrücken** und erstreckt sich von einer Horizontalen 2 Fingerbreit vor der Handgelenkfalte zu Zeige- und Mittelfingerspitzen. Sie verläuft vom inneren Nagelfalzwinkel des Zeigefingers an dessen innerem Rand entlang in Richtung Daumengrundgelenk. Die linke Grenze liegt auf einer Senkrechten durch die Mitte des Mittelfingers. (Die Grenze zwischen den Zonen auf der Handfläche und auf dem Handrücken verläuft auf den Innenseiten der Finger.)

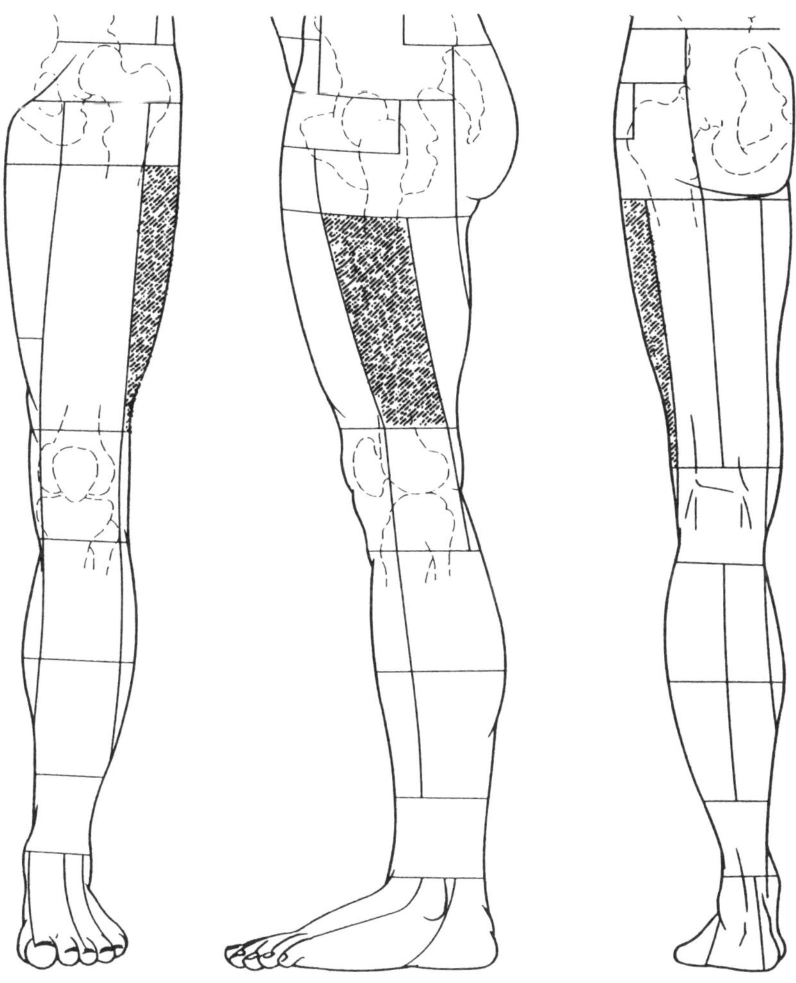

Die Zone liegt auf der **Außenseite des linken Oberschenkels.** Sie beginnt in Höhe einer Horizontalen 1 Fingerbreit unterhalb der Quer-Gesäßfalte. Den linken und rechten Rand bilden an dieser Stelle die vertikalen Verlängerungen der vorderen und hinteren Achselfalte nach unten. Der untere Rand liegt auf einer Horizontalen 1 Fingerbreit oberhalb der Kniescheibe. Hier liegt der rechte Rand 2 Fingerbreit seitlich der Kniescheibe, der linke 4 Fingerbreit dahinter.

Beech

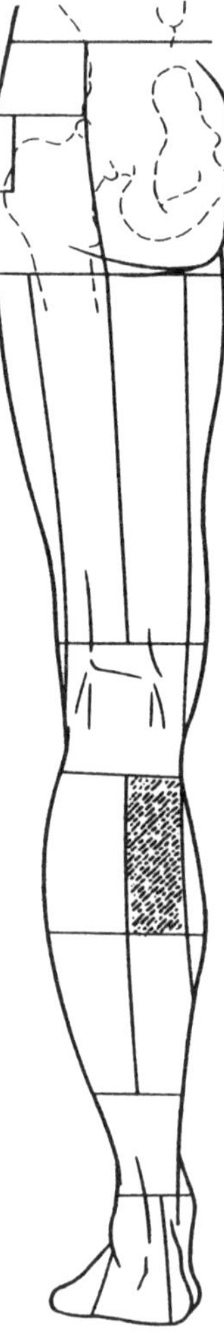

Die Zone liegt auf der **Rückseite des linken Unterschenkels.** Sie beginnt auf einer Horizontalen 3½ Fingerbreit unterhalb der linken Kniescheibe und endet wiederum auf einer Horizontalen 6 Fingerbreit darunter. Der äußere Rand liegt in der Mitte der Wade auf einer gedachten Linie von der Achillessehne zur Mitte der Kniekehle. Die innere Begrenzung bildet eine Parallele zu dieser Linie im Abstand von 3 Fingerbreiten.

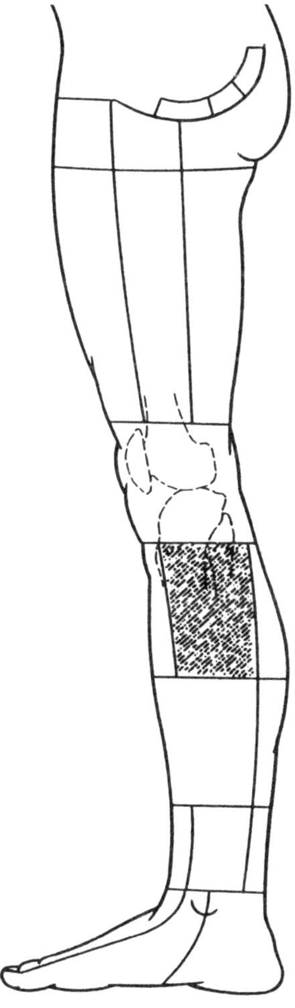

Die Zone liegt auf der **Innenseite des rechten Unterschenkels.** Sie beginnt auf einer Horizontalen 3½ Fingerbreit unterhalb der rechten Kniescheibe und endet wiederum auf einer Horizontalen 6 Fingerbreit darunter. Der vordere Rand liegt auf der senkrechten Verlängerung des inneren Kniescheibenrandes nach unten, der hintere Rand auf einer Parallelen zu dieser Linie im Abstand von 5 Fingerbreiten.

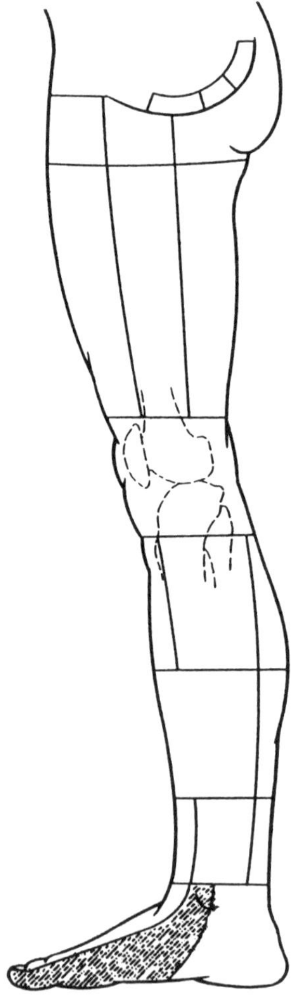

Die Zone erstreckt sich am **rechten Fuß** vom Oberrand des inneren Knöchels zum Unterrand des Fußes. Die hintere Grenze bildet eine Linie, die von oben über den Knöchel leicht schräg nach vorne verläuft. Die vordere Grenze verläuft vom vorderen Knöchelrand zum äußeren Nagelfalzwinkel der großen Zehe.

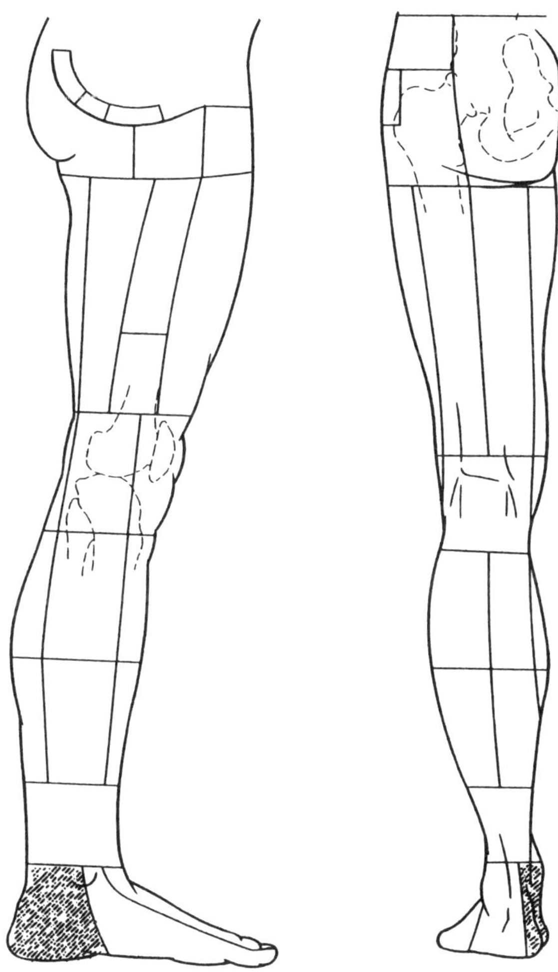

Die Zone beginnt auf dem **linken Fuß** am Oberrand des inneren Knöchels und endet am Unterrand des Fußes. Die hintere Begrenzung bildet die Achillessehne, die vordere verläuft von oben über den Knöchel leicht schräg nach vorne.

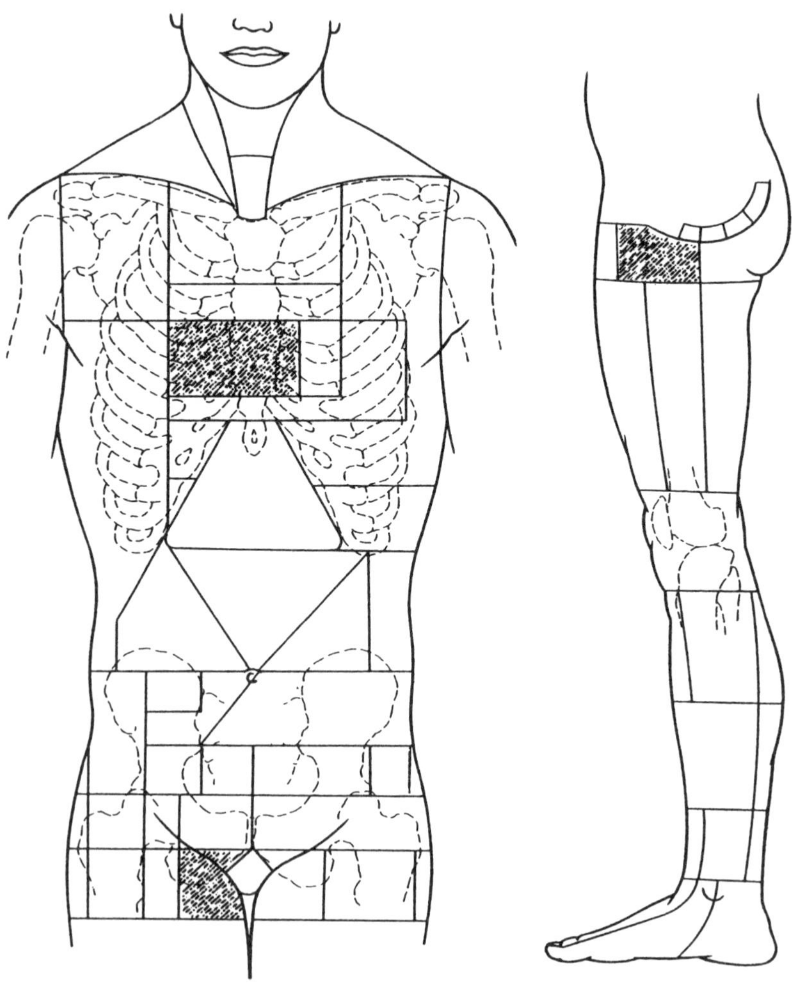

Die **obere Zone** beginnt im 3. Zwischenrippenraum und endet im 6. Der linke Rand liegt 2 Fingerbreiten seitlich der Körpermittellinie, der rechte 4 Fingerbreiten.

Die **untere Zone** beginnt am Unterrand des Schambeins und endet 1 Fingerbreit unterhalb der gedachten Verlängerung der Quer-Gesäßfalte nach vorne. Sie verläuft um das Genital. Die innere Begrenzung bildet die Körpermittellinie, die äußere eine Parallele zu dieser im Abstand von 4 Fingerbreiten.

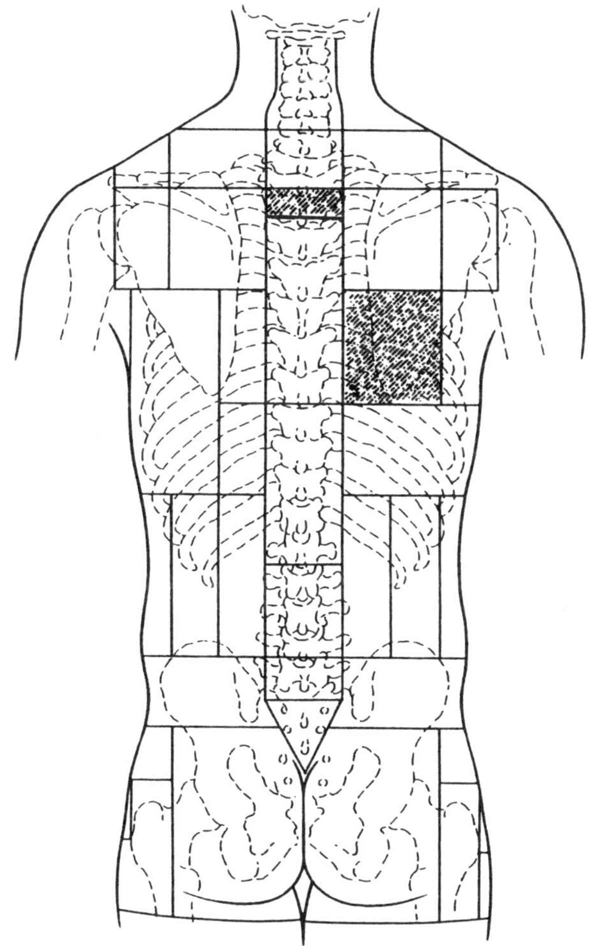

Die **obere Zone** auf dem **Rücken** beginnt in Höhe des 2. Brustwirbels und endet in Höhe des 3. Die seitliche Begrenzung liegt jeweils 2 Fingerbreiten links und rechts der Mittellinie des Körpers.

Die **untere Zone** liegt auf der **rechten** Rückenseite. Sie beginnt in Höhe des 5. Brustwirbels und endet in Höhe des 8. Die innere Begrenzung liegt 2 Fingerbreit rechts neben der Mittellinie. Ihre seitliche Ausdehnung beträgt 6 Fingerbreiten.

Centaury

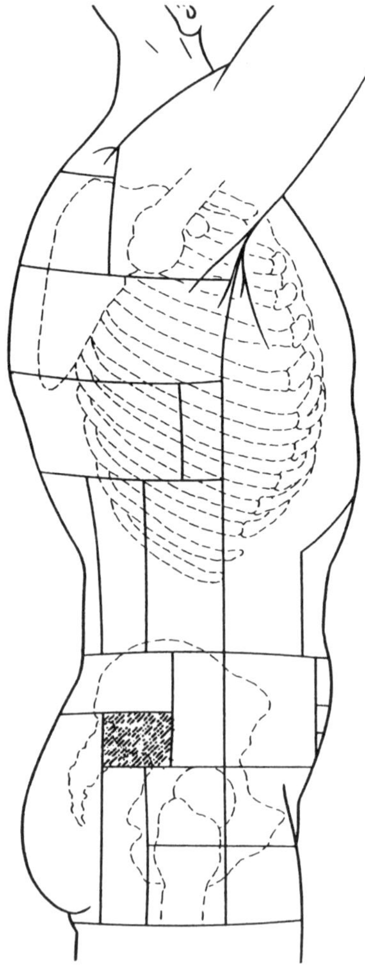

Die Zone liegt auf der **rechten Körperseite.** Sie beginnt oben in Höhe der Mitte der Strecke oberer Kreuzbeinrand/Ende der Analfalte (Akupunkturpunkt GG2) und endet unten auf der gedachten Verlängerung der Schamhaargrenze. Der vordere Rand liegt 3½ Fingerbreit links der vertikalen Verlängerung der vorderen Achselfalte. Die Breite der Zone beträgt 4½ Fingerbreiten.

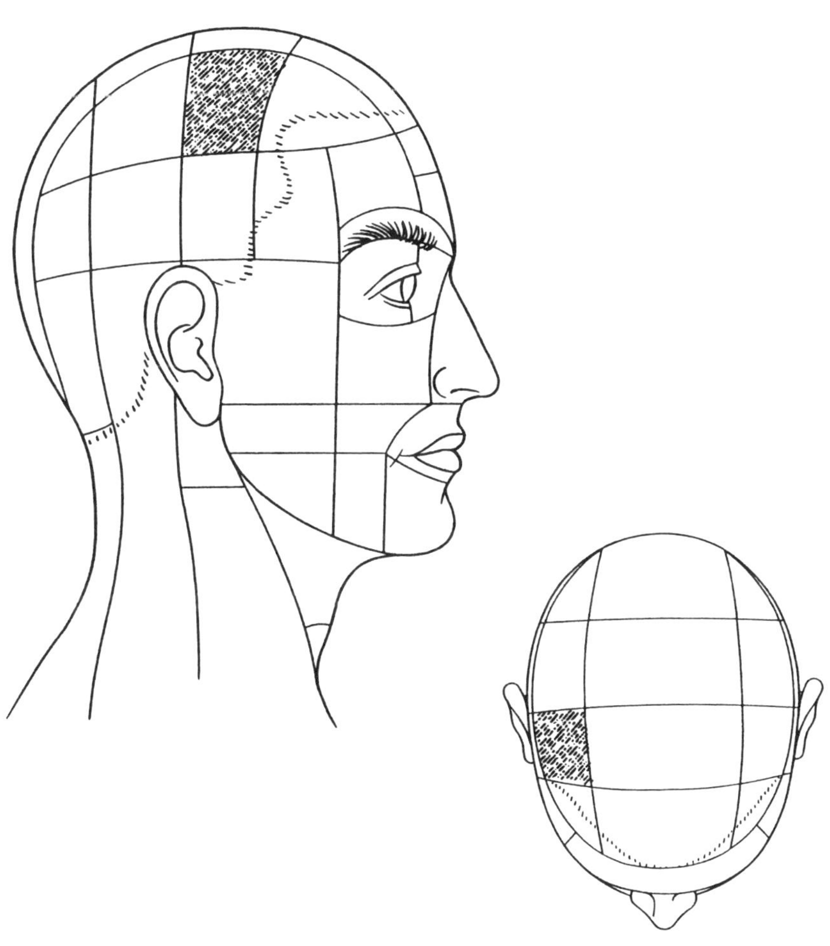

Die Zone beginnt 1½ Fingerbreit **rechts** seitlich der Mittellinie des Kopfes und endet 3 Fingerbreit oberhalb der rechten Ohrspitze. Die hintere Begrenzung bildet eine Vertikale durch die Ohrspitze. Die vordere Grenze liegt auf einer Parallelen zu dieser im Abstand von 3 Fingerbreiten.

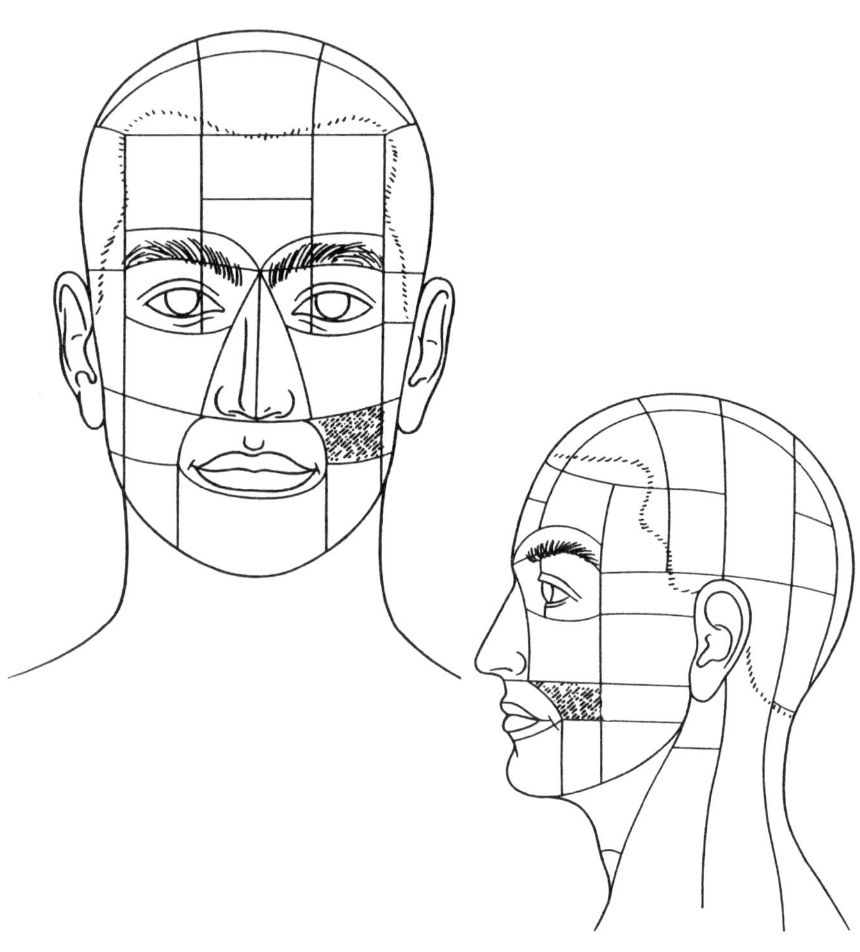

Die Zone liegt auf der **linken Gesichtshälfte.** Sie beginnt auf einer Horizontalen in Höhe des unteren Nasenendes und endet auf einer Waagerechten in Höhe des Mundwinkels. Die innere Begrenzung liegt auf einem Bogen vom Ansatzpunkt der Nase zum linken Mundwinkel. Die äußere Grenze bildet eine Senkrechte durch den äußeren Rand der linken Augenbraue.

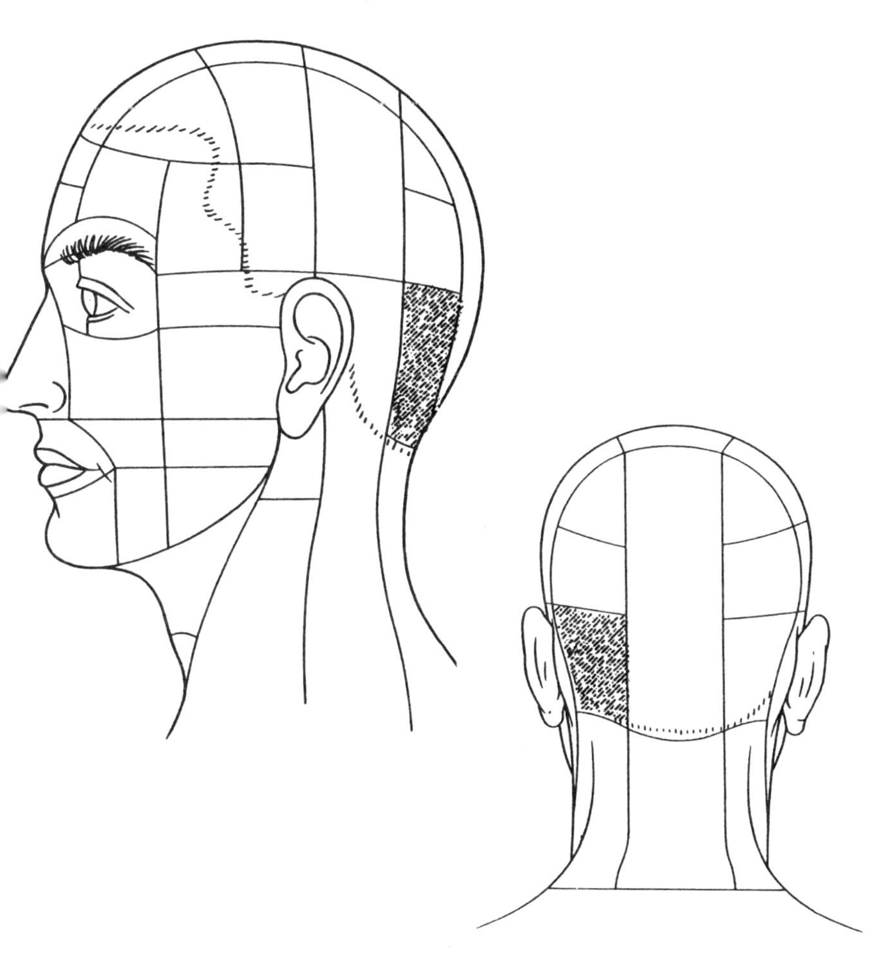

Die Zone beginnt auf der **linken Kopfseite** auf einer Horizontalen durch die Ohrspitze und endet am Unterrand des Schädelknochens. Die vordere Grenze liegt 2 Fingerbreit hinter dem linken Ohransatz, die hintere 3 Fingerbreit dahinter.

Centaury

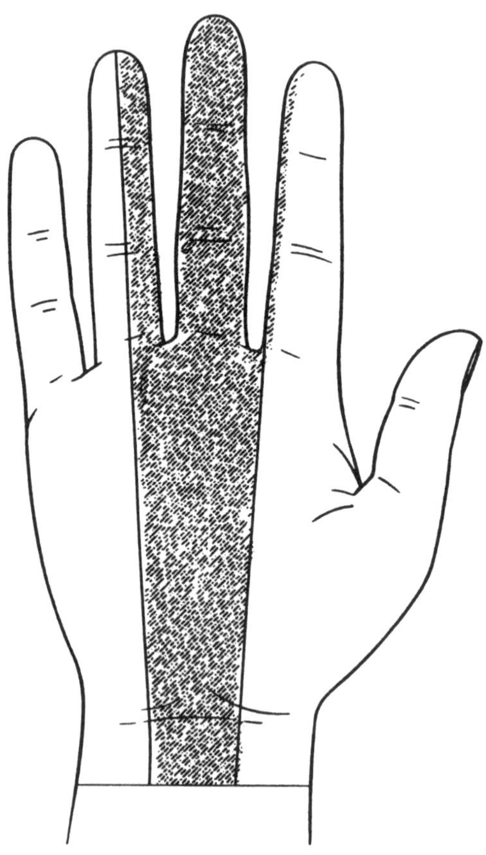

Die Zone liegt auf der **Innenseite der rechten Hand.** Sie erstreckt sich von einer Horizontalen 1 Fingerbreit hinter der Handgelenkfalte zu Zeige- und Mittelfingerspitzen. Die rechte Grenze beginnt 1 Fingerbreit innerhalb der rechten Außenkante des Handgelenks und verläuft von dort zum linken Rand des Zeigefingers. Die linke Grenze beginnt 1 Fingerbreit rechts der linken Außenkante des Handgelenks und verläuft von dort zur Mitte des Ringfingers. (Die Grenze zwischen den Zonen auf der Handfläche und auf dem Handrücken verläuft in der Mitte der Innenseiten der Finger.)

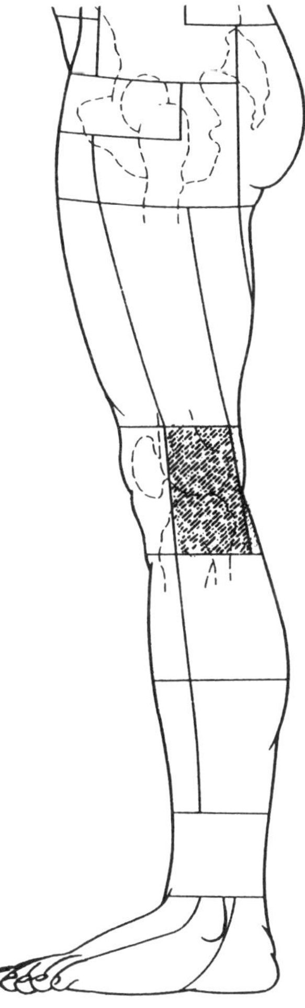

Die Zone liegt auf der **Außenseite des linken Knies.** Sie beginnt 2 Fingerbreit seitlich der linken Kniescheibe und erstreckt sich auf der Außenseite 4 Fingerbreit nach hinten. Ihre Obergrenze bildet eine Horizontale 1 Fingerbreit oberhalb der Kniescheibe, ihre Untergrenze eine Horizontale 3½ Fingerbreit unterhalb der Kniescheibe.

Centaury

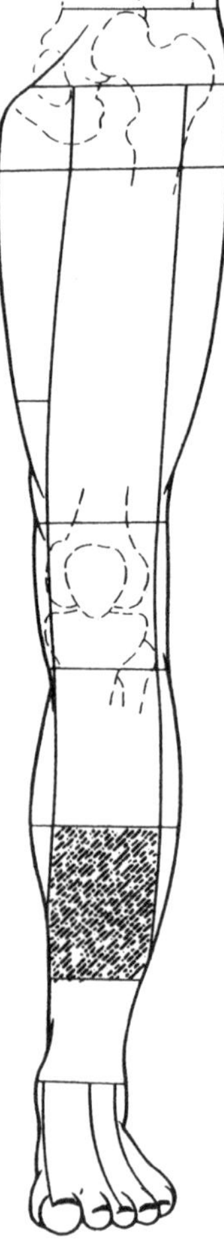

Die Zone beginnt auf einer Horizontalen 4 Fingerbreit oberhalb des Oberrandes des **linken** inneren Knöchels und endet auf einer Horizontalen 6 Fingerbreit darüber. Die innere Grenze liegt am Innenrand des Schienbeins, die äußere Grenze auf einer gedachten Linie, die 2 Fingerbreit seitlich der Kniescheibe beginnt und auf der äußeren Knöchelspitze endet.

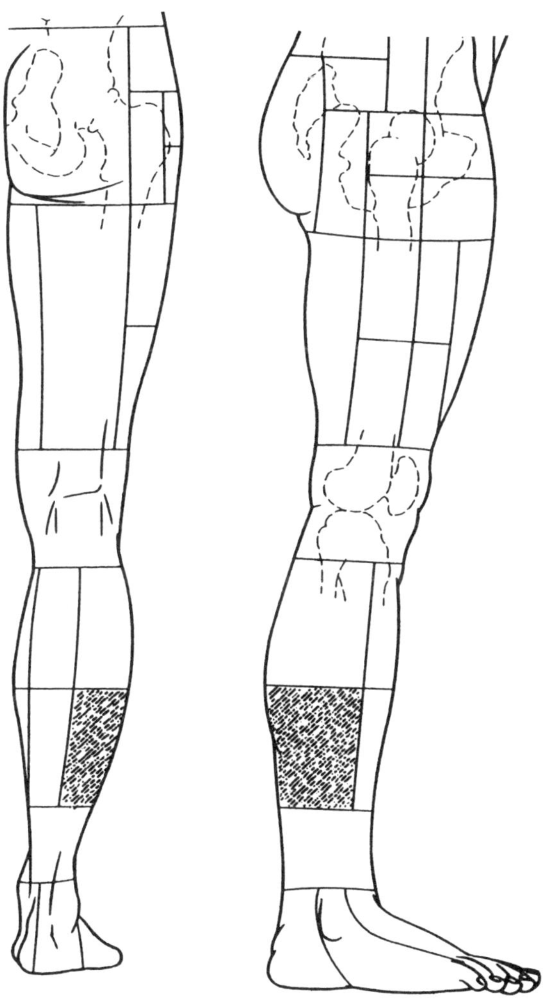

Die Zone beginnt am **rechten Fuß** auf einer Horizontalen 4 Fingerbreit oberhalb des Oberrandes des inneren Knöchels. Der hintere Rand liegt in der Mitte der Wade auf einer gedachten Linie von der Achillessehne zur Mitte der Kniekehle, der vordere auf einer Vertikalen 2 Fingerbreit seitlich der Kniescheibe.

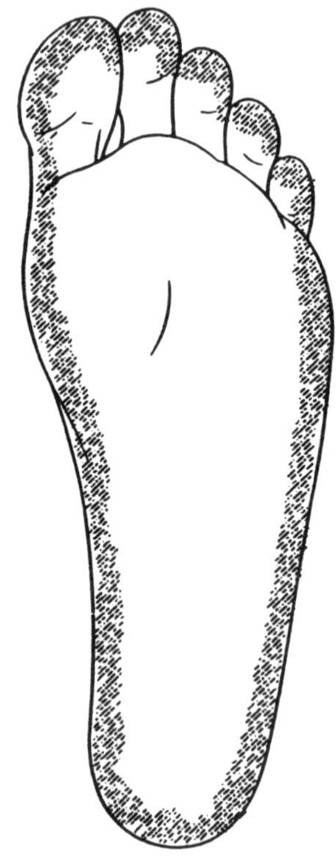

Die Zone umfaßt die gesamte **linke Fußsohle** einschließlich der Unterseiten der Zehen.

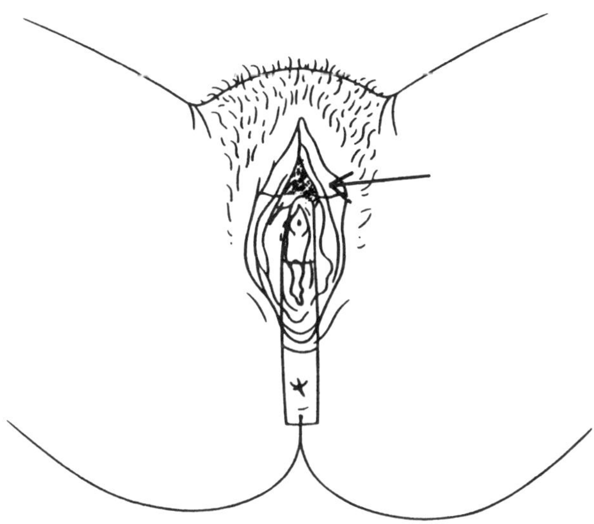

Diese Zone umfaßt die **Klitoris** und endet an deren Unterrand.

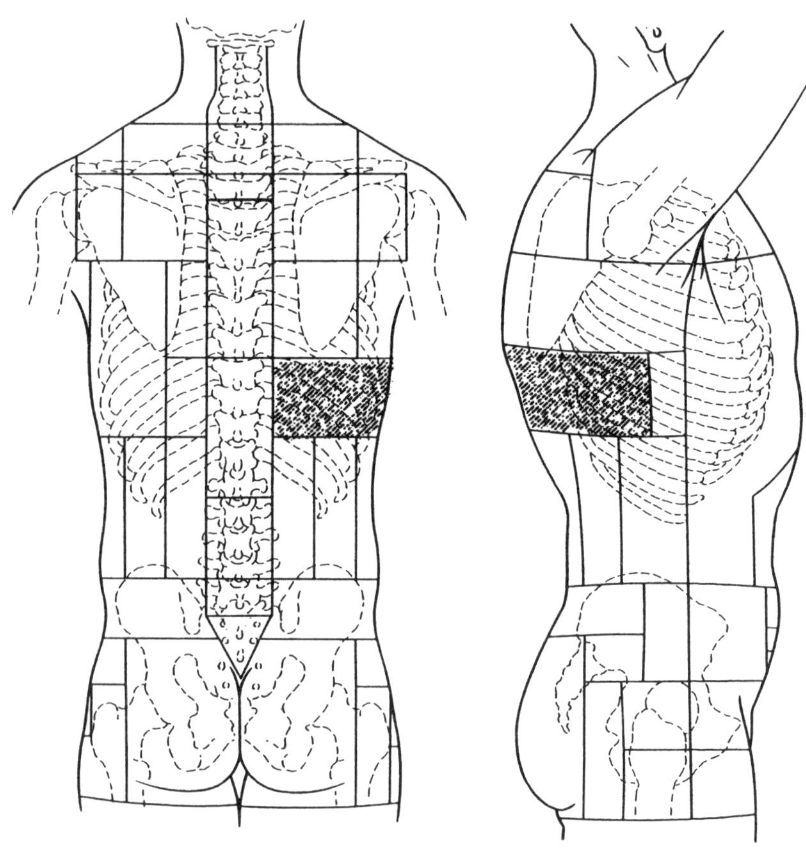

Die Zone beginnt in Höhe des 8. Brustwirbels und endet in Höhe des 11. Die innere Begrenzung liegt 2 Fingerbreit **rechts** neben der Mittellinie des **Rückens.** Das äußere Ende bildet eine Parallele zur gedachten vertikalen Verlängerung der vorderen Achselfalte im Abstand von 2½ Fingerbreiten.

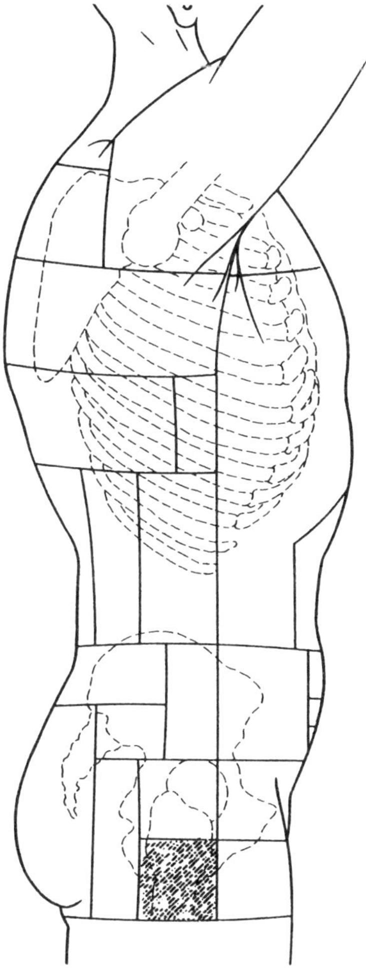

Die Zone beginnt **rechts** auf einer Horizontalen einen Fingerbreit unterhalb des Steißbeins und endet einen Fingerbreit unterhalb einer gedachten Verlängerung der Quer-Gesäßfalte. Die seitlichen Begrenzungen bilden die vertikalen Verlängerungen der vorderen und hinteren Achselfalte.

Cerato

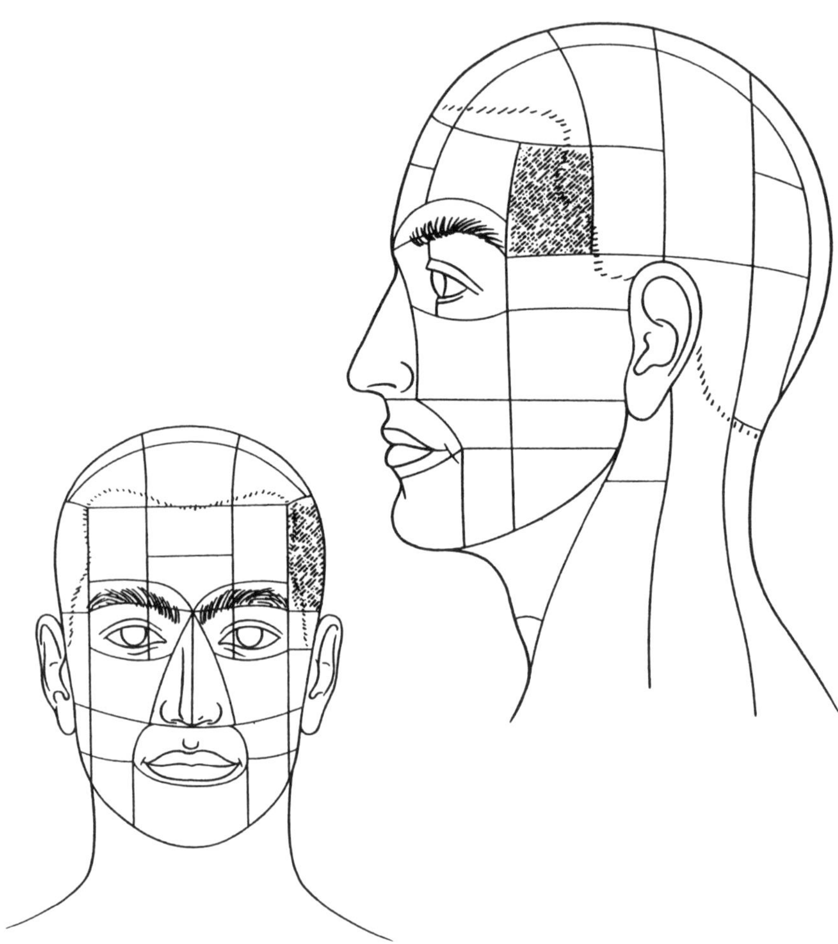

Die Zone liegt auf der **linken Kopfseite.** Sie beginnt in Höhe des Haaransatzes und endet auf einer Horizontalen durch den äußeren Rand der Augenbraue. Der innere Rand liegt auf einer Senkrechten durch den Augenbrauenrand, der äußere auf einer Parallelen zu dieser im Abstand von 2½ Fingerbreiten.

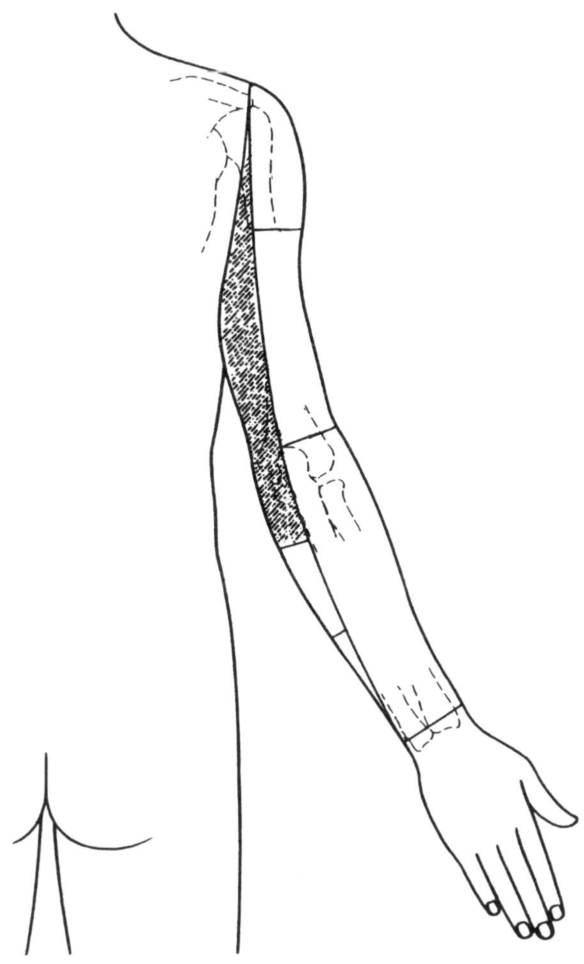

Die Zone erstreckt sich auf dem **rechten Arm** von der Mitte der rechten Achselfalte bis zu einer Horizontalen 2 Fingerbreit unterhalb der Ellbogenspitze. Die innere Grenze verläuft am inneren Rand des Musculus biceps und dessen Verlängerung nach unten. Der äußere Rand liegt auf einer Vertikalen 3 Fingerbreit rechts der Achselfalte bei angelegtem Arm. Im Bereich der Schulter bildet die Zone nach oben hin ein Dreieck. Die Spitze liegt eine Handbreit oberhalb der Achselfalte. Die linke Grenze wird gebildet durch die vertikale Verlängerung der Achselfalte nach oben. Die rechte Grenze verläuft auf der Verlängerung der oben beschriebenen Vertikalen auf dem Oberarm bis zur Spitze des Dreiecks.

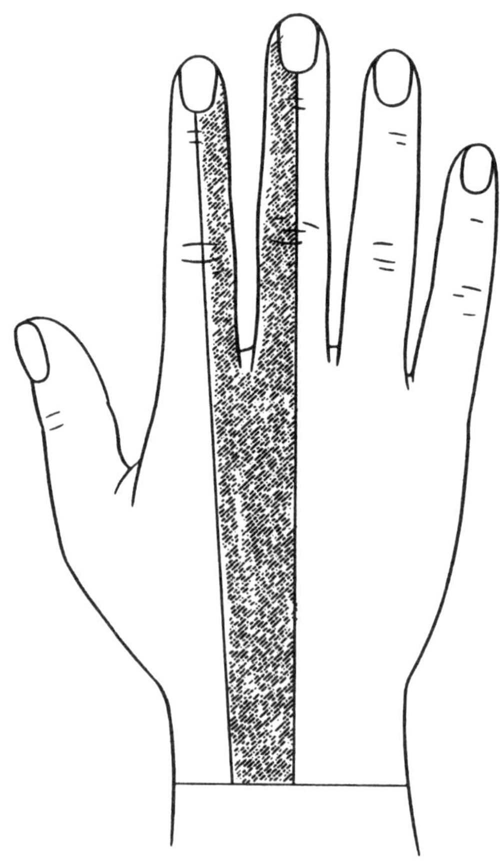

Die Zone liegt auf dem **rechten Handrücken.** Sie erstreckt sich von einer Horizontalen 1 Fingerbreit hinter der Handgelenkfalte zu Zeige- und Mittelfingerspitzen. Die rechte Grenze verläuft von der Mitte des Handgelenks zur Mitte des Mittelfingers. Die linke Grenze beginnt auf dem Handgelenk 1 Fingerbreit daneben und verläuft zur Mitte des Zeigefingers. (Die Grenze zwischen den Zonen auf der Handfläche und auf dem Handrücken verläuft auf den Innenseiten der Finger.)

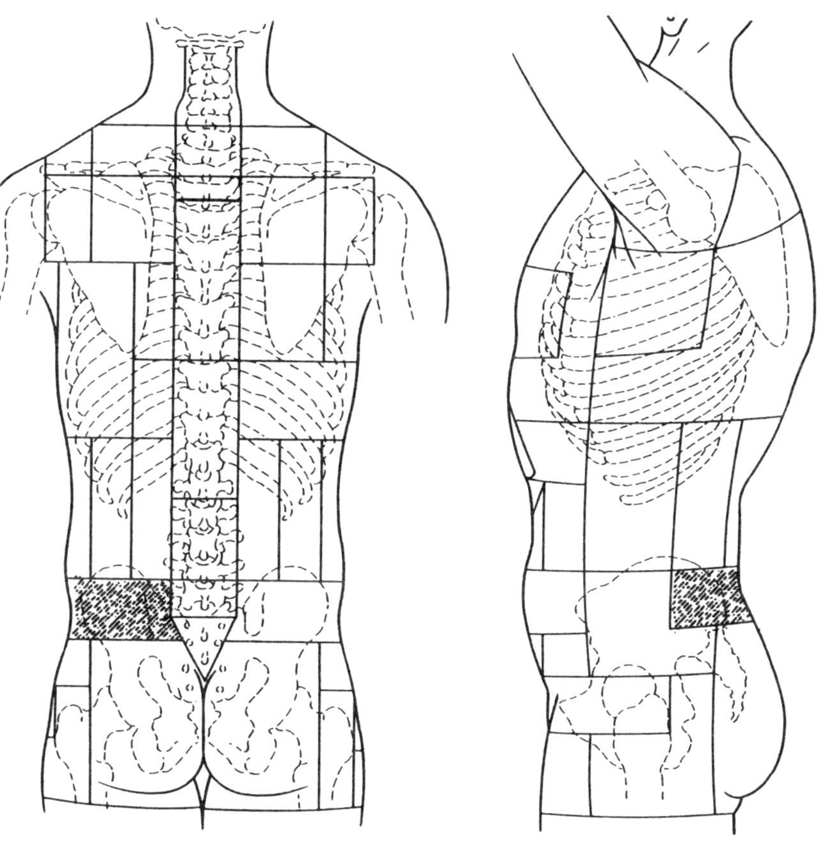

Die Zone **links auf dem Rücken** beginnt in Höhe des 4. Lendenwirbels und endet unten auf einer Horizontalen, die durch die Mitte der Strecke oberer Kreuzbeinrand/Ende der Analfalte (Akupunkturpunkt GG 2) gelegt wird. Der innere Rand liegt auf der oberen Hälfte dieser Zone 2 Fingerbreit seitlich der Mittellinie. Ab Höhe des oberen Kreuzbeinrandes verläuft er schräg in Richtung Analfalte (GG 2). Der äußere Rand liegt auf der gedachten vertikalen Verlängerung der hinteren Achselfalte.

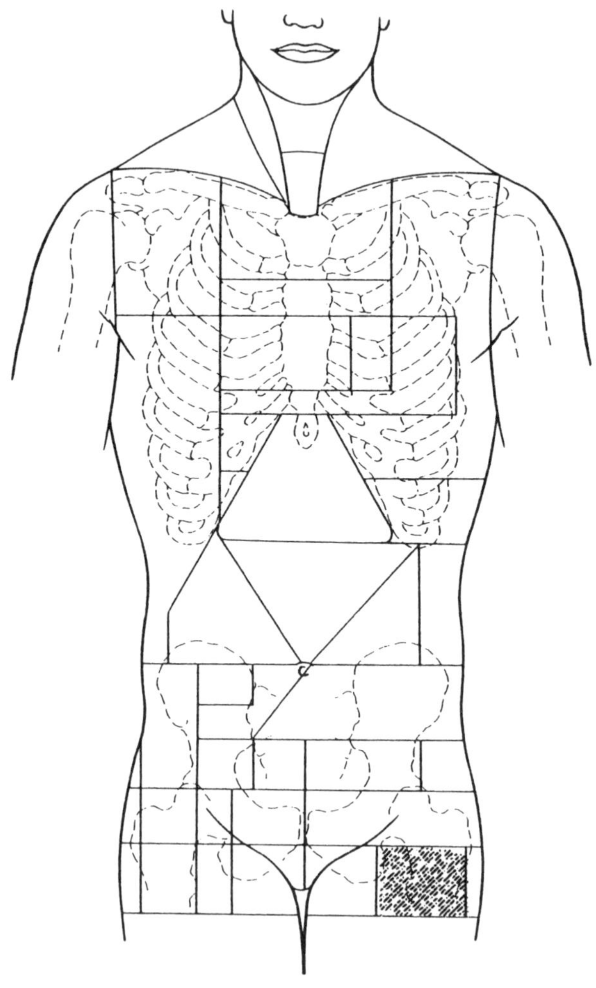

Die Zone liegt **links** auf der **Vorderseite.** Sie beginnt in Höhe des Schambeinunterrandes und endet 1 Fingerbreit unterhalb der gedachten Verlängerung der Quer-Gesäßfalte nach vorne. Der innere Rand liegt auf einer Senkrechten im Abstand von 4 Fingerbreiten seitlich der Mittellinie, der äußere in der vorderen Verlängerung der Achselfalte nach unten.

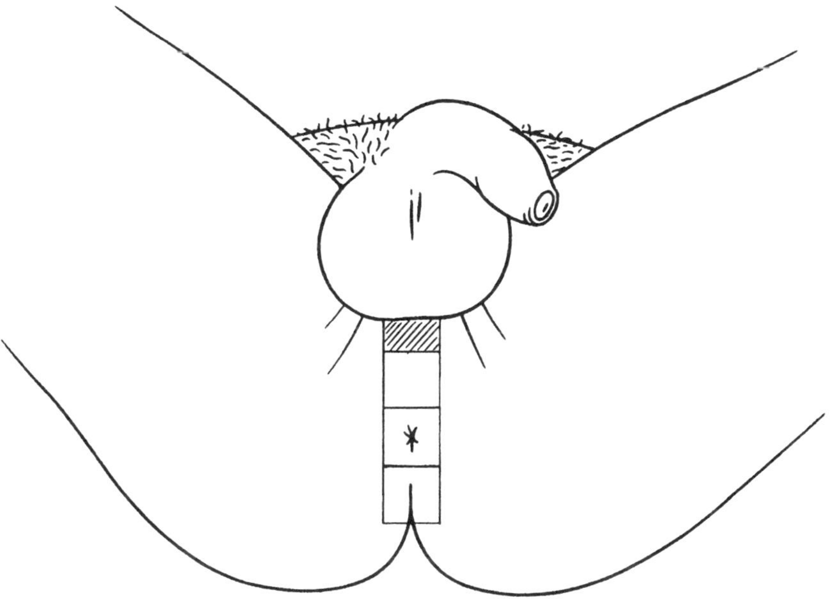

Diese Zone entspricht beim Mann der **Projektion** der **Prostata** auf die Hautoberfläche. Sie beginnt direkt am Hodenansatz und endet 2 Fingerbreit dahinter. Seitliche Begrenzung ist jeweils die Leistenfalte.

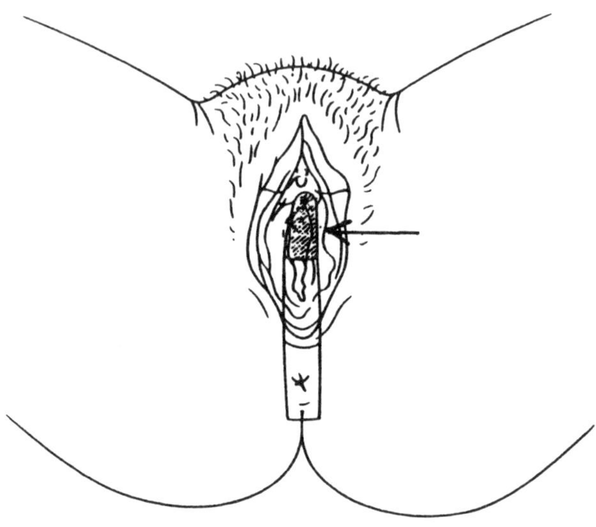

Diese Zone entspricht bei der Frau der **Projektion** des sog. **G-Punktes** auf die Hautoberfläche. Sie beginnt am Oberrand der Vagina und endet unterhalb der Klitoris. Seitlich wird sie begrenzt durch die kleinen Schamlippen.

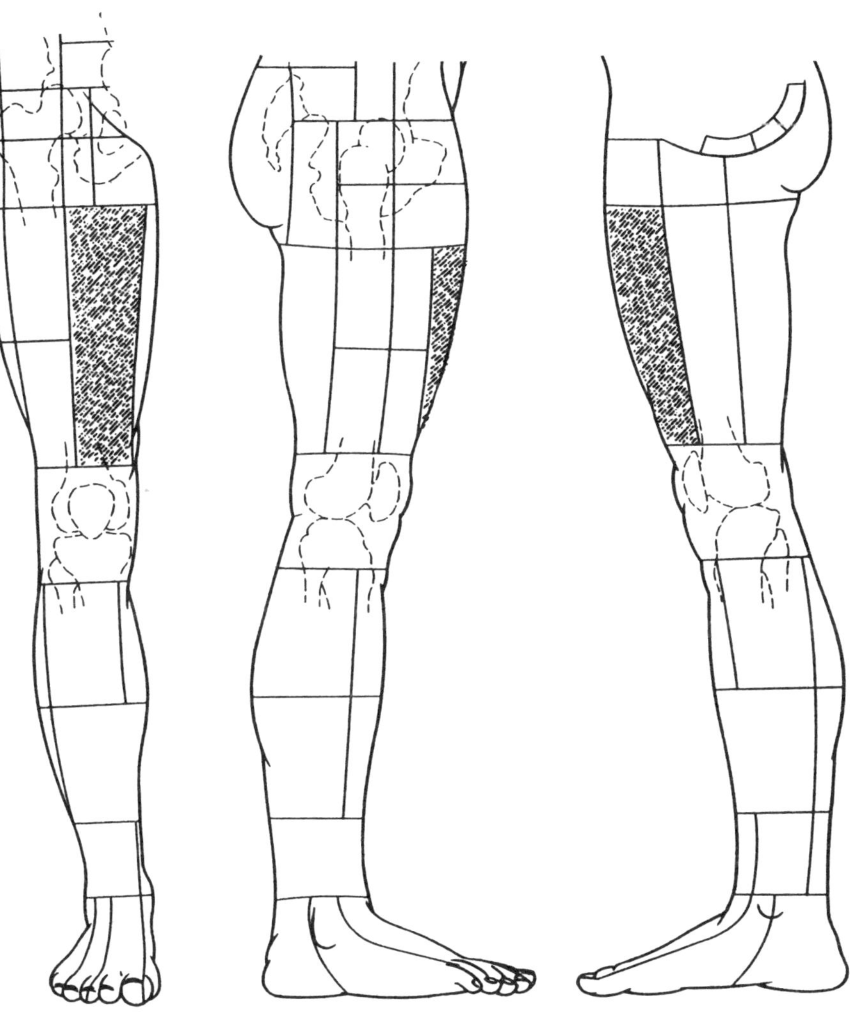

Die Zone liegt auf dem **rechten Oberschenkel.** Sie beginnt in Höhe einer Horizontalen 1 Fingerbreit unterhalb der Quer-Gesäßfalte und endet unten wiederum auf einer Horizontalen 1 Fingerbreit oberhalb der Kniescheibe. Der äußere Rand liegt auf einer Vertikalen 1 Fingerbreit innerhalb des äußeren Randes der Kniescheibe. Der innere Rand befindet sich an der Unterseite der Zone 2 Fingerbreit links der Kniescheibe; an der Oberseite liegt er 4 Fingerbreit seitlich der Mittellinie des Körpers.

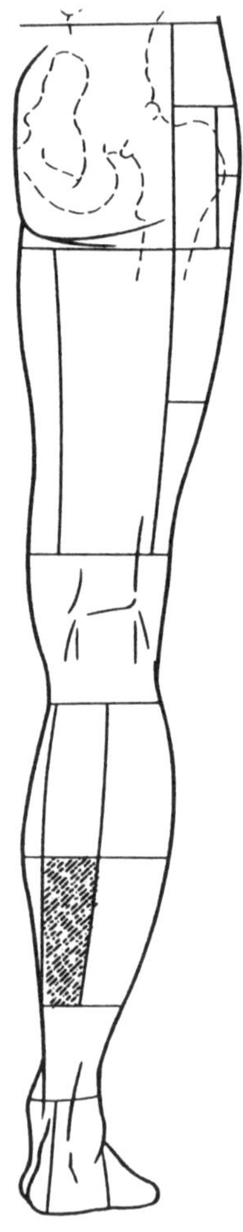

Die Zone beginnt am rechten **Unterschenkel** auf einer Horizontalen 4 Fingerbreit oberhalb des Oberrandes des inneren Knöchels und endet auf einer Horizontalen 6 Fingerbreit darüber. Der hintere Rand liegt in der Mitte der Wade auf einer gedachten Linie von der Achillessehne zur Mitte der Kniekehle. Die vordere Begrenzung bildet eine Parallele zu dieser Linie im Abstand von 3 Fingerbreiten.

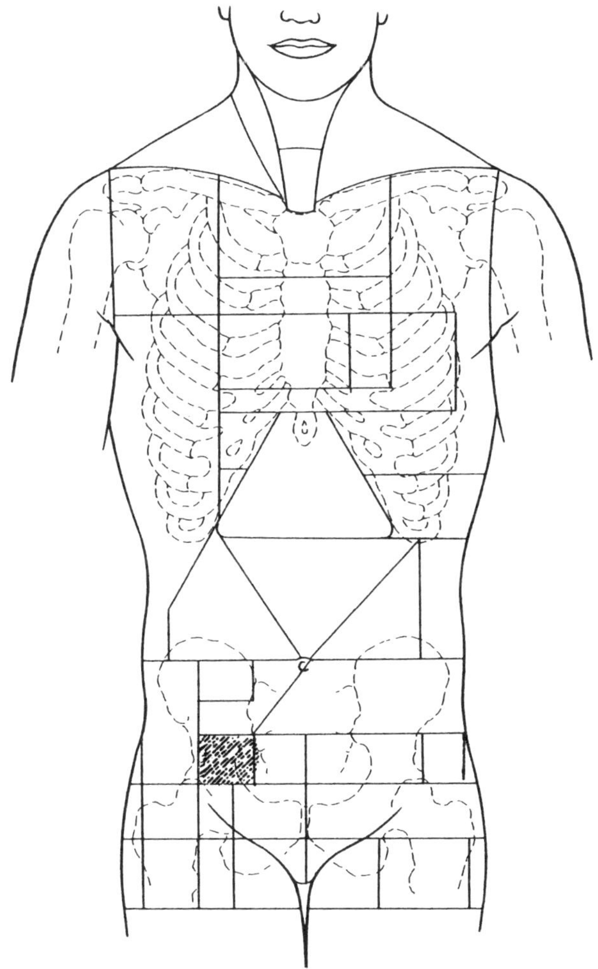

Diese Zone liegt auf der **rechten Körperseite.** Ihre obere Grenze verläuft auf einer horizontalen Linie, die durch die Mitte der Strecke oberer Schambeinrand/Nabel gelegt wird. Die untere Begrenzung bildet die Schamhaargrenze. Die Zone beginnt seitlich 3 Fingerbreit rechts der Mittellinie und erstreckt sich 3 Fingerbreiten nach außen.

Chicory

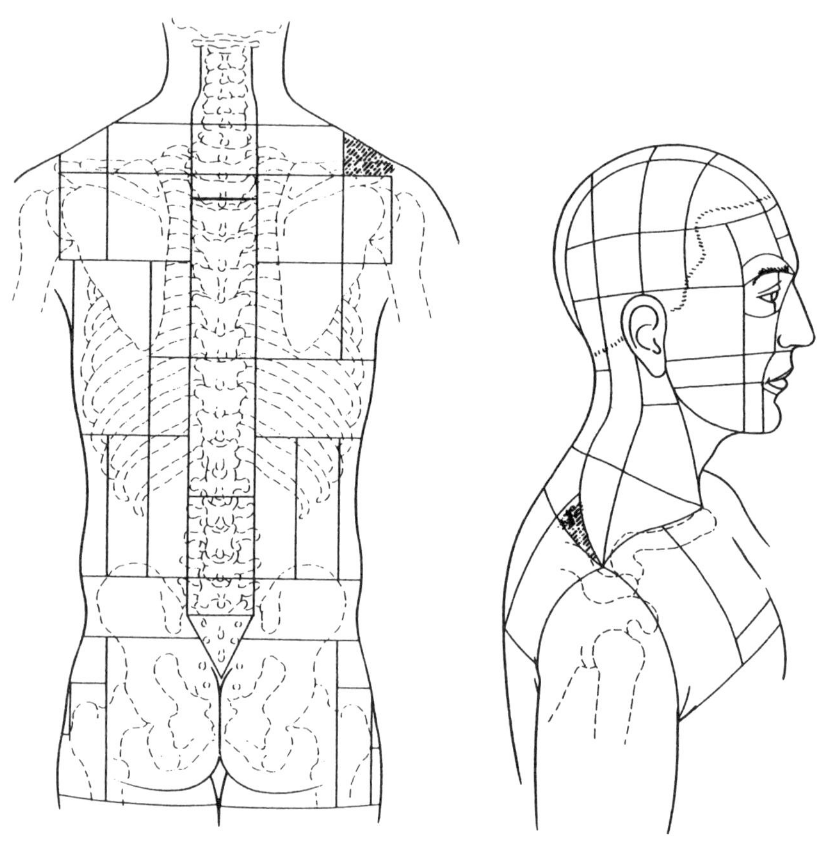

Die Zone auf der **rechten Schulter** beginnt in Höhe des 6. Halswirbels am Oberrand des Trapezmuskels und endet in Höhe des 2. Brustwirbels. Die rechte Begrenzung liegt in der gedachten Verlängerung der Achselfalte nach oben. Der linke Rand befindet sich auf einer Parallelen zu dieser Linie im Abstand von 3 Fingerbreiten.

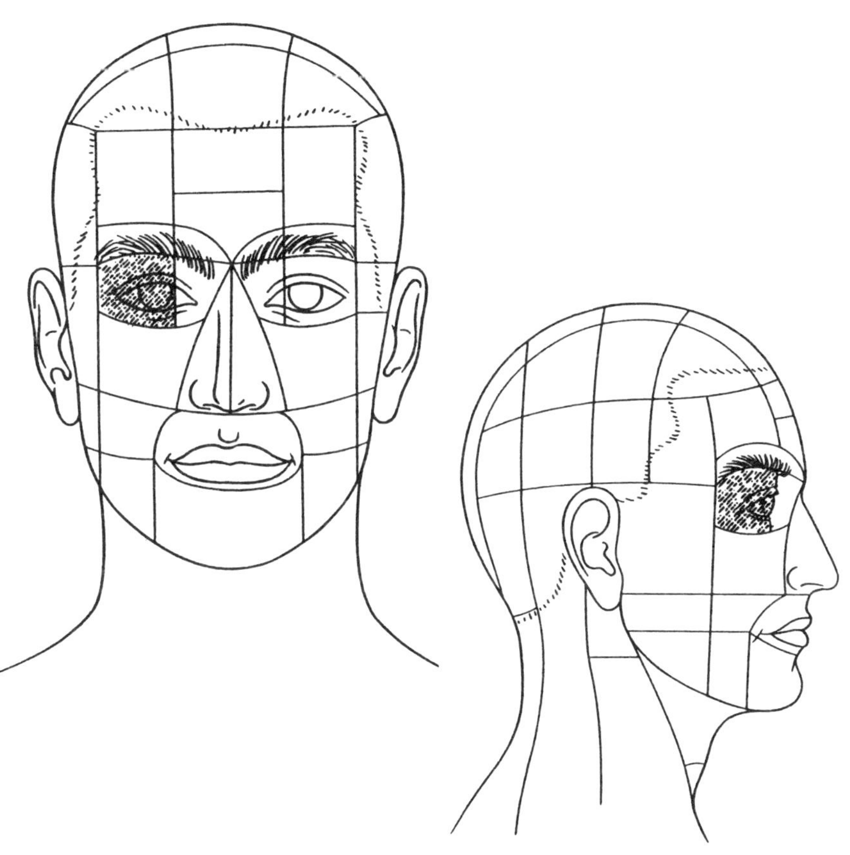

Die Zone am **rechten Auge** beginnt am unteren Ende der rechten Augenbraue und endet am Unterrand der Augenhöhle. Die innere Begrenzung bildet eine Senkrechte durch den inneren Rand der Iris, die äußere eine Senkrechte durch den äußeren Rand der Augenbraue.

Chicory

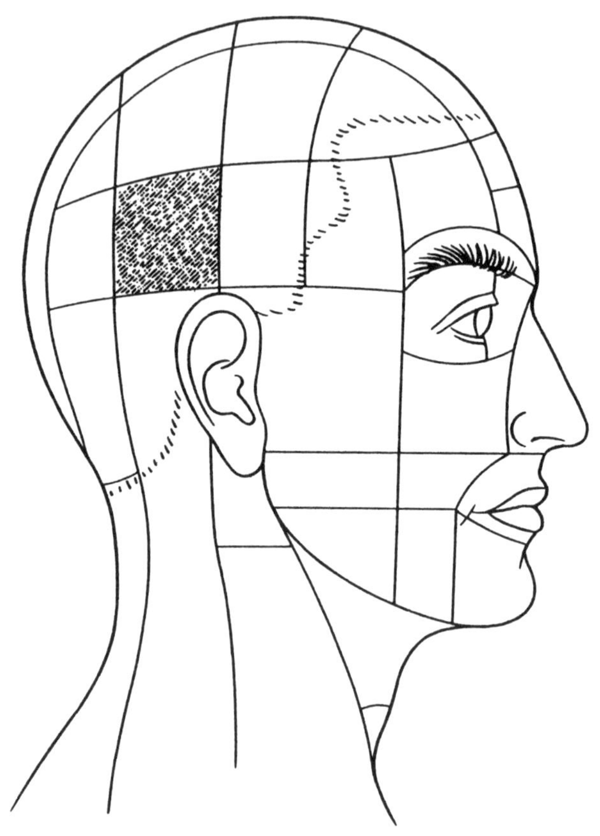

Die Zone auf der **rechten Kopfseite** beginnt auf einer Horizontalen in Höhe der Oberkante des rechten Ohres und endet auf einer Parallelen zu dieser im Abstand von 3 Fingerbreiten. Die vordere Begrenzung liegt auf einer Vertikalen durch die Ohrspitze, die hintere Grenze auf einer Parallelen zu dieser im Abstand von 3 Fingerbreiten.

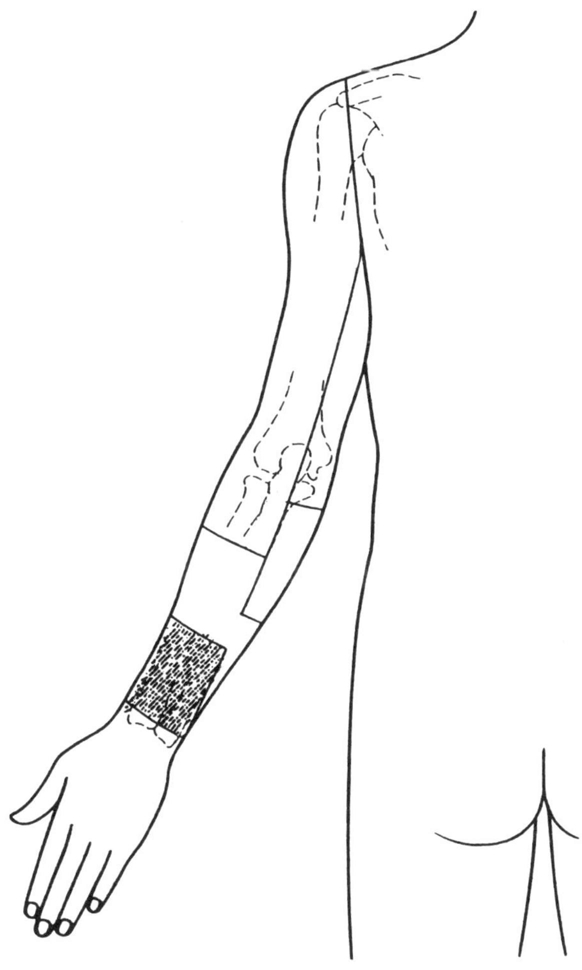

Die Zone auf dem **linken Unterarm** beginnt 1 Fingerbreit oberhalb der Handgelenkfalte und endet auf einer Horizontalen 5 Fingerbreit darüber. Die seitlichen Begrenzungen werden durch die äußeren Knochenränder des Unterarms gebildet.

Chicory

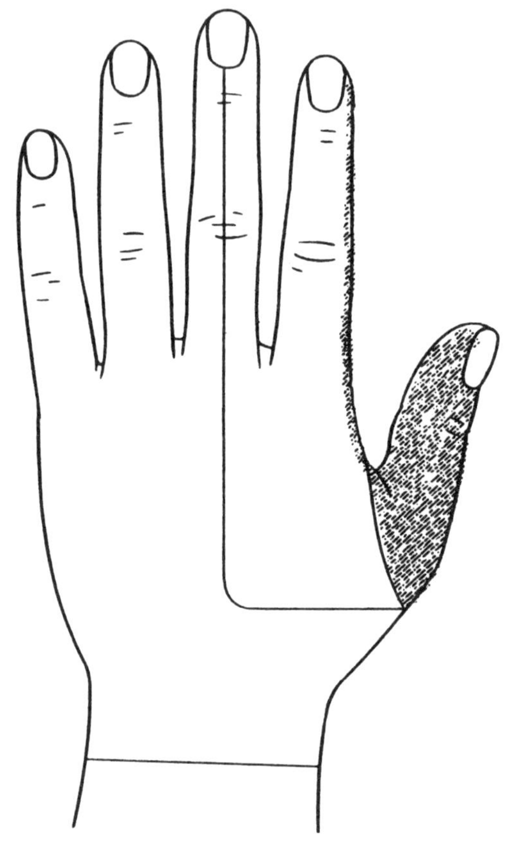

Die Zone liegt auf dem **linken Handrücken.** Sie umfaßt den Daumen und den inneren Rand des Zeigefingers. Sie verläuft vom inneren Nagelfalzwinkel des Zeigefingers an dessen innerem Rand entlang in Richtung Daumengrundgelenk. Sie endet am Innenrand der Hand 2 Fingerbreit vor dem Handgelenk. Von dort aus verläuft die Grenze am Daumenrand entlang bis zu dessen innerem Nagelfalzwinkel. (Die Grenze zwischen den Zonen auf der Handfläche und auf dem Handrücken verläuft auf den Innenseiten der Finger.)

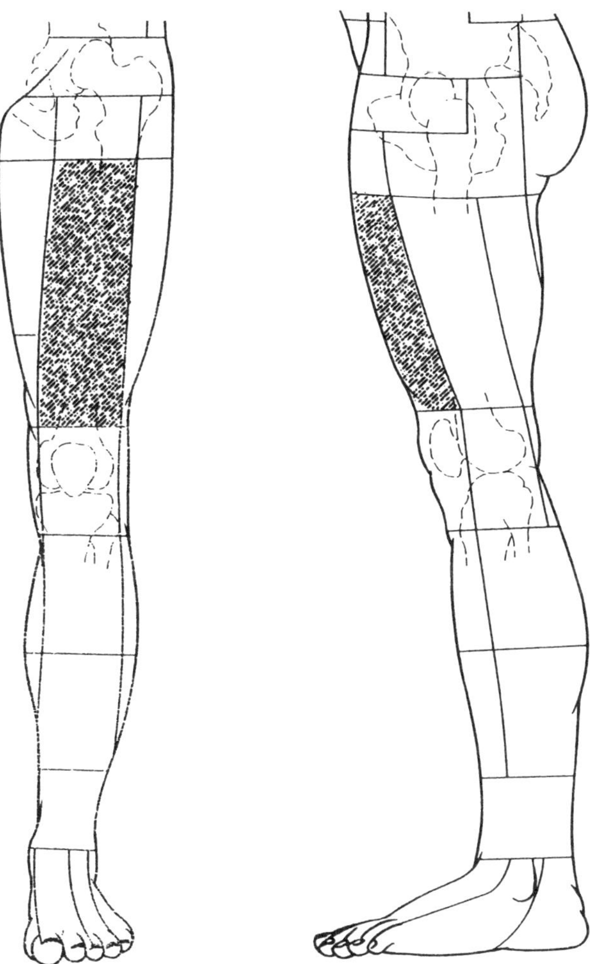

Die Zone liegt auf dem **linken Oberschenkel.** Sie beginnt in Höhe einer Horizontalen 1 Fingerbreit unterhalb der Quer-Gesäßfalte und endet wiederum auf einer Horizontalen 1 Fingerbreit oberhalb der Kniescheibe. Den äußeren Rand bildet auf der Oberseite der Zone die Verlängerung der vorderen Achselfalte nach unten; auf der Unterseite liegt er 2 Fingerbreit seitlich der Kniescheibe. Der innere Rand liegt an der Oberseite der Zone 4 Fingerbreit seitlich der Mittellinie. Unten liegt er 1 Fingerbreit rechts der Kniescheibe.

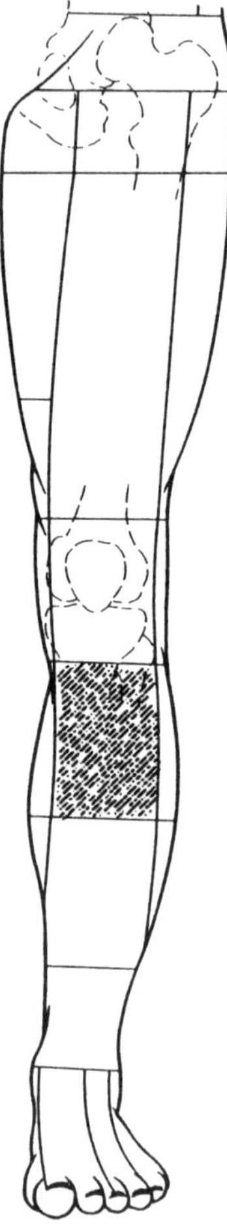

Die Zone vorne auf dem **linken Unterschenkel** beginnt auf einer Horizontalen 3½ Fingerbreit unterhalb der linken Kniescheibe und endet wiederum auf einer Horizontalen 6 Fingerbreit darunter. Die seitlichen Grenzen liegen jeweils auf einer Vertikalen 2 Fingerbreit links und rechts der Kniescheibe.

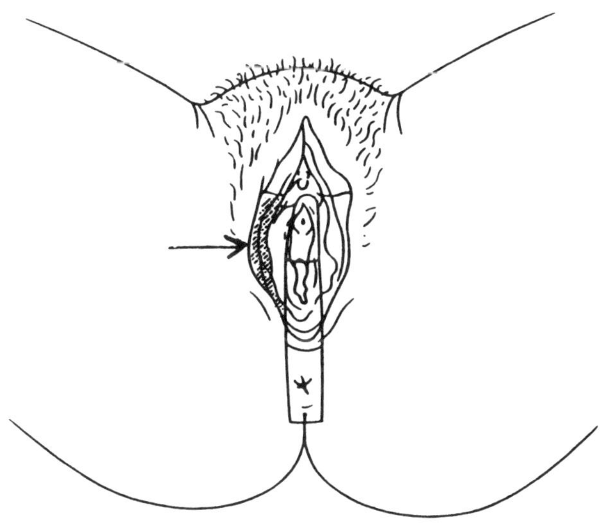

Diese Zone umfaßt die Innenseite der rechten **großen Schamlippe** bis zur Höhe der Klitoris und die Außenseite der **kleinen Schamlippe**.

Clematis

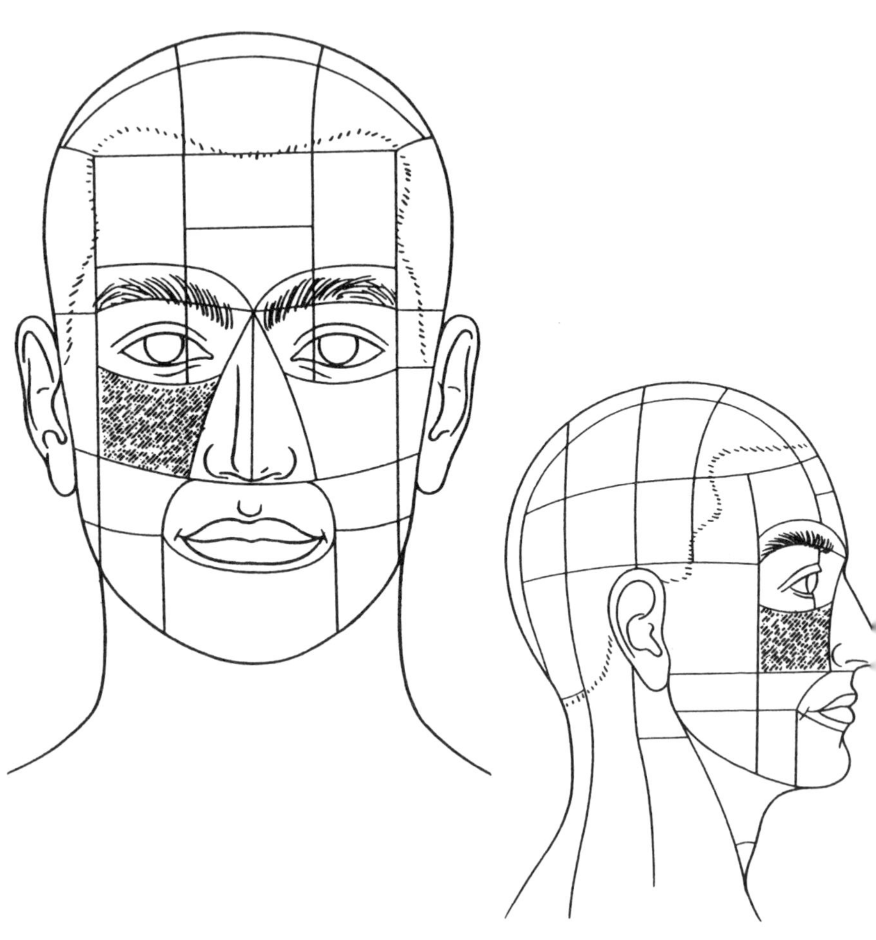

Die Zone beginnt in Höhe des Unterrandes der **rechten** Augenhöhle und endet auf einer Horizontalen in Höhe des unteren Nasenendes. Auf der Innenseite beginnt sie ca. 3 mm neben der Nase. Den äußeren Rand bildet eine gedachte Senkrechte durch den äußeren Rand der Augenbraue.

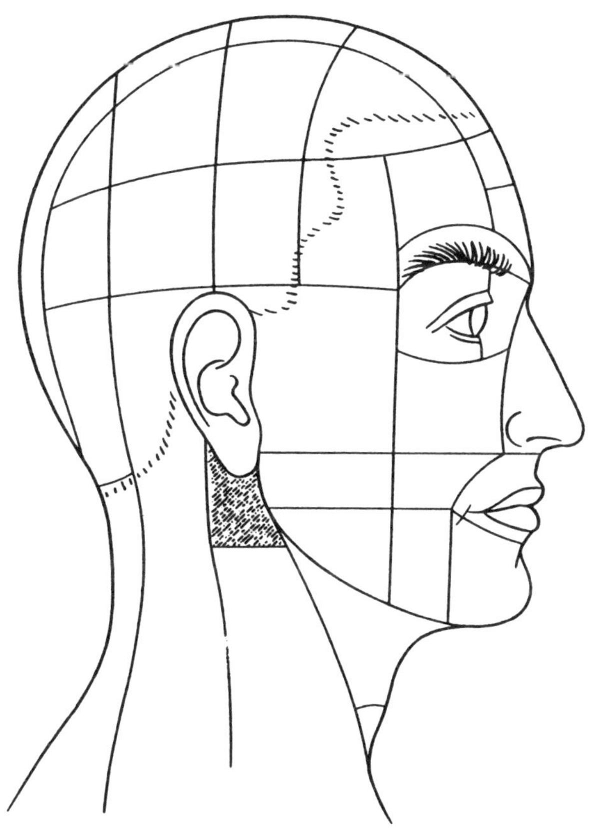

Die Zone erstreckt sich vom **rechten** Ohr nach unten bis zu einer Horizontalen in Höhe des Kieferwinkels. Die seitlichen Begrenzungen werden durch die Verlängerungen des vorderen und hinteren Ohrrandes nach unten gebildet.

Clematis

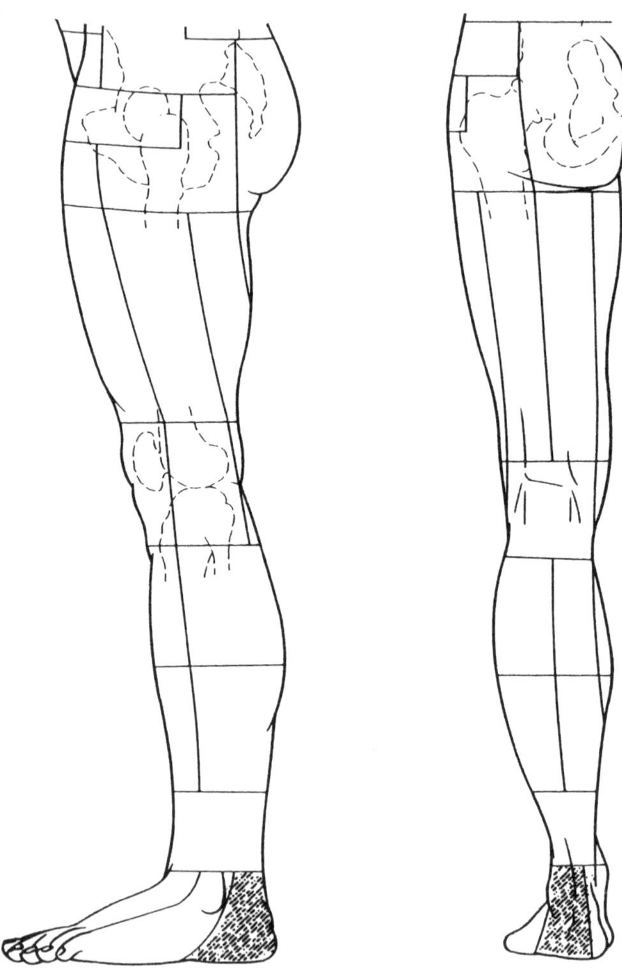

Die Zone liegt auf dem **linken Fuß** im Bereich des äußeren Knöchels. Sie beginnt auf einer Horizontalen in Höhe des inneren Knöcheloberrandes und endet am Unterrand des Fußes. Die hintere Begrenzung bildet die Achillessehne, die vordere beginnt am Hinterrand des äußeren Knöchels und verläuft von dort schräg nach vorne.

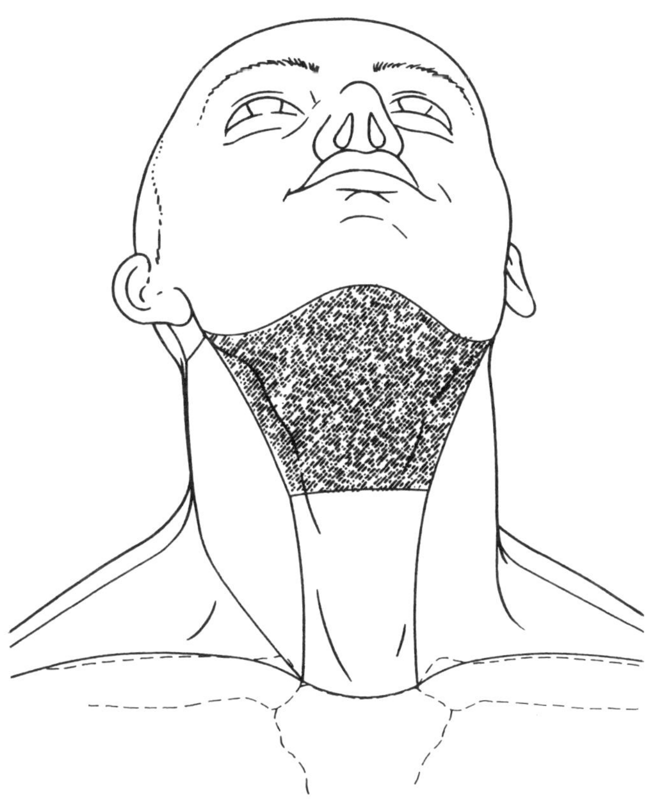

Die Zone erstreckt sich vom Unterrand des Kinns bis zur Mitte des Schildknorpels. Die seitliche Begrenzung bildet jeweils der Oberrand des Musculus sternocleidomastoideus.

Crab Apple

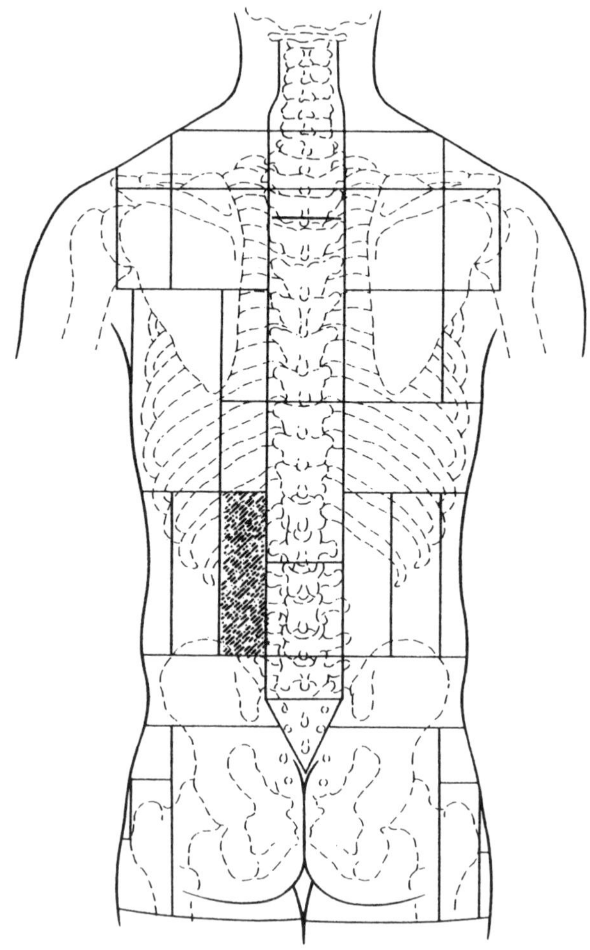

Die Zone **links auf dem Rücken** beginnt in Höhe des 11. Brustwirbels und endet in Höhe des 4. Lendenwirbels. Ihre innere Begrenzung liegt 2 Fingerbreit links neben der gedachten Mittellinie. Die seitliche Ausdehnung beträgt 3 Fingerbreiten.

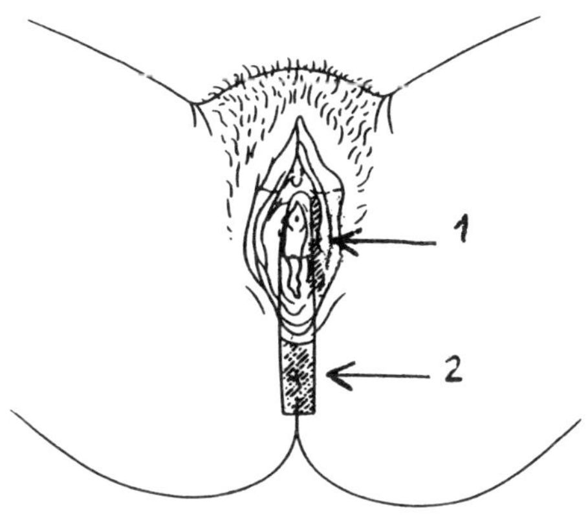

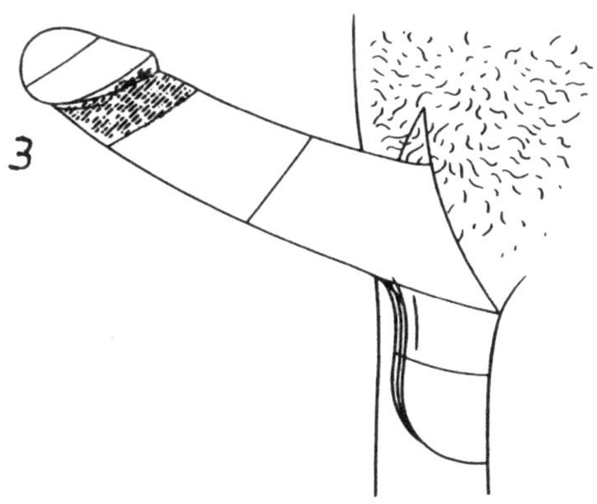

1) Die Zone bei der Frau umfaßt die Innenseite der **linken kleinen Schamlippe.**

2) Diese Zone entspricht dem **Anus.** Sie endet an der Stelle, an der die etwas rötliche Färbung der Haut im Bereich des Anus endet.

3) Die Zone beim Mann beginnt an der Oberkante des Eichelrandes und umfaßt die sog. Kranzfurche. Sie ist ca. einen Finger breit.

Elm

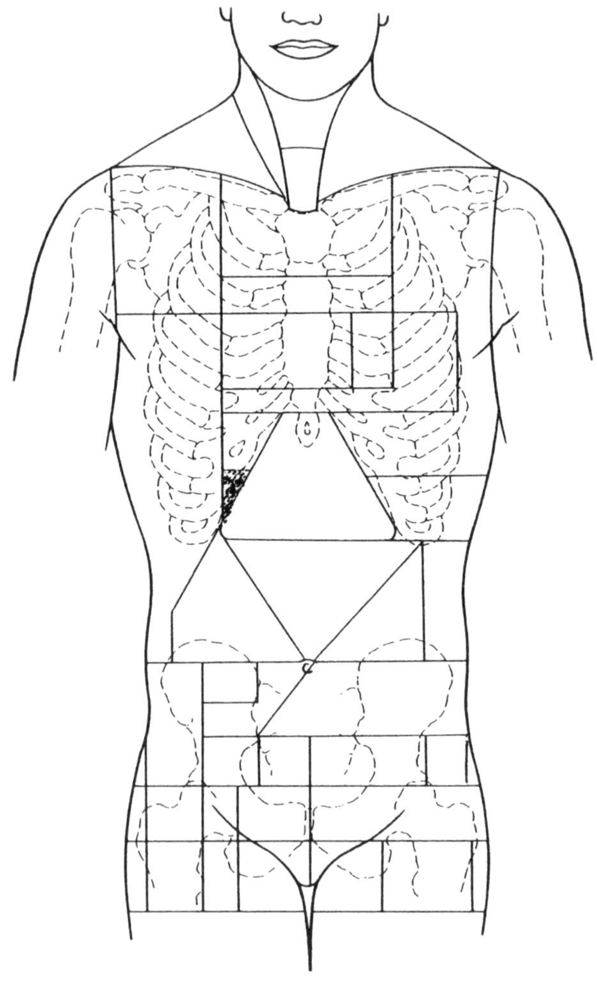

Die Zone liegt **rechts** auf der **Vorderseite.** Ihre obere Begrenzung wird gebildet durch eine Horizontale 3 Fingerbreit unterhalb des Brustbeinunterrandes. Der innere Rand liegt auf dem Rippenbogen, der äußere auf einer Vertikalen im Abstand von 4 Fingerbreiten seitlich rechts der gedachten Mittellinie.

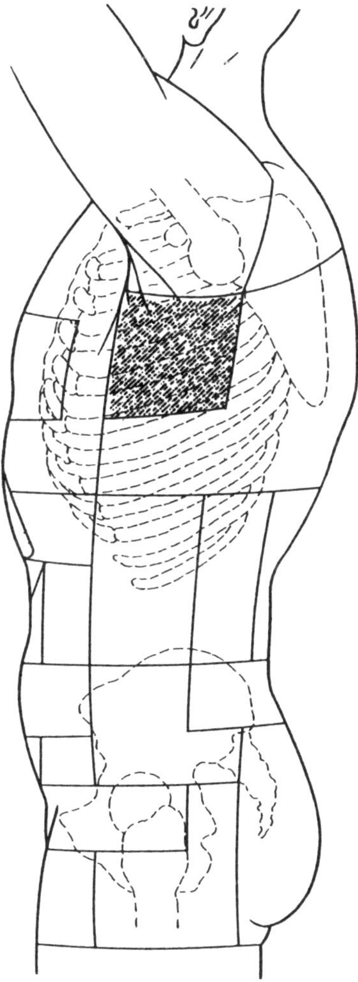

Diese Zone auf der **linken Seite** beginnt in der Mitte der Achselhöhle in Höhe des 5. Brustwirbels und endet in Höhe des 8. Brustwirbels. Den seitlichen Rand bilden die gedachten Verlängerungen der vorderen und hinteren Achselfalte.

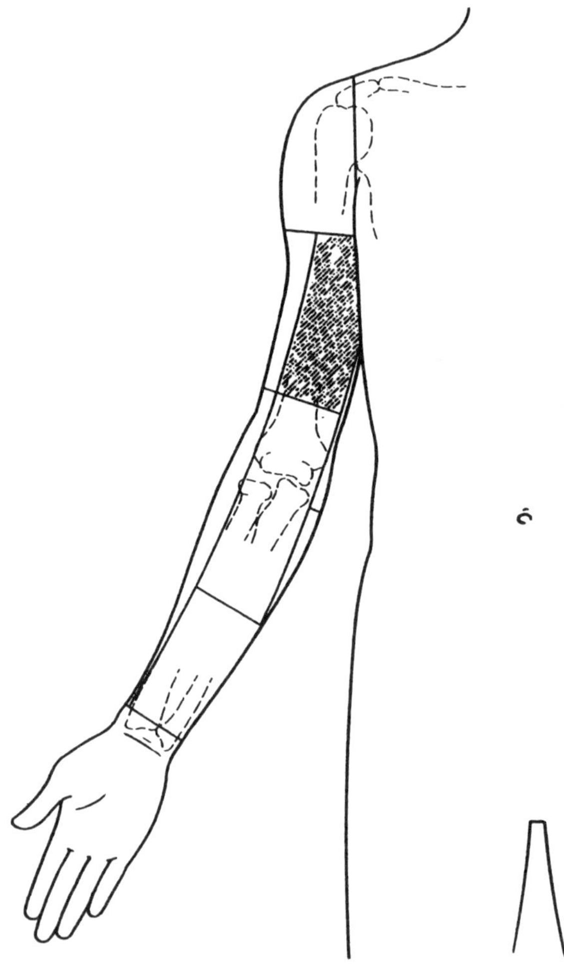

Die Zone vorne auf dem **rechten Oberarm** beginnt 2 Fingerbreit unterhalb der rechten inneren Achselfalte und endet 3 Fingerbreit oberhalb der Armbeuge bei gestrecktem Arm. Die äußere Grenze verläuft am äußeren Rand des Musculus biceps, die innere Grenze an dessen Innenrand.

Elm

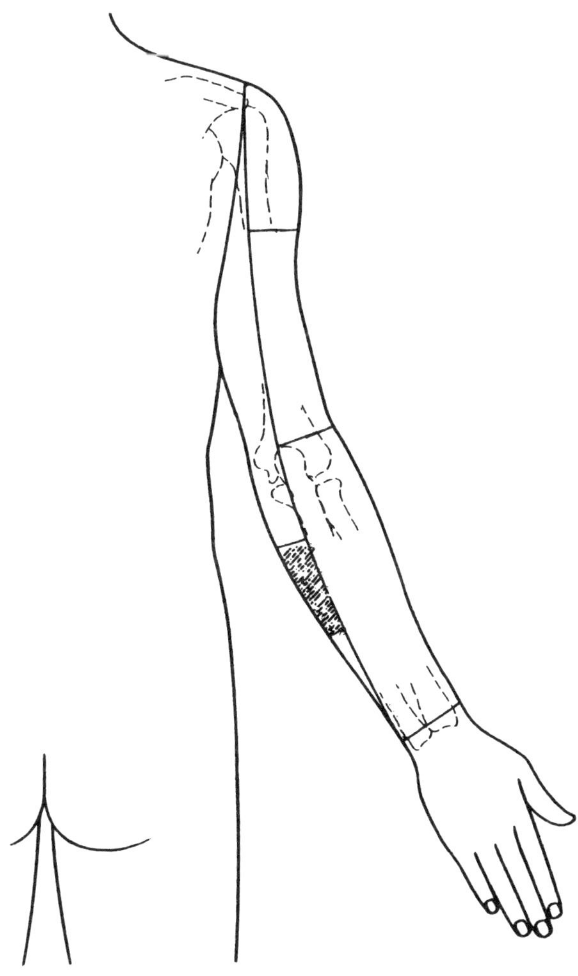

Die Zone liegt auf der **Außenseite** des **rechten** Arms. Sie beginnt auf einer Horizontalen 2 Fingerbreit unterhalb des Ellbogens und endet auf einer Horizontalen 5 Fingerbreit darunter. Die innere Grenze liegt auf einer Linie von der Außenkante des kleinen Fingers zur inneren Ellbogenfalte bei gebeugtem Arm. Die äußere Grenze liegt am Knochenrand der Elle.

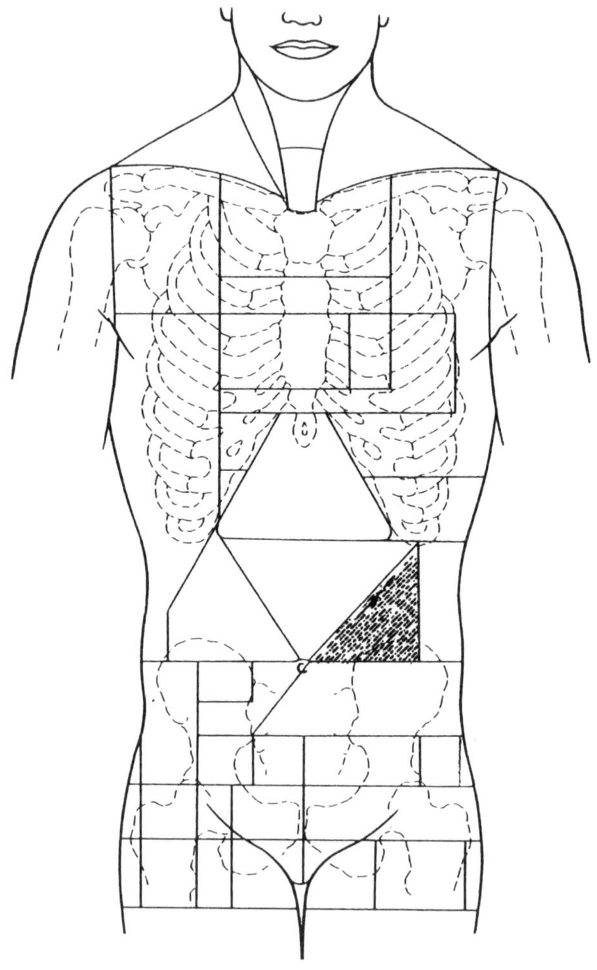

Die untere Grenze dieser auf der **linken Vorderseite** gelegenen Zone bildet eine Horizontale durch den Nabel. Die obere Grenze beginnt am Schnittpunkt einer Horizontalen in der Mitte der Strecke unterer Brustbeinrand/Nabel und einer gedachten Senkrechten durch die linke Brustwarze. Von dort aus verläuft der innere Rand diagonal zum Nabel, der äußere vertikal bis zum Schnittpunkt mit der Horizontalen durch den Nabel.

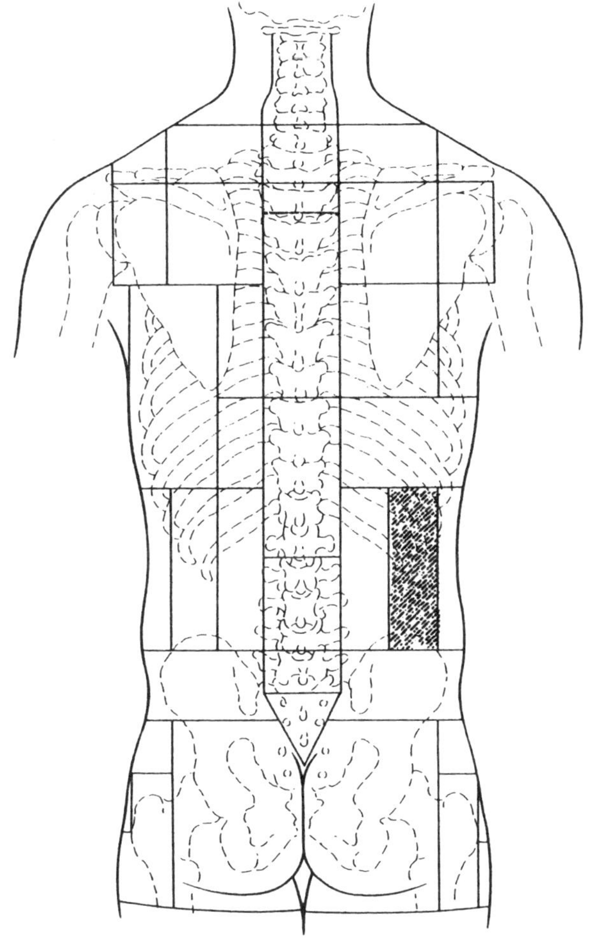

Die Zone **rechts** auf dem **Rücken** beginnt in Höhe des 11. Brustwirbels und endet in Höhe des 4. Lendenwirbels. Die innere Begrenzung liegt ca. 5 Fingerbreit rechts neben der Mittellinie. Die seitliche Ausdehnung beträgt 3 Fingerbreiten.

Gentian

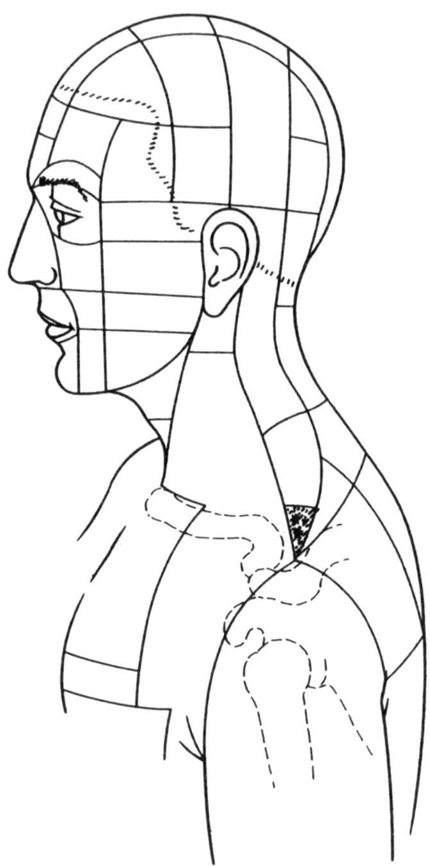

Die Zone auf der **linken Schulter** liegt in einem Dreieck, das durch die gedachten Verlängerungen des vorderen und oberen Randes des Trapezmuskels gebildet wird. Der äußere Endpunkt liegt im Schnittpunkt der Verlängerung der vorderen und hinteren Achselfalte nach oben in einer tastbaren – meist schmerzhaften – Kuhle. Der innere Rand liegt 1½ Fingerbreit davon entfernt.

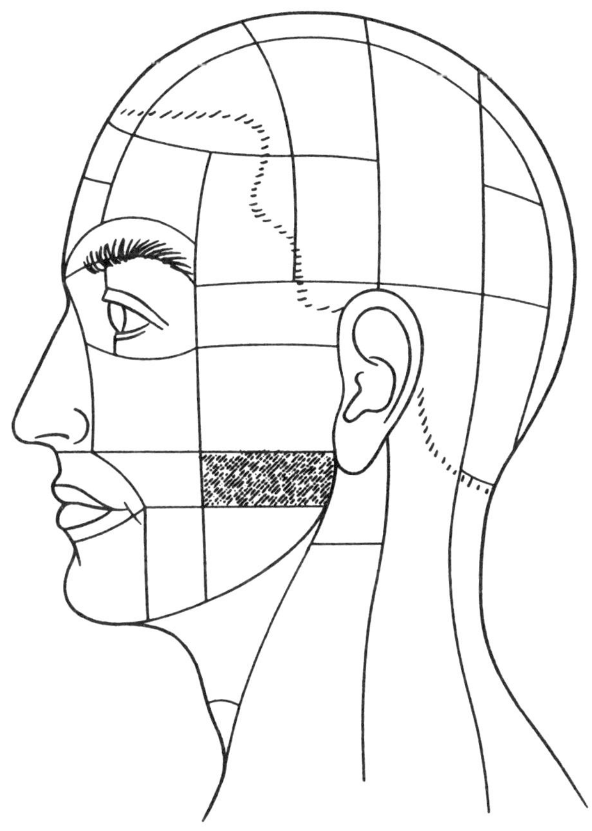

Die Zone liegt auf der **linken Gesichtshälfte.** Sie beginnt auf einer Horizontalen in Höhe des unteren Nasenendes und endet auf einer Waagerechten in Höhe des Mundwinkels. Die innere Begrenzung liegt auf einer Senkrechten durch den äußeren Rand der linken Augenbraue. Außen endet die Zone am Ansatz des Ohrläppchens.

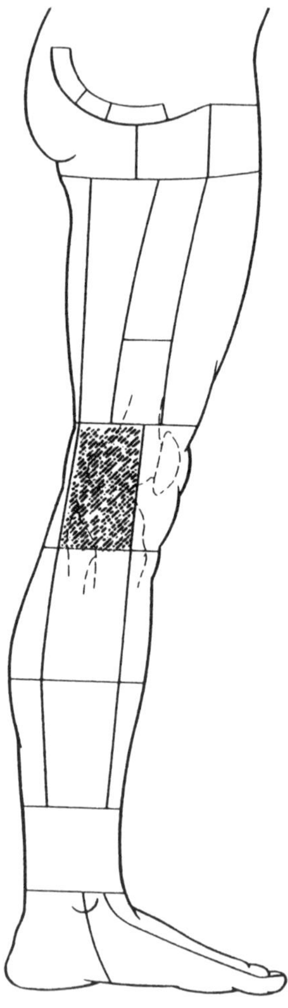

Die Zone liegt auf der **Innenseite** des **linken Knies.** Sie beginnt 2 Fingerbreit rechts der linken Kniescheibe und erstreckt sich auf der Innenseite 4 Fingerbreit nach hinten. Ihre Obergrenze bildet eine Horizontale 1 Fingerbreit oberhalb der Kniescheibe, ihre Untergrenze eine Horizontale 3½ Fingerbreit unterhalb der Kniescheibe.

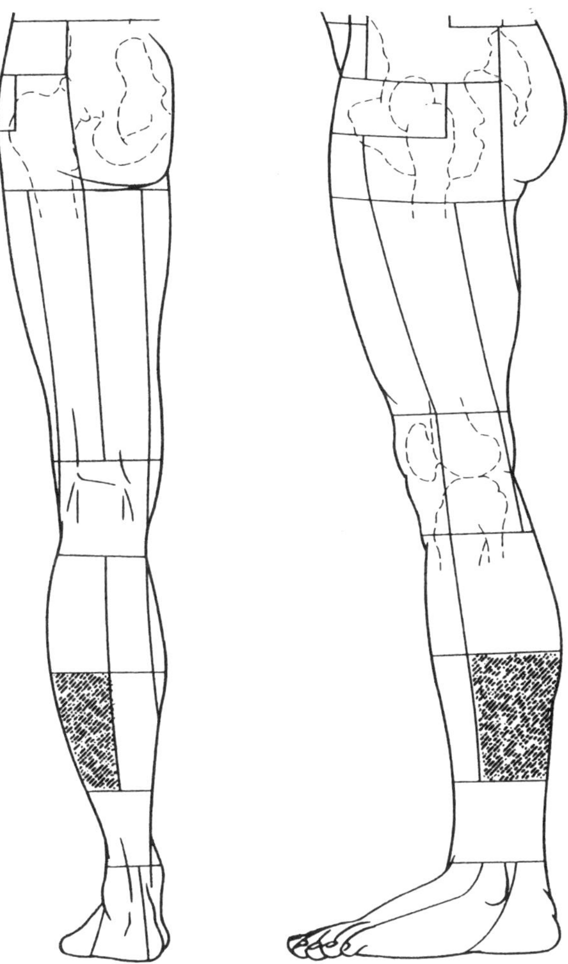

Diese Zone des **linken Beins** beginnt auf einer Horizontalen 4 Fingerbreit oberhalb des Oberrandes des linken inneren Knöchels und endet auf einer Horizontalen 6 Fingerbreit darüber. Der rechte Rand liegt in der Mitte der Wade auf einer gedachten Linie von der Achillessehne zur Mitte der Kniekehle. Der linke Rand liegt auf einer Vertikalen 2 Fingerbreit seitlich der Kniescheibe.

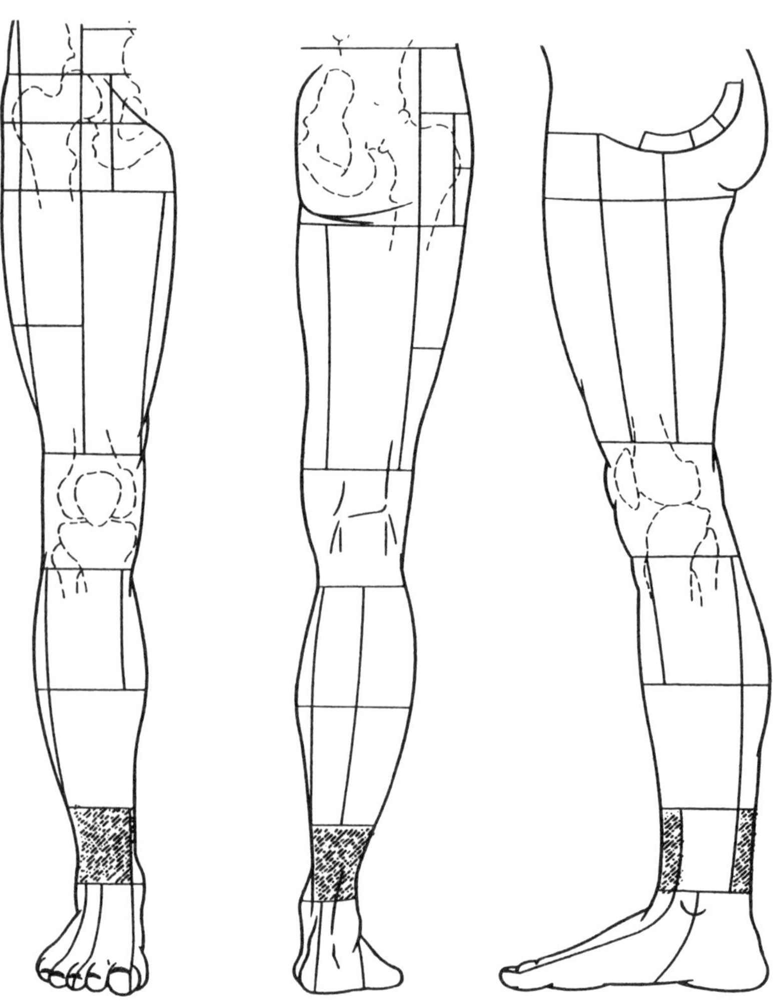

Die Zone beginnt am **rechten Bein** auf einer Horizontalen in Höhe der Oberkante des inneren Knöchels und endet auf einer Horizontalen 4 Fingerbreit darüber. Der vordere Rand liegt auf einer gedachten Senkrechten durch den vorderen Rand des inneren Knöchels. Die Zone verläuft von dort um den Fuß und endet 1 Fingerbreit vor dem Hinterrand des inneren Knöchels.

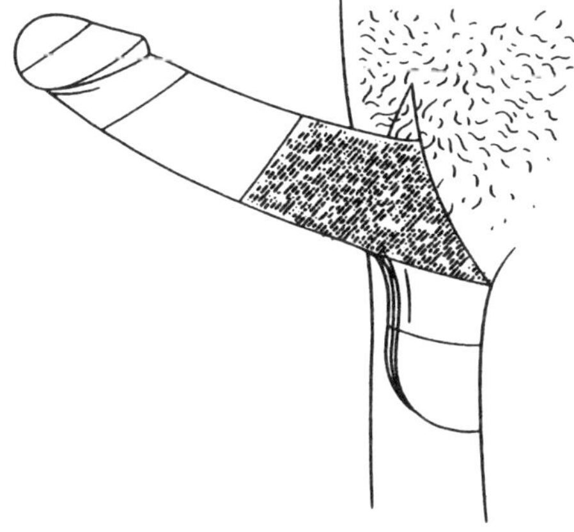

Diese Zone beginnt in der Mitte der Strecke Crab-Apple-Grenze (1 Fingerbreit hinter dem Eichelrand) und Penisansatz. Sie erstreckt sich von dort bis zum Ansatz des Penis.

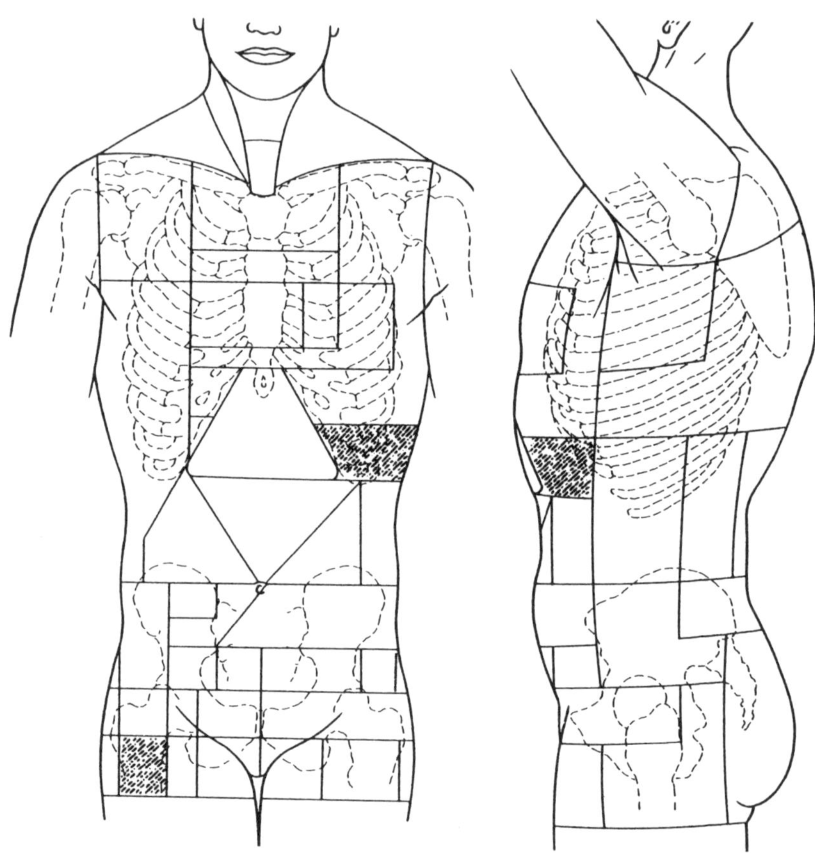

Die **obere** Zone auf der **linken Körperseite** beginnt auf einer gedachten horizontalen Linie, die durch die Mitte der Strecke Nabel/Brustbeinrand (Akupunkturpunkt KG 12) gelegt wird. Die obere Begrenzung bildet eine Linie, die parallel zu dieser im Abstand von 3 Fingerbreiten verläuft. Den inneren Rand bildet der Rippenbogen, den äußeren die gedachte Verlängerung der Achselfalte.

Die **untere** Zone auf der **rechten Körperseite** beginnt in Höhe des Schambeinunterrandes und endet einen Fingerbreit unterhalb der gedachten Verlängerung der Quer-Gesäßfalte nach vorne. Den inneren Rand bildet die Senkrechte durch die Brustwarze, den äußeren die gedachte Verlängerung der Achselfalte nach unten.

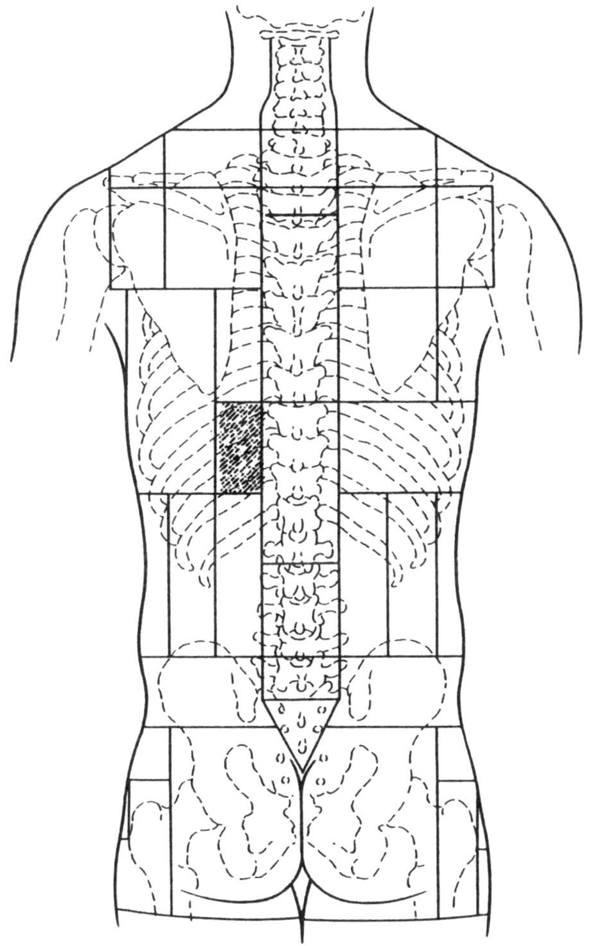

Die Zone **links** auf dem **Rücken** beginnt in Höhe des 8. Brustwirbels und endet in Höhe des 11. Die innere Begrenzung liegt 2 Fingerbreit links neben der gedachten Mittellinie. Die seitliche Ausdehnung beträgt 3 Fingerbreiten.

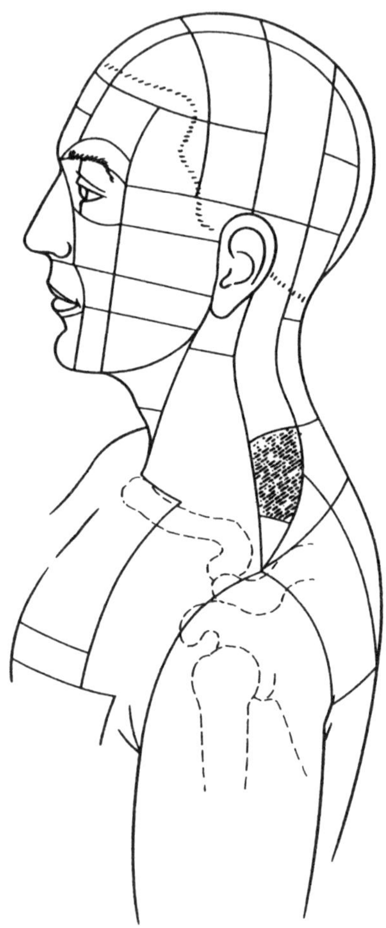

Die Zone auf der **linken** Schulter erstreckt sich vom Vorderrand des Trapezmuskels bis zu dessen Oberrand. Die innere Begrenzung bildet der Halsansatz, die äußere liegt 1½ Fingerbreit innerhalb der Verlängerung der vorderen bzw. hinteren Achselfalte nach oben.

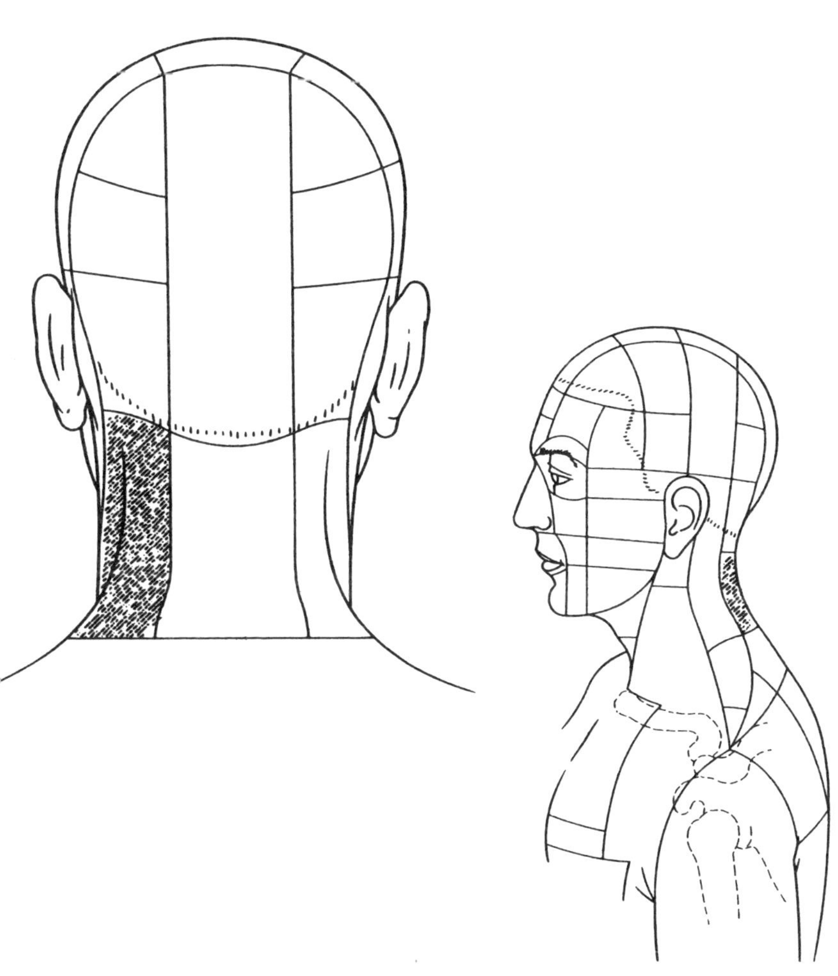

Die Zone **links am Nacken** beginnt in Höhe des Schädelknochenrandes und endet am Halsansatz. Die linke Grenze liegt 2 Fingerbreit hinter der Verlängerung des hinteren Ohransatzes nach unten, die rechte Grenze im Nacken, 1½ Fingerbreit seitlich der Mittellinie.

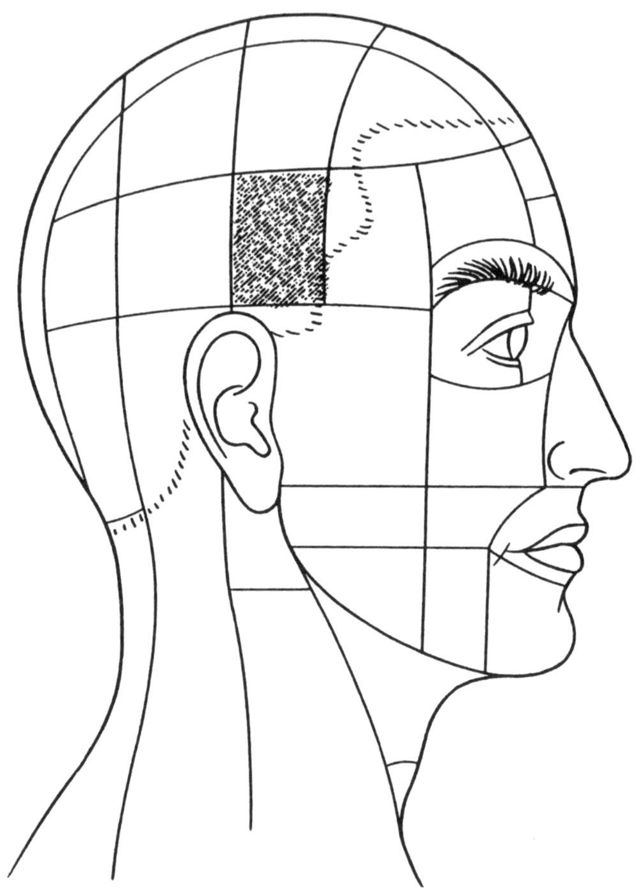

Die Zone **rechts am Kopf** beginnt auf einer Horizontalen in Höhe der Oberkante des rechten Ohres und endet auf einer Parallelen zu dieser im Abstand von 3 Fingerbreiten. Die vordere Begrenzung liegt auf einer Vertikalen 2½ Fingerbreit hinter dem äußeren Ende der Augenbraue. Die hintere Grenze befindet sich auf einer Vertikalen durch die Ohrspitze.

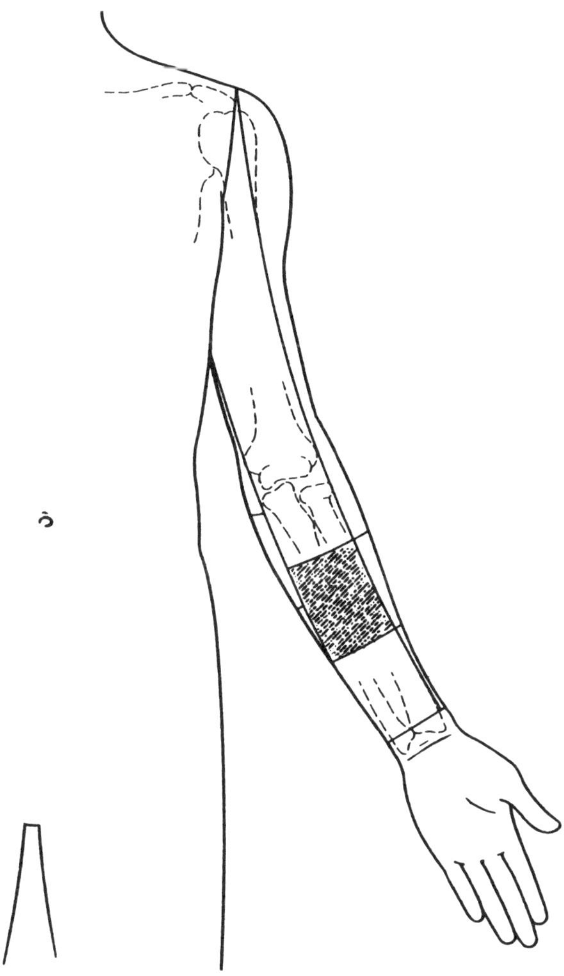

Die auf der **Innenseite** des **linken Arms** gelegene Zone beginnt auf einer Horizontalen 3 Fingerbreit unterhalb der linken Armbeuge bei gestrecktem Arm und endet auf einer Horizontalen 5 Fingerbreit darunter. Der innere Rand liegt auf einer Linie von der Außenkante des kleinen Fingers zur inneren Ellbogenfalte bei gebeugtem Arm. Den äußeren Rand bildet der Knochenrand der Speiche.

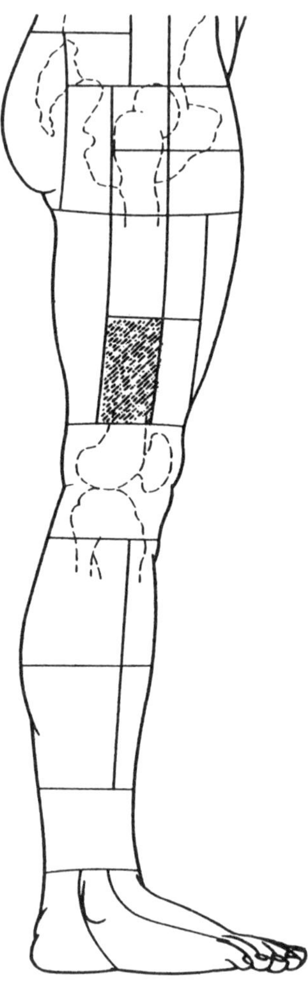

Die Zone liegt auf der **Außenseite** des **rechten Oberschenkels.** Sie beginnt unten auf einer Horizontalen 1 Fingerbreit oberhalb der Kniescheibe und endet 6 Fingerbreit darüber. Der linke Rand liegt auf einer Vertikalen 2 Fingerbreit seitlich der Kniescheibe, der rechte 4 Fingerbreit daneben.

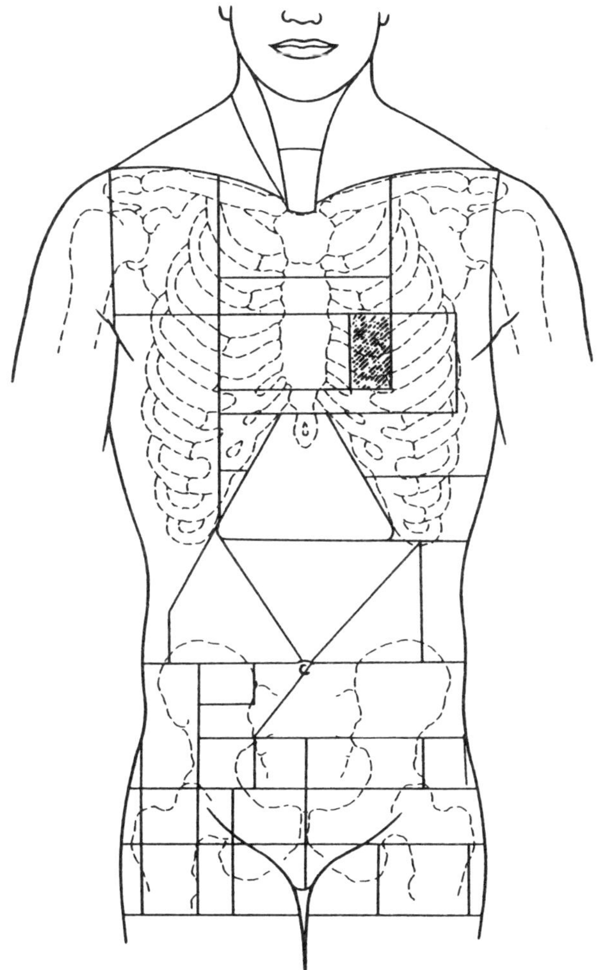

Die Zone erstreckt sich vom 3. Zwischenrippenraum bis zum 6. Sie beginnt auf der **linken Brustseite** 2 Fingerbreiten seitlich der gedachten Mittellinie und endet 2 Fingerbreit daneben.

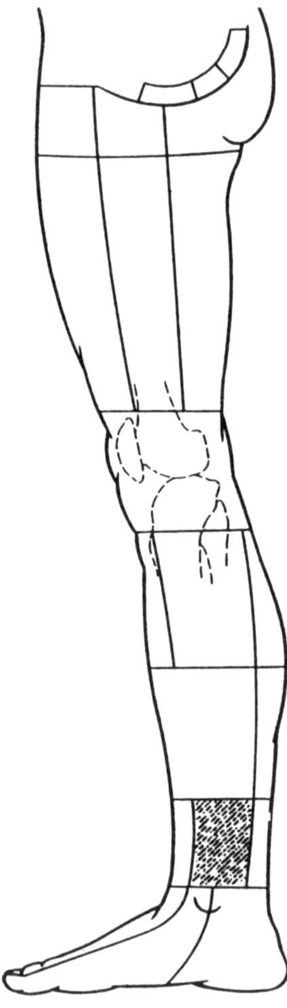

Die Zone beginnt am **rechten Bein** in Höhe der Oberkante des inneren Knöchels und endet auf einer Horizontalen 4 Fingerbreit darüber. Die vordere Grenze liegt auf einer gedachten Senkrechten durch den vorderen Rand des inneren Knöchels, die hintere Grenze 1 Fingerbreit seitlich des hinteren Innenknöchelrandes.

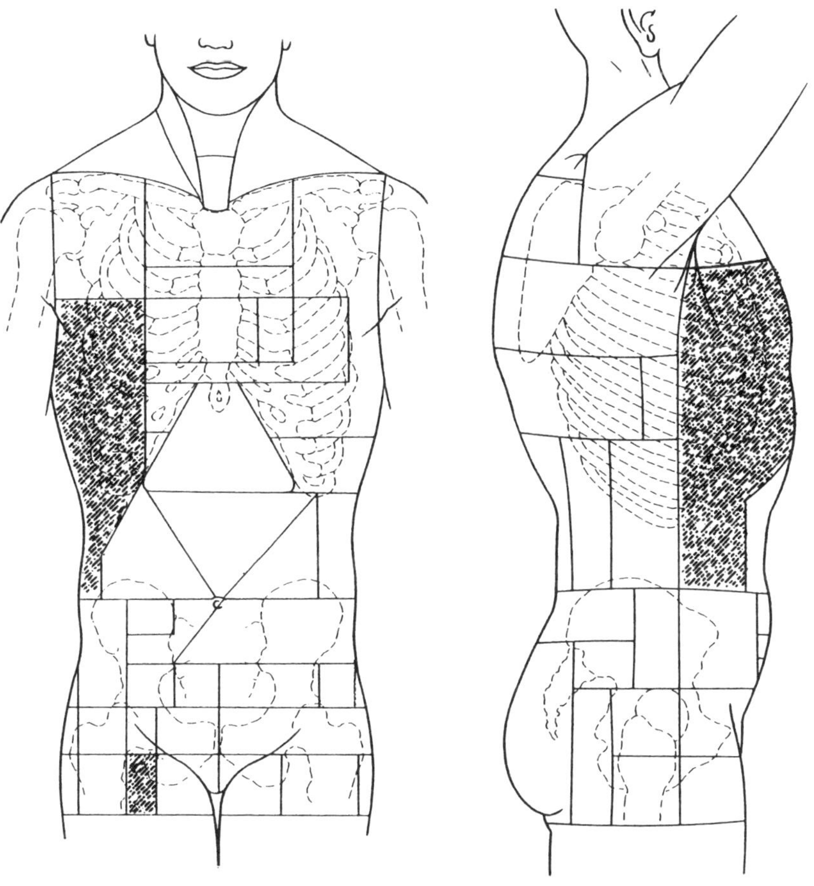

Die **obere** Zone beginnt im 3. Zwischenrippenraum. Sie verläuft außen auf der **rechten Seite** entlang der Verlängerung der Achselfalte nach unten und endet auf einer Waagerechten in Höhe des Nabels. Nach innen hin wird sie durch eine Vertikale im Abstand von 4 Fingerbreiten von der Mittellinie begrenzt bis zum Rand des Rippenbogens. Ab hier läuft sie am Rippenbogen entlang bis zum tastbaren Ende der 11. Rippe und von dort aus senkrecht nach unten.

Die **untere** Zone rechts beginnt oben in Höhe des Schambeinunterrandes und endet 1 Fingerbreit unterhalb der gedachten Verlängerung der Quer-Gesäßfalte nach vorne. Der innere Rand liegt 4 Fingerbreit rechts der Mittellinie, der äußere 2 Fingerbreiten seitlich davon.

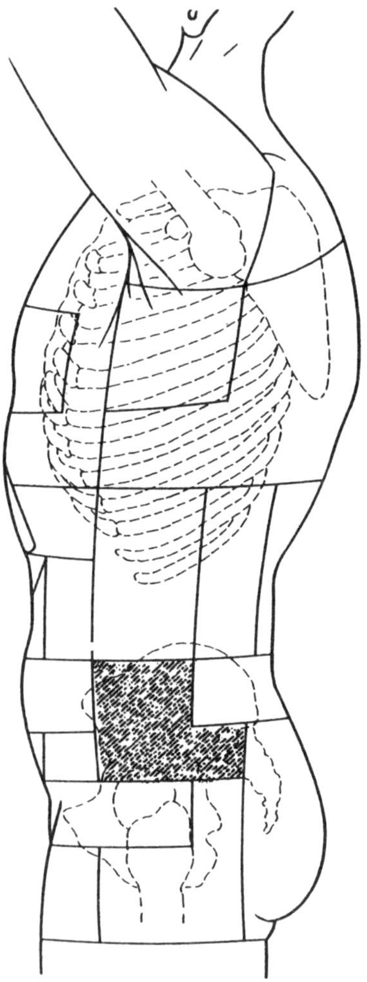

Diese Zone auf der **linken Seite** beginnt in Höhe des 4. Lendenwirbels und endet auf der horizontalen Verlängerung der Schamhaargrenze. Der vordere Rand wird gebildet durch die gedachte Verlängerung der vorderen Achselfalte. Die Verlängerung der hinteren Achselfalte bis zur Höhe der Mitte der Strecke oberer Schambeinrand/Nabel bildet die hintere Begrenzung. Darunter erstreckt sich die Zone noch 3 Fingerbreit nach hinten.

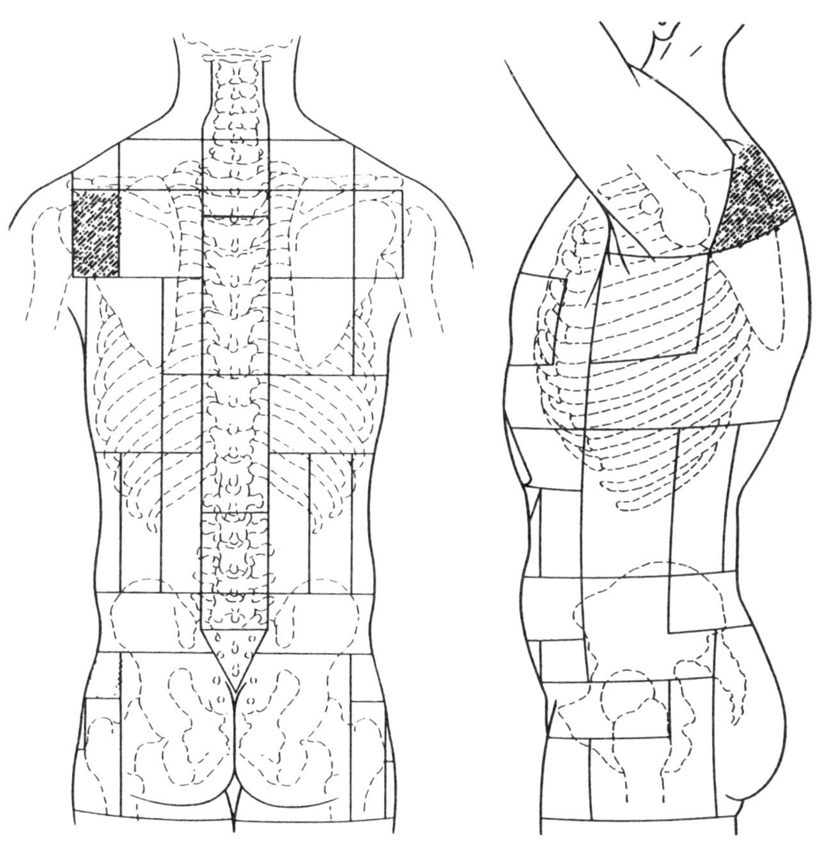

Die Zone **links** auf dem **Rücken** beginnt in Höhe des 2. Brustwirbels und endet in Höhe des 5. Den äußeren Rand bildet die Verlängerung der Achselfalte nach oben. Die innere Begrenzung bildet eine Parallele zu dieser Linie im Abstand von 3 Fingerbreiten.

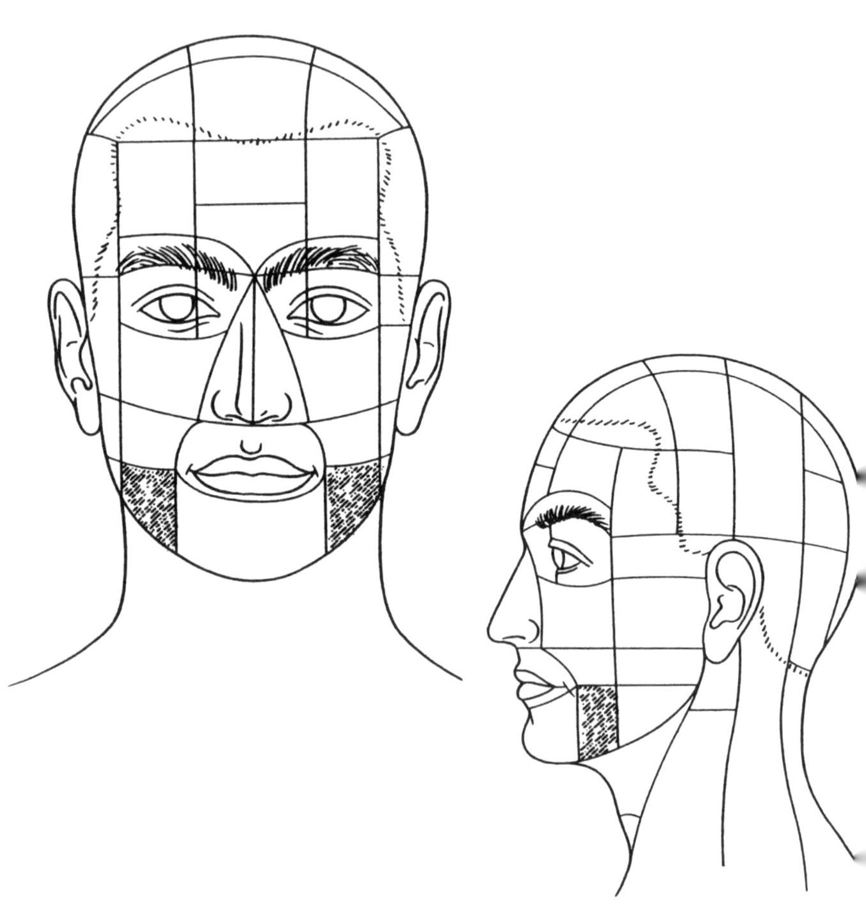

Die **beiden symmetrischen** Zonen beginnen auf einer gedachten horizontalen Verlängerung der Mundwinkel und enden jeweils am Kinnrand. Die vorderen Begrenzungen bilden die Vertikalen durch den linken und rechten Mundwinkel. Der hintere Rand liegt jeweils auf einer Senkrechten durch den äußeren Rand der Augenbrauen.

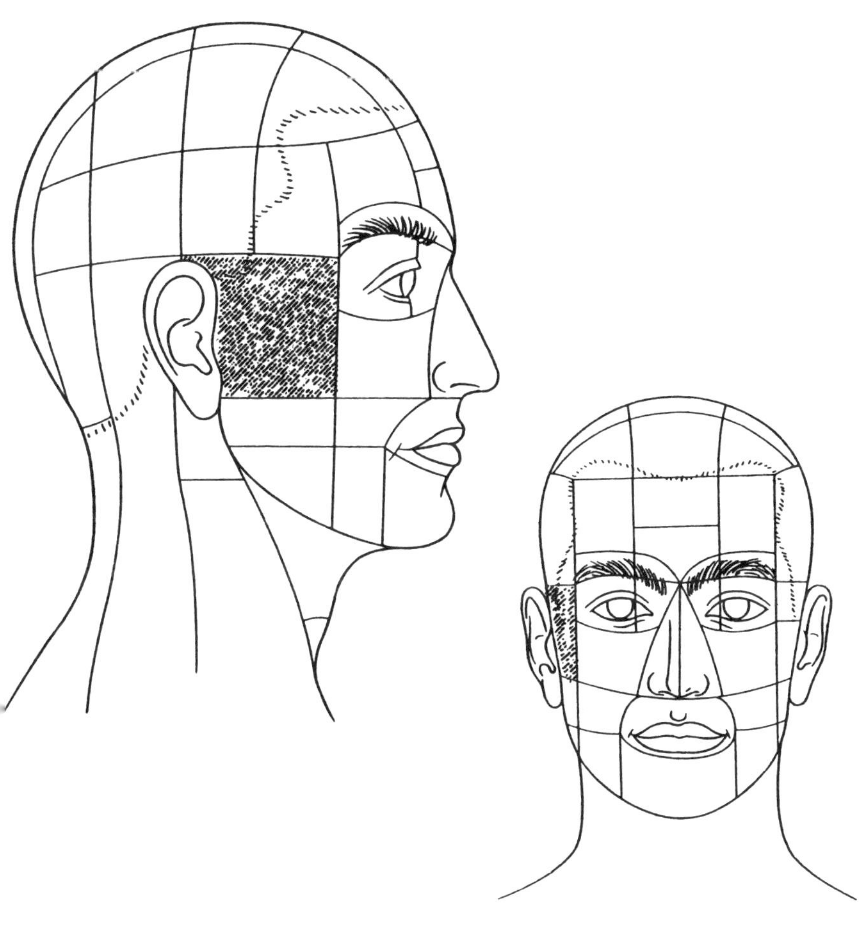

Die Zone beginnt an der waagerechten Verlängerung des **rechten** äußeren Augenbrauenrandes und endet auf einer Horizontalen in Höhe des unteren Nasenendes. Die innere Begrenzung wird gebildet durch eine Senkrechte durch den äußeren Rand der Augenbraue. Außen endet die Zone am rechten Ohrrand.

Holly

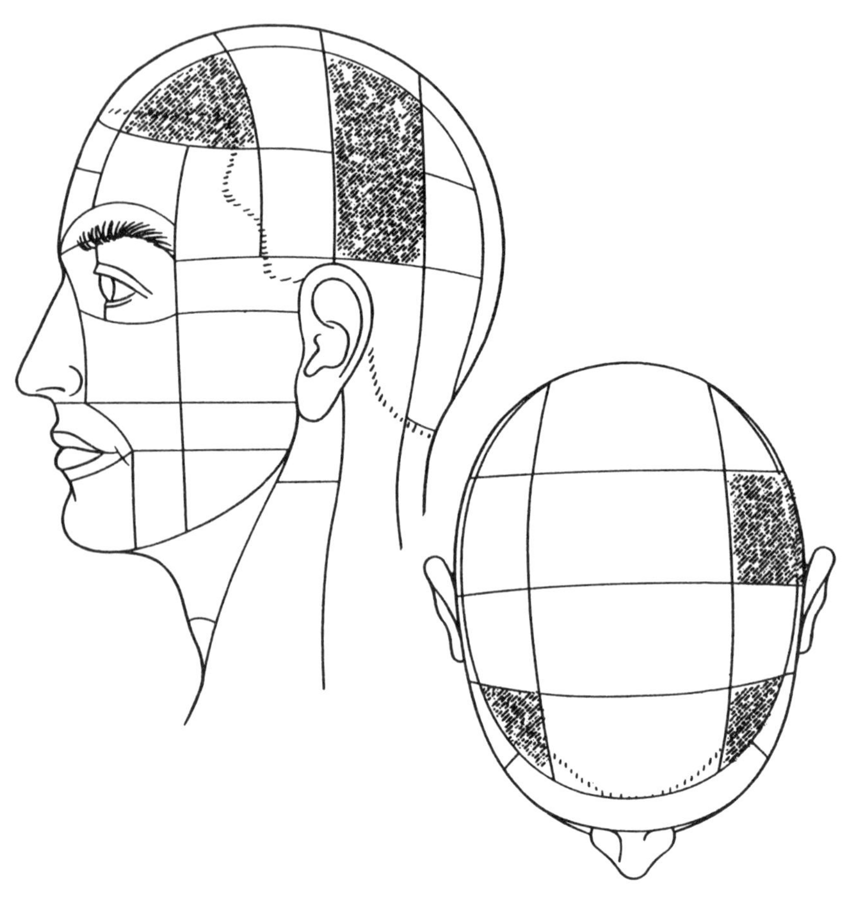

Die **beiden vorderen** Zonen beginnen auf einer Vertikalen 1½ Fingerbreit **links** und **rechts** der Mittellinie des Kopfes und enden auf einer Parallelen zu dieser im Abstand von 3 Fingerbreiten. Die vordere Begrenzung bildet jeweils die Haargrenze; die hintere liegt 3 Fingerbreit dahinter.

Die **hintere** Zone auf der linken Kopfseite beginnt 1½ Fingerbreit seitlich der Mittellinie und endet auf einer Horizontalen in Höhe der **linken** Ohrspitze. Die vordere Begrenzung bildet eine Vertikale durch die Ohrspitze. Die hintere Grenze befindet sich auf einer Parallelen zu dieser Linie im Abstand von 3 Fingerbreiten.

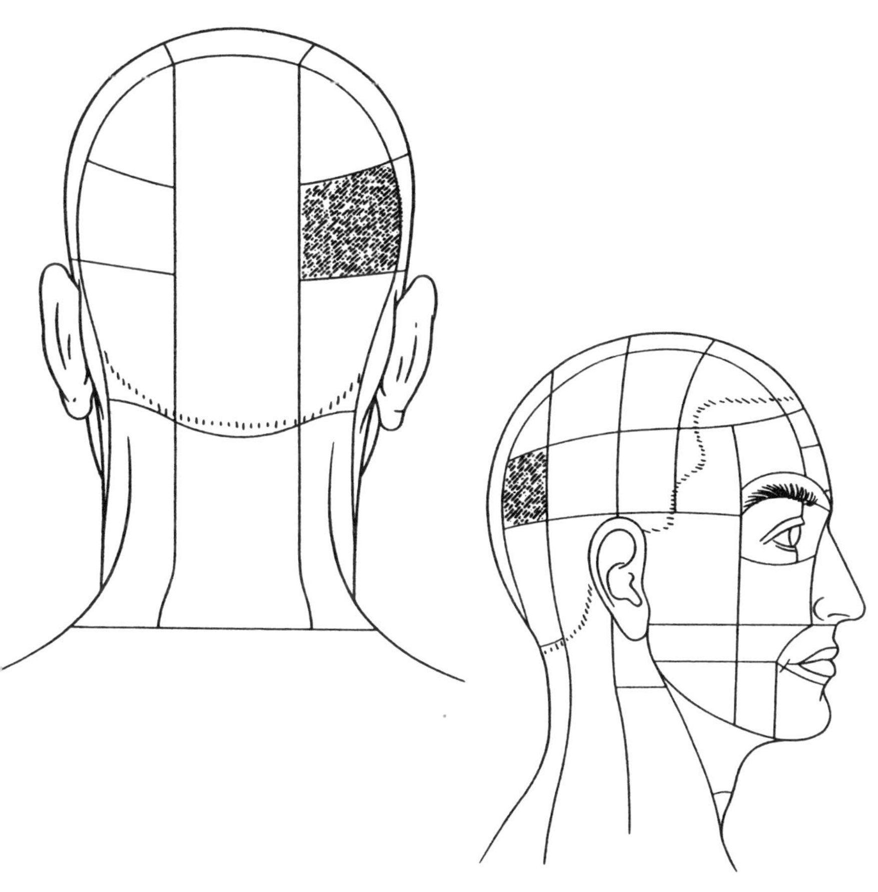

Die Zone **rechts** am Kopf beginnt 3 Fingerbreit hinter der gedachten Senkrechten durch die rechte Ohrspitze und endet 3 Fingerbreit dahinter. Die untere Begrenzung bildet die Horizontale durch die Ohrspitze. Die obere Grenze liegt 3 Fingerbreit darüber.

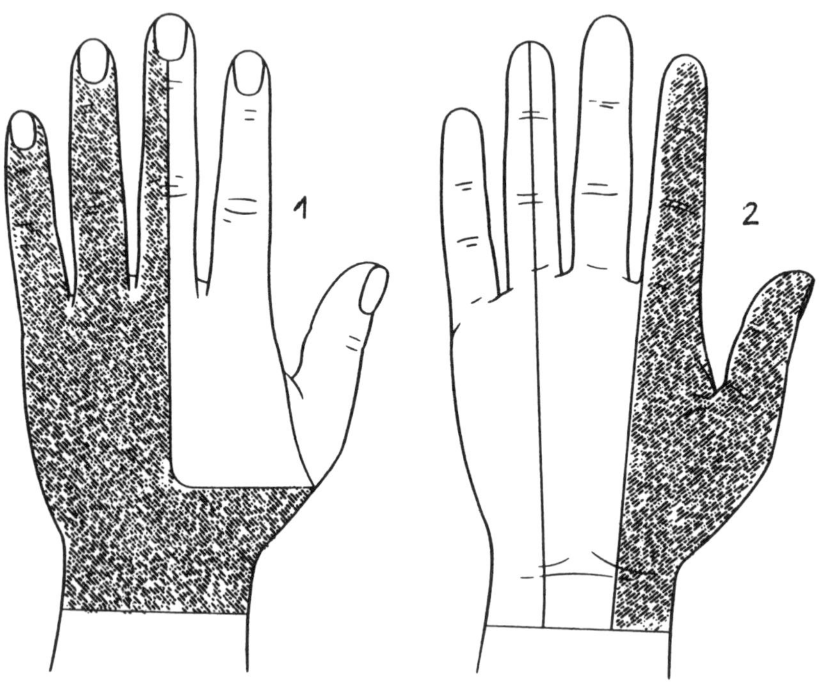

1) Die Zone liegt auf dem **linken Handrücken.** Sie erstreckt sich von einer Horizontalen 1 Fingerbreit hinter der Handgelenkfalte zu den äußeren Fingerspitzen. Die innere Grenze bildet eine Senkrechte durch die Mitte des Mittelfingers, sie endet auf einer Horizontalen 2 Fingerbreit vor der Handgelenkfalte. Von dort verläuft sie nach links bis zum Daumenrand. Die äußere Grenze verläuft am Außenrand der Hand zum äußeren Nagelfalzwinkel des kleinen Fingers. (Die Grenze zwischen den Zonen auf der Handfläche und auf dem Handrücken verläuft auf den Innenseiten der Finger.)

2) Die Zone liegt auf der **Innenseite** der **rechten Hand.** Sie erstreckt sich von einer Horizontalen 1 Fingerbreit hinter der Handgelenkfalte zu Daumen- und Zeigefingerspitzen. Die rechte Begrenzung verläuft an der Außenkante des Handgelenks bis zum Nagelfalzwinkel des Daumens. Die linke Grenze beginnt 1 Fingerbreit innerhalb der rechten Außenkante des Handgelenks und verläuft von dort zum linken Rand des Zeigefingers. (Die Grenze zwischen den Zonen auf der Handfläche und auf dem Handrücken verläuft auf den Innenseiten der Finger.)

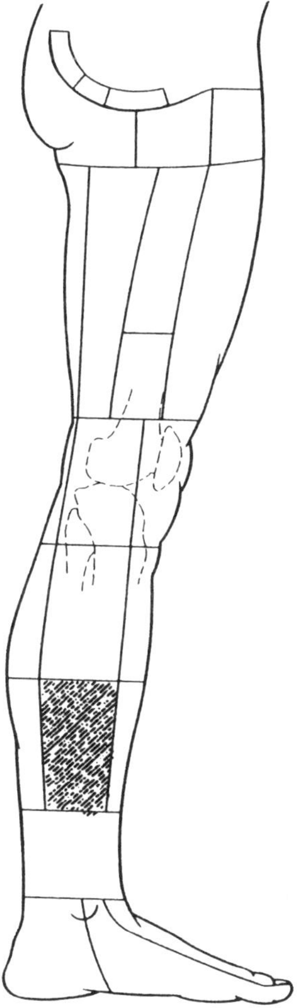

Die Zone am **linken Bein** beginnt auf einer Horizontalen 4 Fingerbreit oberhalb des Oberrandes des linken inneren Knöchels und endet auf einer Horizontalen 6 Fingerbreit darüber. Der vordere Rand liegt am inneren Schienbeinrand. Der hintere Rand befindet sich an der oberen Grenze 4 Fingerbreit seitlich davon, an der unteren Grenze 3 Fingerbreit, da die Zone nach unten hin schmäler wird.

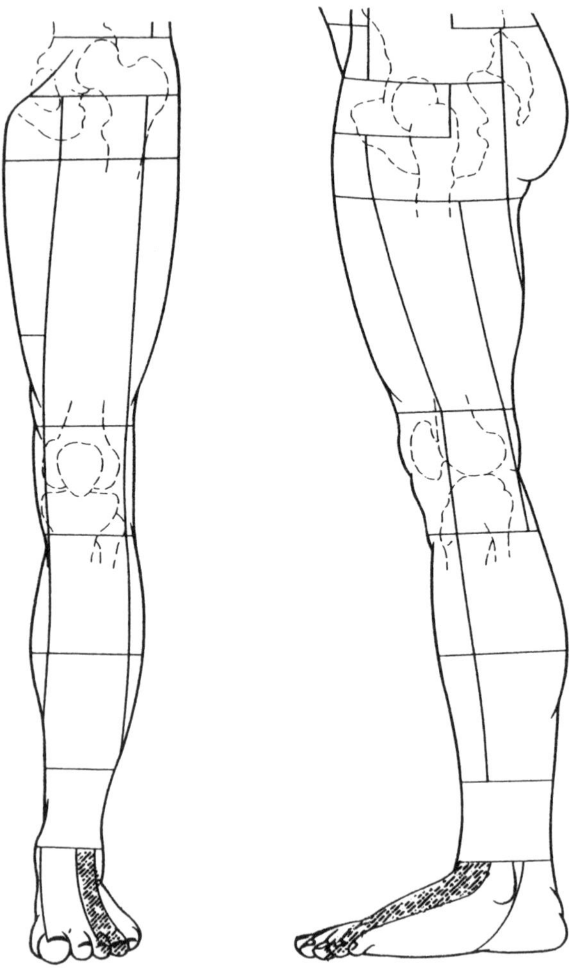

Die Zone beginnt auf dem **linken Fuß** in Höhe des Oberrandes des inneren Knöchels und erstreckt sich zu den Zehen. Der innere Rand verläuft über die Mitte des Fußrückens zur Mitte der mittleren Zehe. Der äußere Rand beginnt am Vorderrand des linken äußeren Knöchels und erstreckt sich von dort zum Zwischenraum der 4. und 5. Zehe. Die Untergrenze liegt am Beginn der Fußsohle; die Innenseiten der Zehen gehören noch zu dieser Zone.

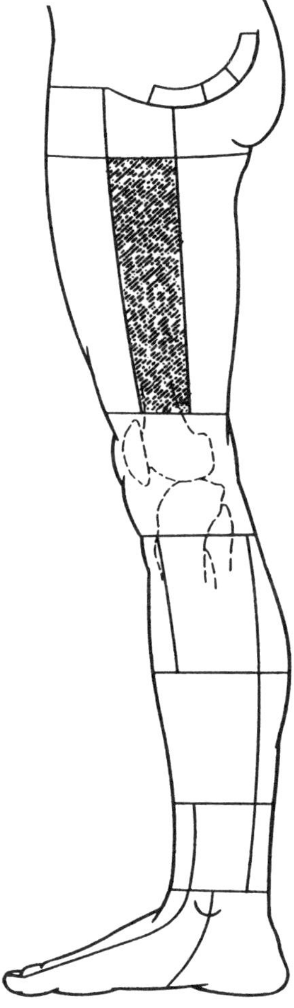

Die Zone liegt auf der **Innenseite** des **rechten Oberschenkels.** Sie beginnt auf einer Horizontalen 1 Fingerbreit unterhalb der Quer-Gesäßfalte und endet wiederum auf einer Horizontalen 1 Fingerbreit oberhalb der Kniescheibe. Der innere Rand liegt an der Obergrenze der Zone in der Mittellinie des Körpers, der äußere Rand 4 Fingerbreit seitlich davon. An der Untergrenze der Zone liegt der rechte Rand auf einer Vertikalen 2 Fingerbreit links der Kniescheibe, der linke Rand 2½ Fingerbreit seitlich davon.

Holly

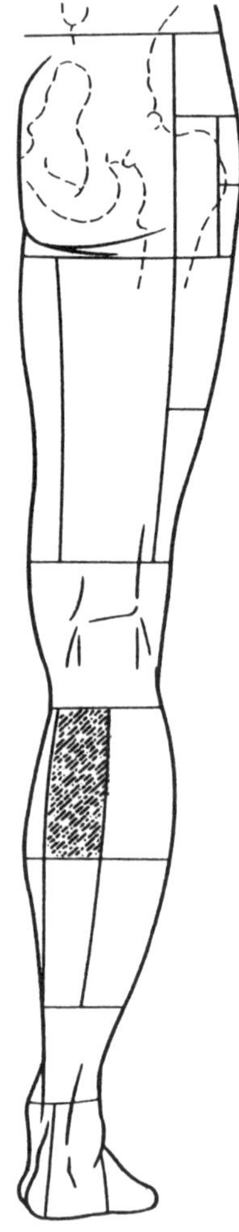

Die Zone **hinten** auf dem **rechten Unterschenkel** beginnt auf einer Horizontalen 3½ Fingerbreit unterhalb der rechten Kniescheibe und endet wiederum auf einer Horizontalen 6 Fingerbreit darunter. Der hintere Rand liegt in der Mitte der Wade auf einer gedachten Linie von der Achillessehne zur Mitte der Kniekehle. Die vordere Begrenzung bildet eine Parallele zu dieser Linie im Abstand von 3 Fingerbreiten links davon.

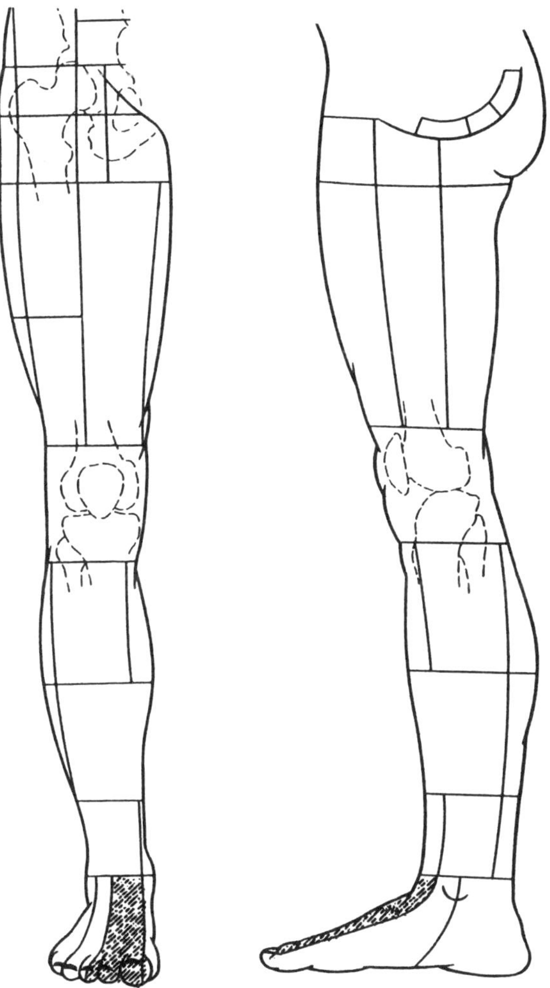

Die Zone beginnt auf dem **rechten Fuß** in Höhe des Oberrandes des inneren Knöchels und erstreckt sich zu den Zehen. Der innere Rand verläuft vom vorderen Knöchelrand zum äußeren Nagelfalzwinkel der großen Zehe. Der äußere Rand verläuft über die Mitte des Fußrückens zur Mitte der mittleren Zehe. Die Untergrenze liegt am Beginn der Fußsohle; die Innenseiten der Zehen gehören noch zu dieser Zone.

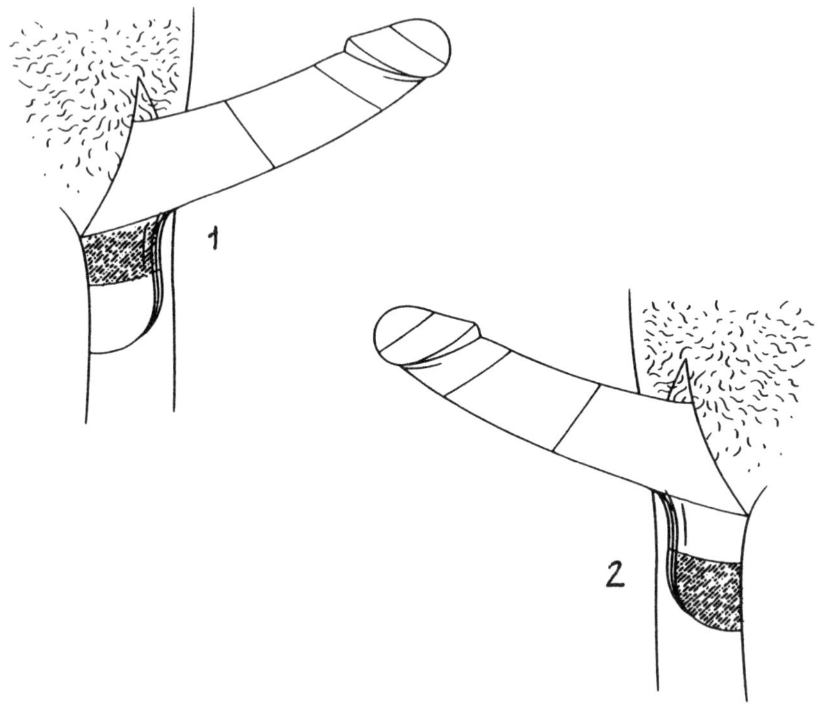

1) Diese Zone umfaßt die **obere Hälfte** des **rechten Hodens.** Sie beginnt in der Mittellinie und endet außen am Hodenansatz.

2) Diese Zone umfaßt die **untere Hälfte** des **linken Hodens.** Sie beginnt in der Mittellinie und endet außen am Hodenansatz.

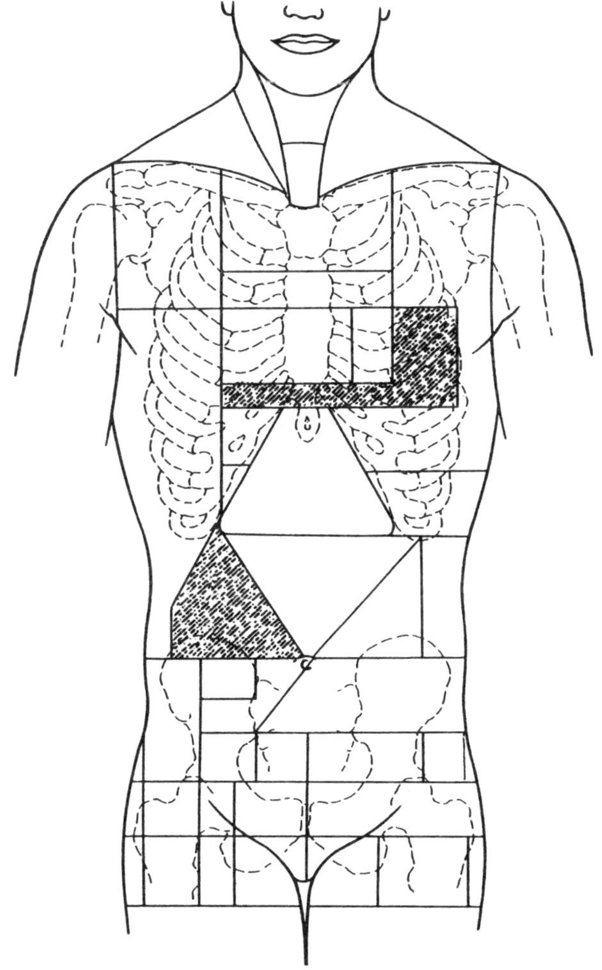

Die **obere** Zone verläuft **links** vom 3. bis zum 7. Zwischenrippenraum. Die äußere Begrenzung liegt 8 Fingerbreiten links der Mittellinie, die innere im Bereich vom 3. bis zum 6. Zwischenrippenraum 4 Fingerbreit links der Mittellinie. Darunter erstreckt sich diese Zone auch nach **rechts** bis zu einem Abstand von 4 Fingerbreiten seitlich der Mittellinie.
Die **untere** Zone auf der **rechten Seite** beginnt an ihrer Unterseite auf einer durch den Nabel gelegten Horizontalen. Ihre obere Grenze beginnt an einem Punkt auf dem Rippenbogen in Höhe der Mitte der Strecke Nabel/unterer Brustbeinrand. Von dort verläuft die linke Grenze diagonal zum Nabel, die rechte entlang des Rippenbogens. Die äußere Grenze bildet eine Vertikale durch das tastbare Ende der 11. Rippe.

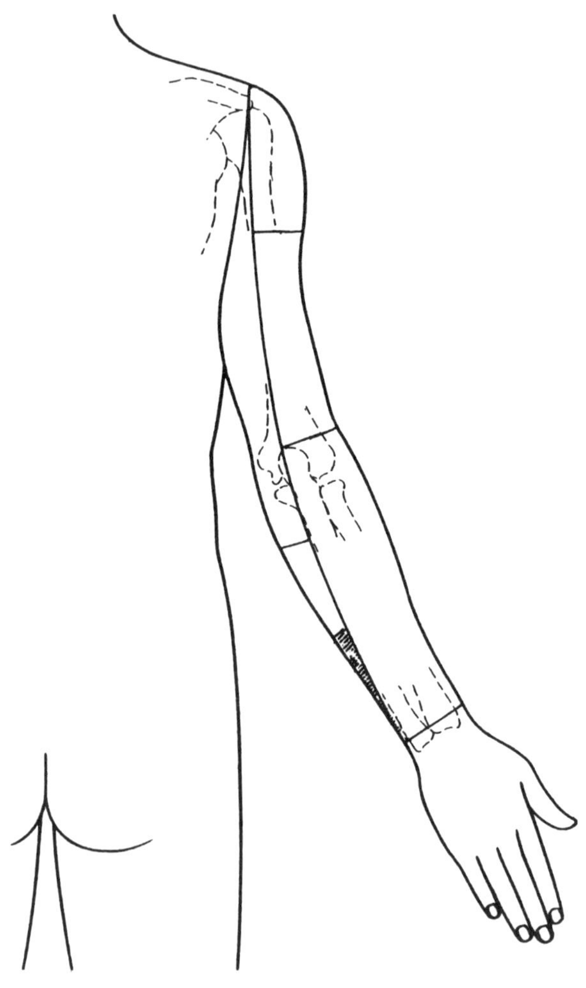

Die Zone auf der **Rückseite** des **rechten Arms** beginnt auf einer Horizontalen 6 Fingerbreit unterhalb der Armbeuge bei gestrecktem Arm und endet auf einer Horizontalen 1 Fingerbreit hinter der Handgelenkfalte. Die innere Grenze liegt auf einer Linie von der Außenkante des kleinen Fingers zur inneren Ellbogenfalte bei gebeugtem Arm. Die äußere Grenze liegt am Knochenrand der Elle.

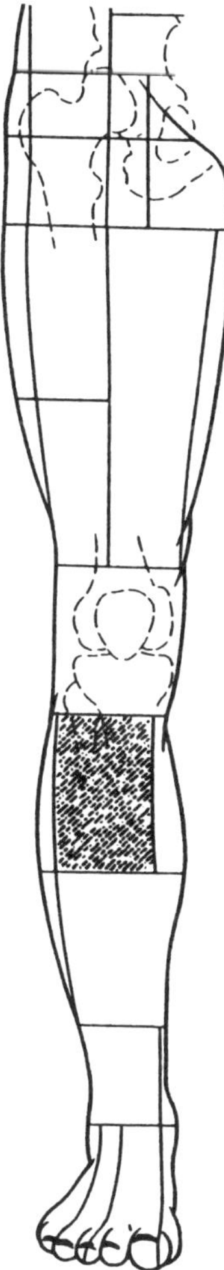

Die Zone an der **Vorderseite** des **rechten Beins** beginnt auf einer Horizontalen 3½ Fingerbreit unterhalb der rechten Kniescheibe und endet wiederum auf einer Horizontalen 6 Fingerbreit darunter. Die rechte Grenze liegt auf einer Vertikalen 2 Fingerbreit rechts der Kniescheibe, die linke auf einer senkrechten Verlängerung des linken Kniescheibenrandes.

Hornbeam

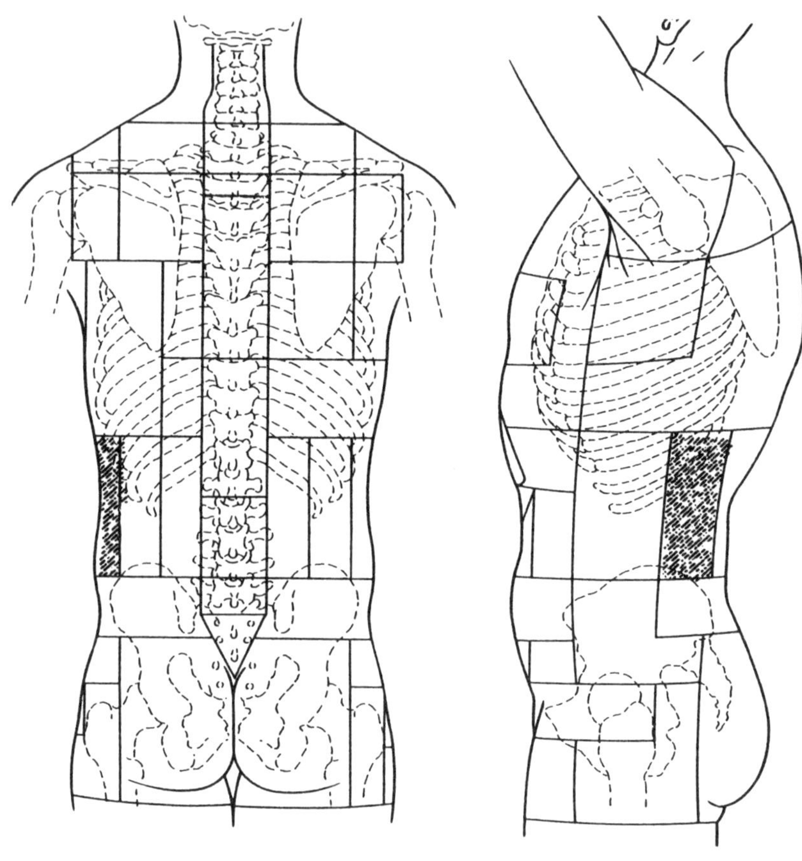

Die Zone beginnt auf der **linken** Seite des **Rückens** in Höhe des 11. Brustwirbels und endet in Höhe des 4. Lendenwirbels. Die äußere Begrenzung bildet die gedachte vertikale Verlängerung der hinteren Achselfalte. Der innere Rand liegt auf einer Parallelen zu dieser Linie im Abstand von 3 Fingerbreiten.

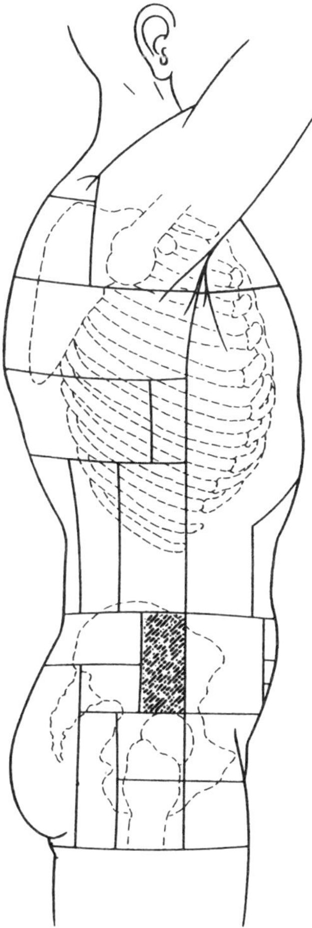

Die Zone liegt auf der **rechten** Körperseite. Sie beginnt am Oberrand des Darmbeinkamms und endet auf der horizontalen Verlängerung der Schamhaargrenze. Vorne wird sie begrenzt durch eine gedachte vertikale Verlängerung der Achselfalte. Die hintere Begrenzung bildet eine Parallele zu dieser Linie im Abstand von 3½ Fingerbreiten.

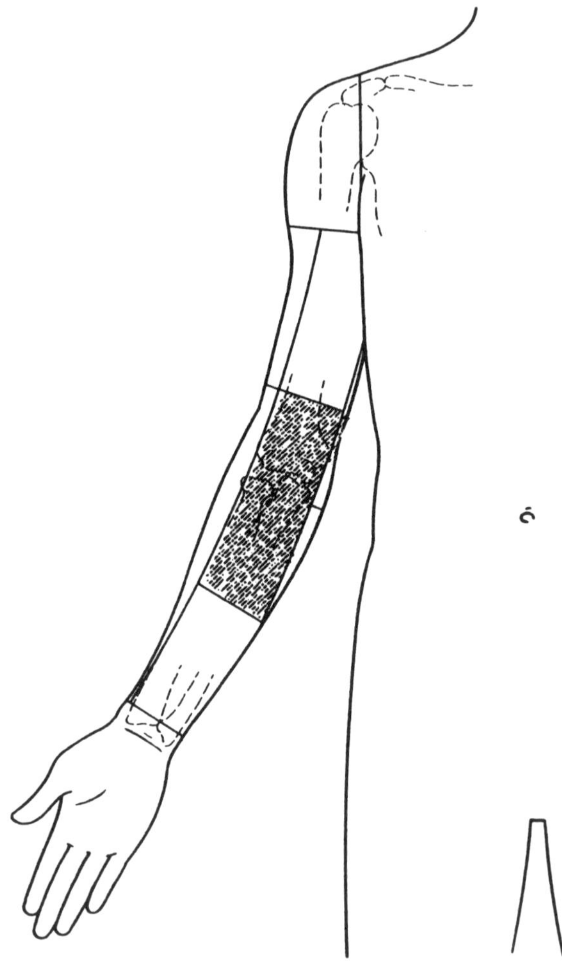

Die Zone an der **Unterseite** des **rechten Arms** beginnt auf einer Horizontalen 3 Fingerbreit oberhalb der rechten inneren Armbeuge bei gestrecktem Arm und endet auf einer Horizontalen 6 Fingerbreit unterhalb der Armbeuge. Der rechte Rand verläuft vom Außenrand des Musculus biceps nach unten in Richtung Daumen. Der linke Rand erstreckt sich vom Innenrand desselben Muskels in Richtung des kleinen Fingers.

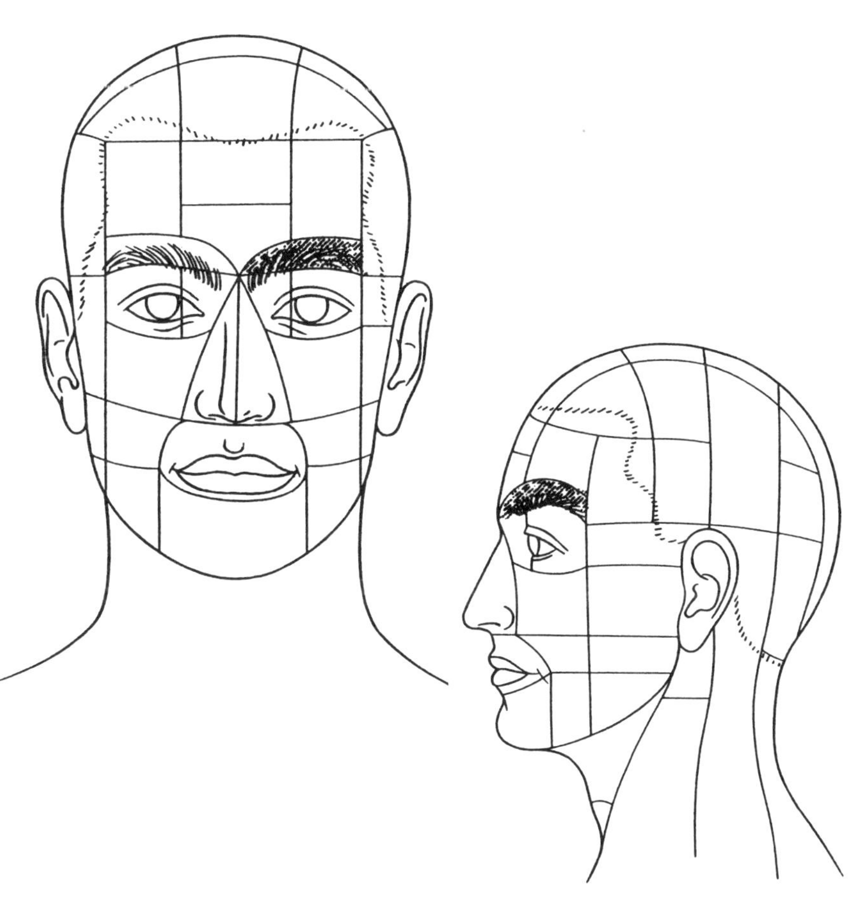

Die Zone umfaßt die **linke** Augenbraue.

Impatiens

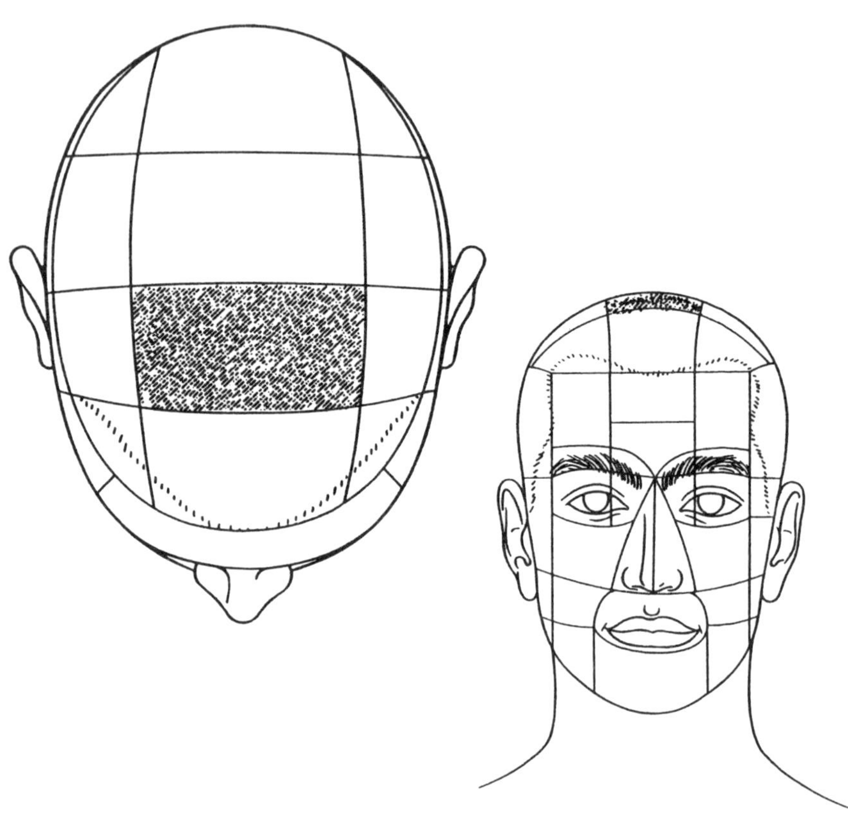

Die Zone beginnt 3 Fingerbreit hinter der Haargrenze und endet auf der gedachten senkrechten Verlängerung der Ohrspitze nach oben. Die seitlichen Grenzen liegen 1½ Fingerbreit **links** und **rechts** der Mittellinie.

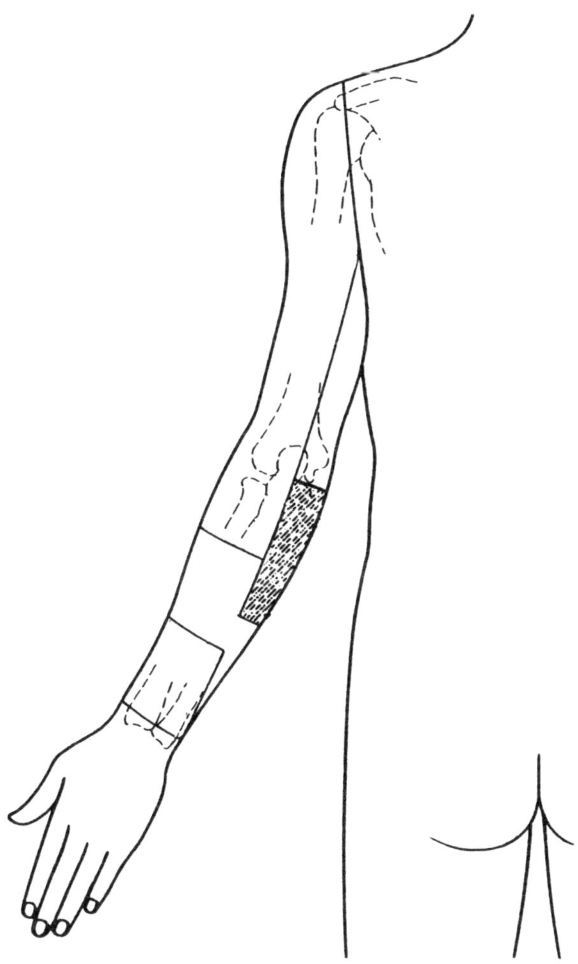

Die Zone liegt auf der **Rückseite** des **linken Arms.** Sie beginnt auf einer Horizontalen durch die Ellbogenspitze und endet auf einer Horizontalen 7 Fingerbreit darunter. Die vordere Grenze liegt auf einer Linie von der Außenkante des kleinen Fingers zur Ellbogenfalte bei gebeugtem Arm. Die hintere Grenze befindet sich auf dem Knochenrand der Elle.

Impatiens

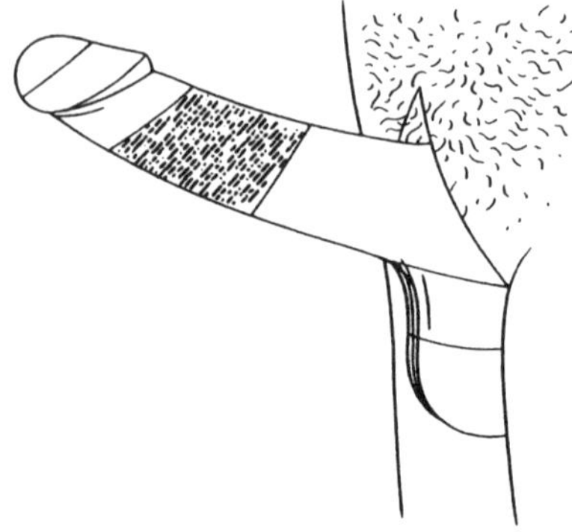

Einen Fingerbreit hinter dem Eichelrand beginnt diese Zone und erstreckt sich von dort bis zur Mitte der Strecke Penisansatz/Beginn der Impatiens-Zone unterhalb der Eichel.

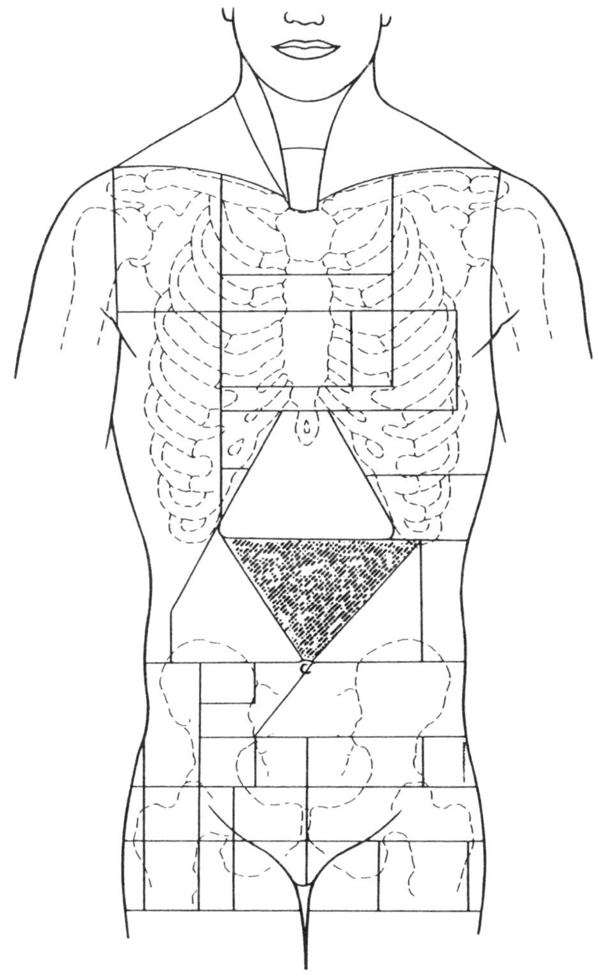

Die obere Grenze wird gebildet durch eine horizontale Linie, die durch die Mitte der Strecke Nabel/Brustbeinrand (Akupunkturpunkt KG 12) gelegt wird. Der linke Rand beginnt am Schnittpunkt dieser Linie mit einer gedachten Senkrechten durch die linke Brustwarze. Von dort verläuft er diagonal zum Nabel. Der rechte Rand beginnt 1 Fingerbreit neben dem Rand des Rippenbogens und verläuft von dort ebenfalls diagonal zum Nabel.

Larch

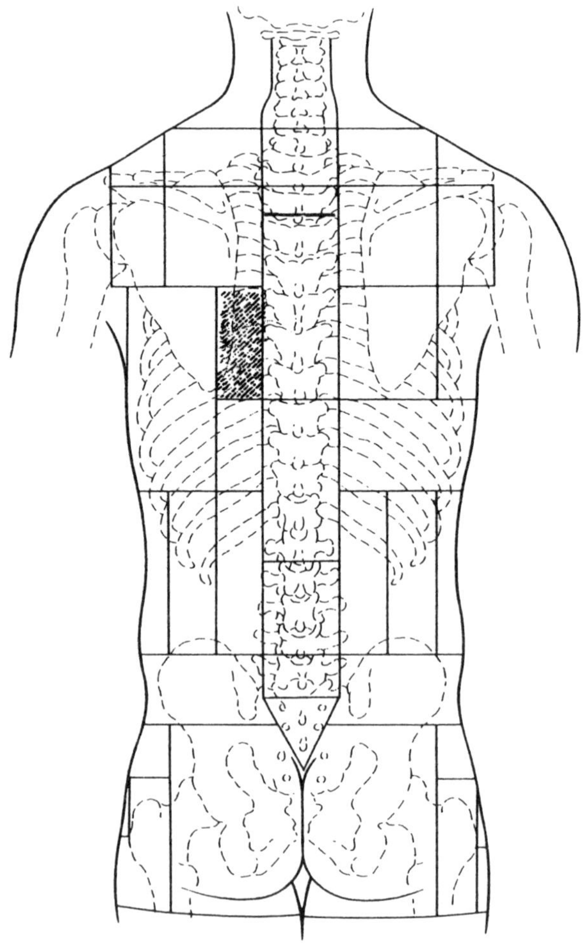

Die Zone beginnt in Höhe des 5. Brustwirbels und endet in Höhe des 8. Die innere Begrenzung liegt 2 Fingerbreit **links** neben der Mittellinie des Rückens. Ihre seitliche Ausdehnung beträgt 3 Fingerbreiten.

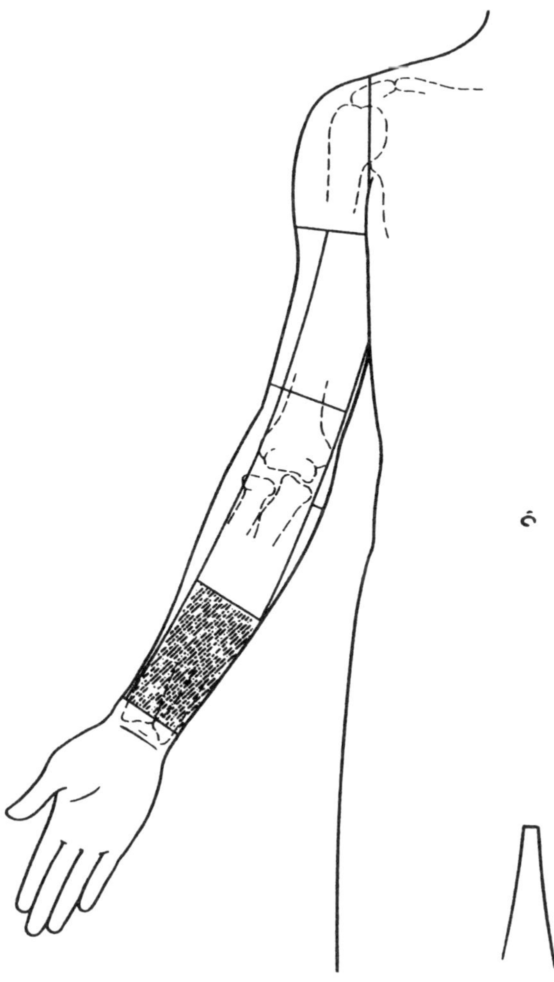

Die Zone an der **Vorderseite** des **rechten Arms** beginnt auf einer Horizontalen 6 Fingerbreit unterhalb der Armbeuge bei gestrecktem Arm und endet auf einer Horizontalen 1 Fingerbreit hinter der Handgelenkfalte. Die linke Grenze liegt auf einer Linie von der Außenkante des kleinen Fingers zur inneren Ellbogenfalte bei gebeugtem Arm. Die rechte Begrenzung bildet der Knochenrand der Speiche.

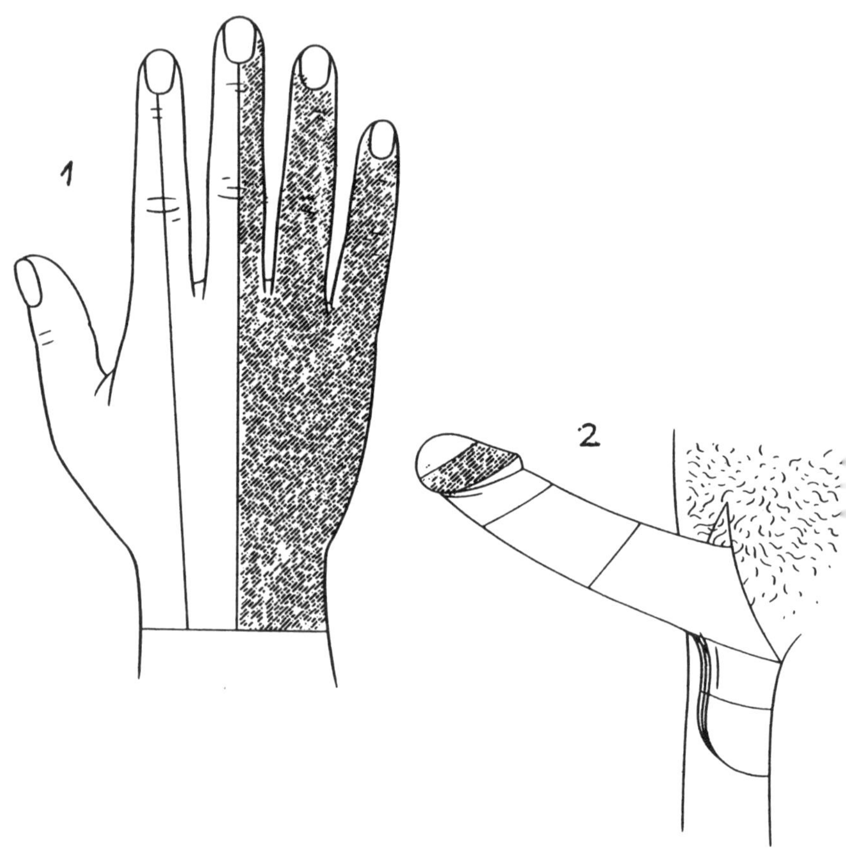

1) Die Zone liegt auf dem **rechten Handrücken.** Sie erstreckt sich von einer Horizontalen 1 Fingerbreit hinter der Handgelenkfalte zu den äußeren Fingerspitzen. Die innere Grenze verläuft von der Mitte des Handgelenks zur Mitte des Mittelfingers. Die äußere Grenze beginnt 2 Fingerbreit seitlich der Mitte des Handgelenks und verläuft am Außenrand der Hand zum äußeren Nagelfalzwinkel des kleinen Fingers. (Die Grenze zwischen den Zonen auf der Handfläche und auf dem Handrücken verläuft auf den Innenseiten der Finger.)

2) Diese Zone entspricht der hinteren Hälfte der **Eichel** und endet an der Oberkante des Eichelrandes.

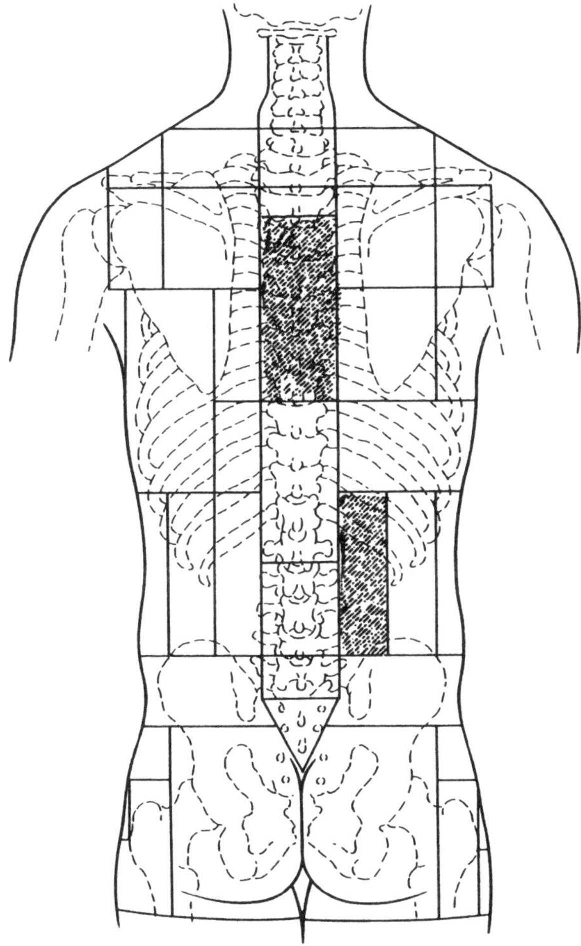

Die **obere** Zone beginnt in Höhe des 3. Brustwirbels und endet in Höhe des 8. Die seitliche Begrenzung liegt jeweils 2 Fingerbreiten links und rechts der Mittellinie.

Die **untere** Zone liegt **rechts.** Sie beginnt in Höhe des 11. Brustwirbels und endet in Höhe des 4. Lendenwirbels. Die innere Begrenzung liegt 2 Fingerbreit rechts neben der Mittellinie. Die seitliche Ausdehnung beträgt 3 Fingerbreiten.

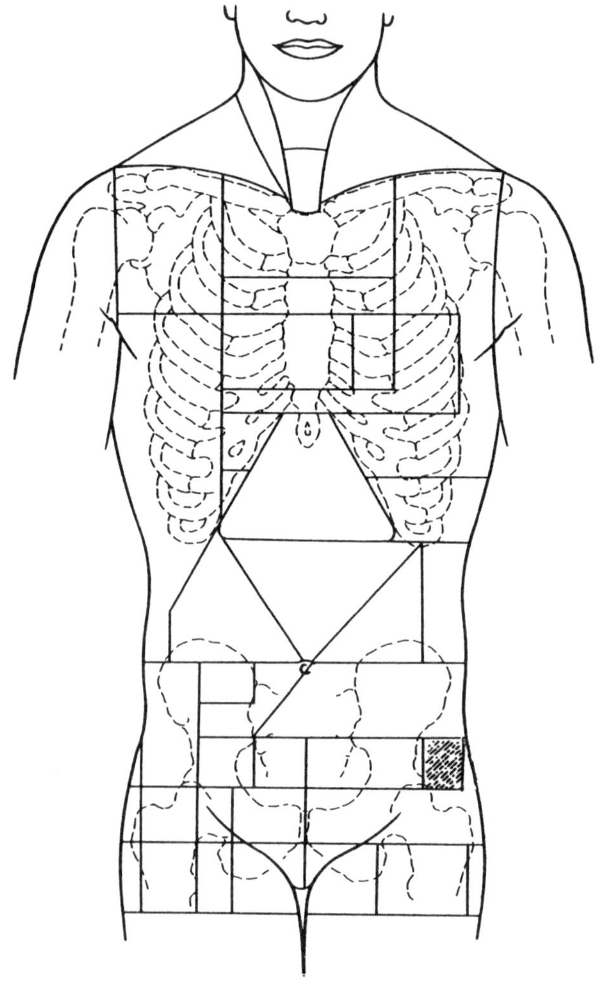

Die Zone auf der **linken** Körperseite wird seitlich begrenzt durch eine Vertikale durch die linke Brustwarze und die Verlängerung der Achselfalte. Die obere Grenze bildet eine Horizontale durch die Mitte der Strecke oberer Schambeinrand/Nabel. Der untere Rand liegt auf einer Horizontalen 1 Fingerbreit oberhalb des Schambeinoberrandes.

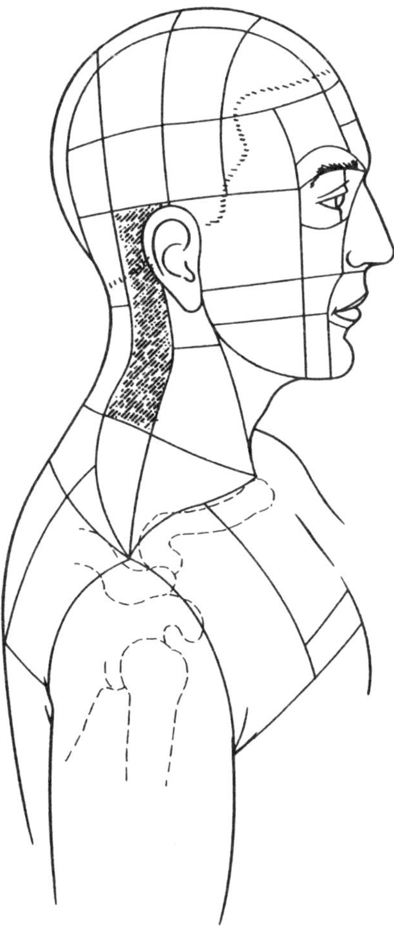

Die Zone an der **rechten Halsseite** beginnt auf einer Horizontalen in Höhe des Oberrandes des rechten Ohres und endet am Halsansatz. Die vordere Begrenzung bildet die Verlängerung des hinteren Ohransatzes nach unten. Der hintere Rand liegt 2 Fingerbreit dahinter.

Mimulus

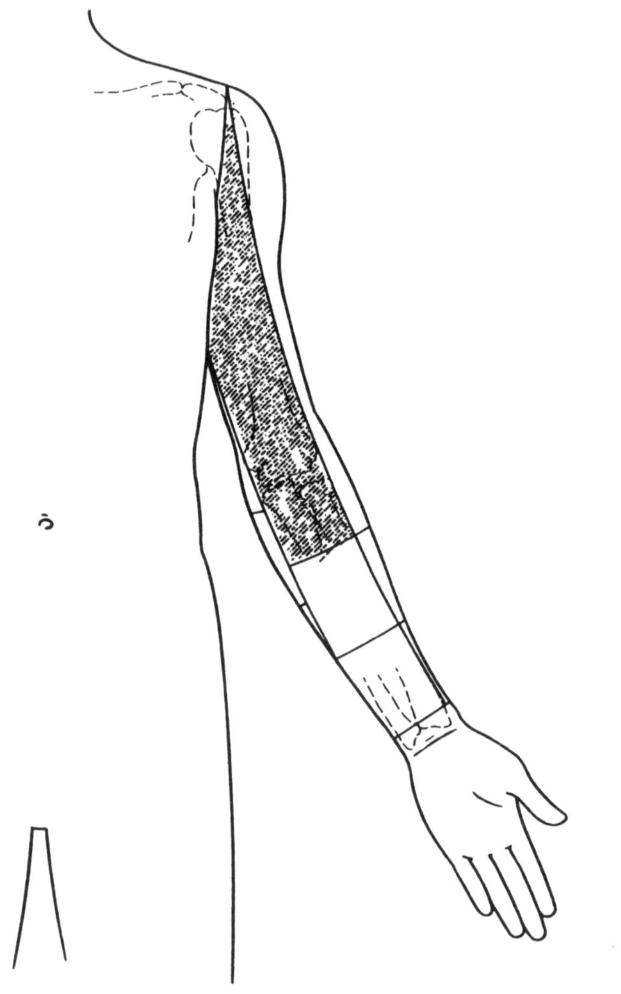

Die Zone liegt auf der **Vorderseite** des **linken Arms.** Sie beginnt auf der Schulterhöhe am Schnittpunkt der vertikalen Verlängerung der vorderen Achselfalte mit der Verlängerung des äußeren Randes des Musculus biceps in einer tastbaren – meist schmerzhaften – Vertiefung. Sie endet 3 Fingerbreit unterhalb der Armbeuge bei gestrecktem Arm. Die äußere Grenze liegt auf einer Vertikalen durch den äußeren Rand des Musculus biceps, die innere Grenze auf einer Vertikalen durch dessen Innenrand.

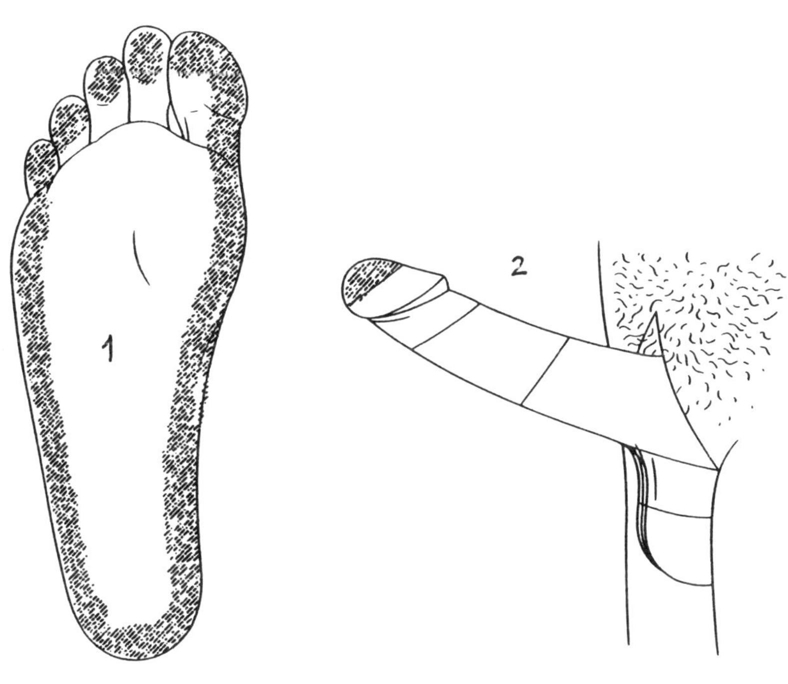

1) Die Zone umfaßt die gesamte **rechte Fußsohle** einschließlich der Unterseiten der Zehen.

2) Diese Zone umfaßt die **vordere** Hälfte der **Eichel**.

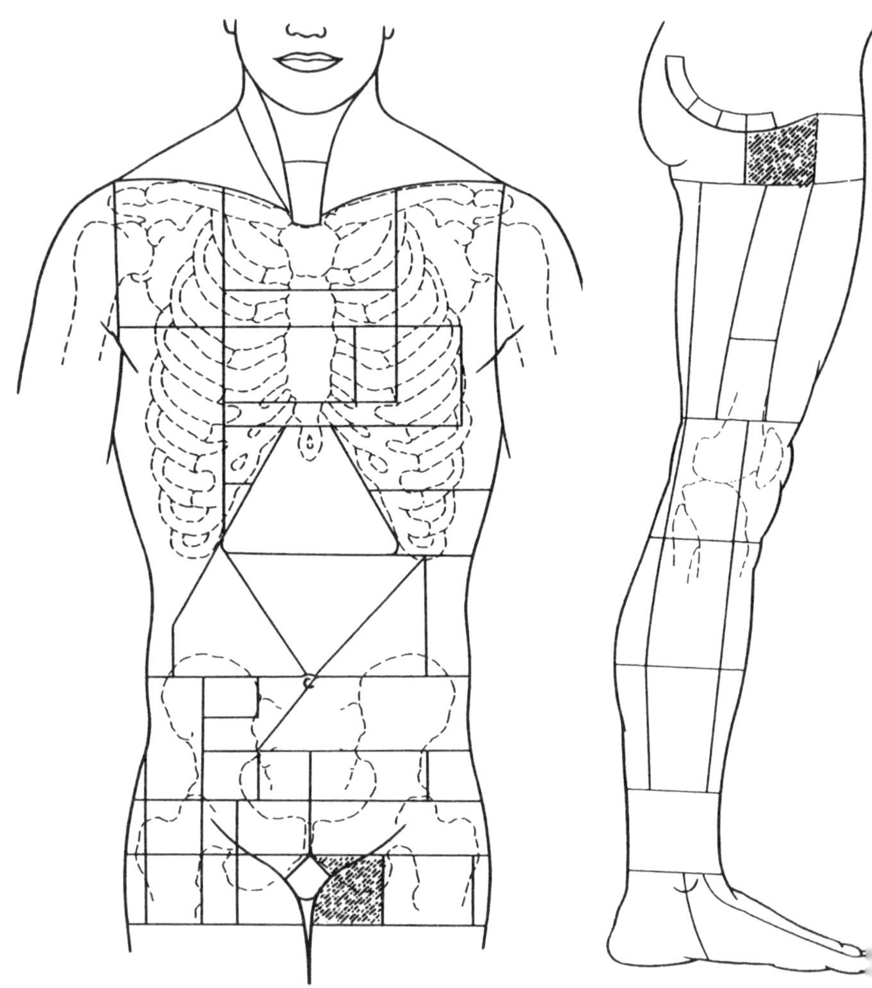

Diese **links gelegene** Zone beginnt am Unterrand des Schambeins und endet einen Fingerbreit unterhalb der gedachten Verlängerung der Quer-Gesäßfalte nach vorne. Sie verläuft um das Genital. Die innere Begrenzung bildet die Körpermittellinie, die äußere eine Parallele hierzu im Abstand von 4 Fingerbreiten.

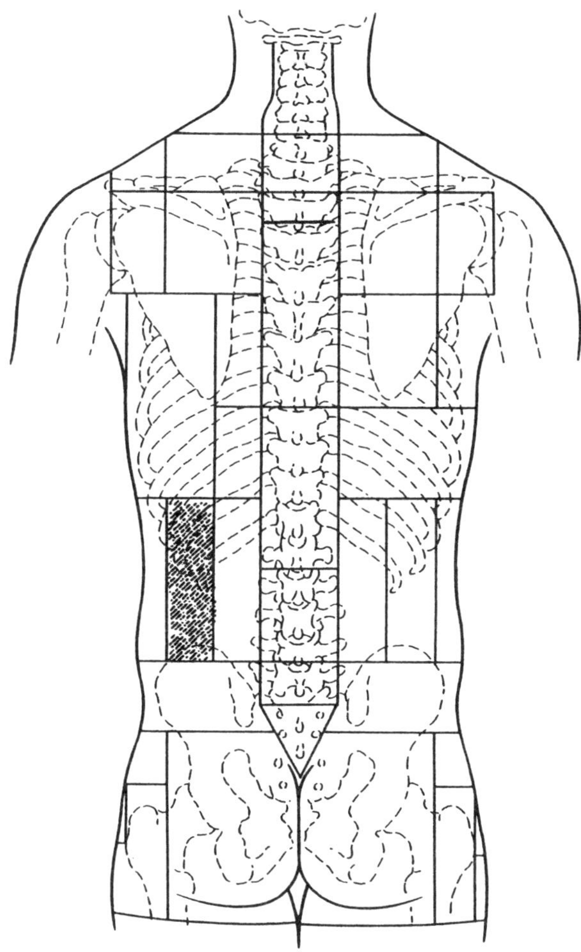

Die Zone beginnt in Höhe des 11. Brustwirbels und endet in Höhe des 4. Lendenwirbels. Die innere Begrenzung liegt ca. 5 Fingerbreit **links** neben der Mittellinie. Ihre seitliche Ausdehnung beträgt 3 Fingerbreiten.

Mustard

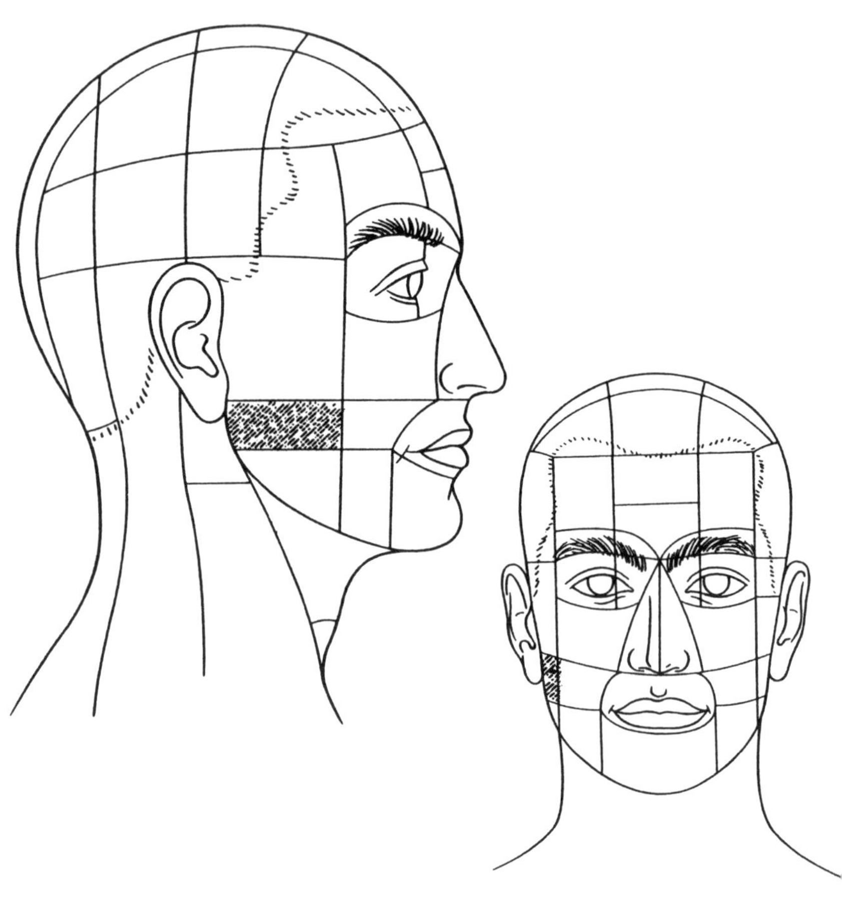

Die Zone liegt auf der **rechten** Gesichtshälfte. Sie beginnt auf einer Horizontalen in Höhe des unteren Nasenendes und endet auf einer Waagerechten in Höhe des Mundwinkels. Die innere Begrenzung liegt auf einer Senkrechten durch den äußeren Rand der rechten Augenbraue. Außen endet die Zone am Ansatz des Ohrläppchens.

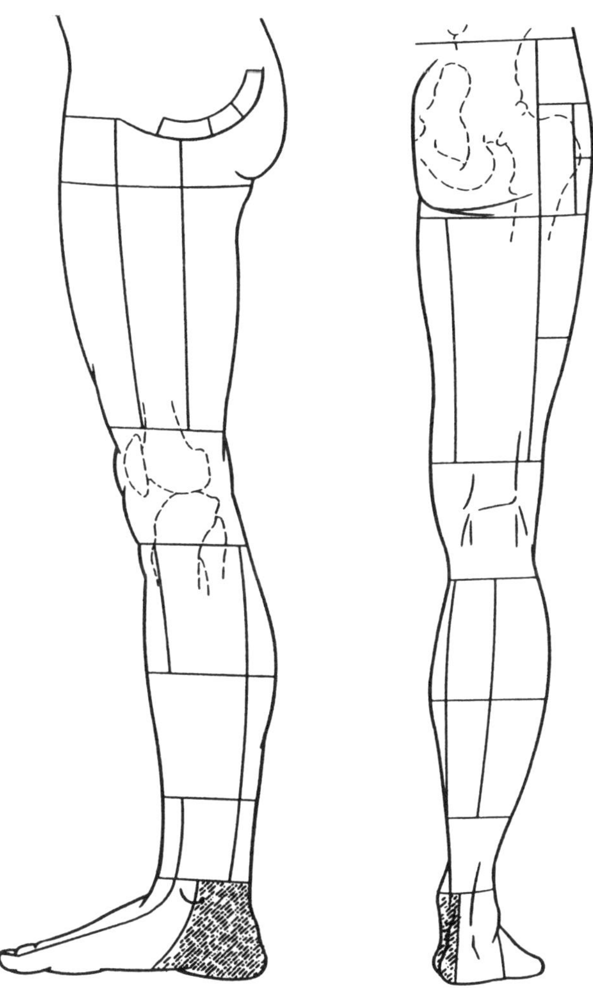

Die Zone beginnt am Oberrand des inneren Knöchels und endet am Unterrand des **rechten Fußes.** Die hintere Begrenzung bildet die Achillessehne, die vordere verläuft von oben über den Knöchel leicht schräg nach vorne.

Mustard

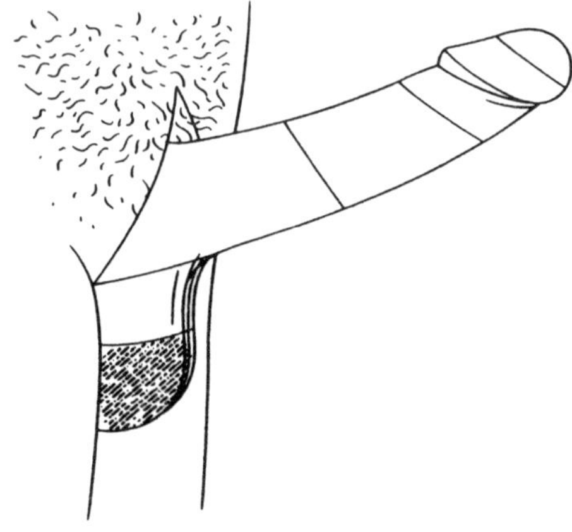

Diese Zone umfaßt die **untere Hälfte** des **rechten** Hodens. Sie beginnt in der Mittellinie und endet außen am Hodenansatz.

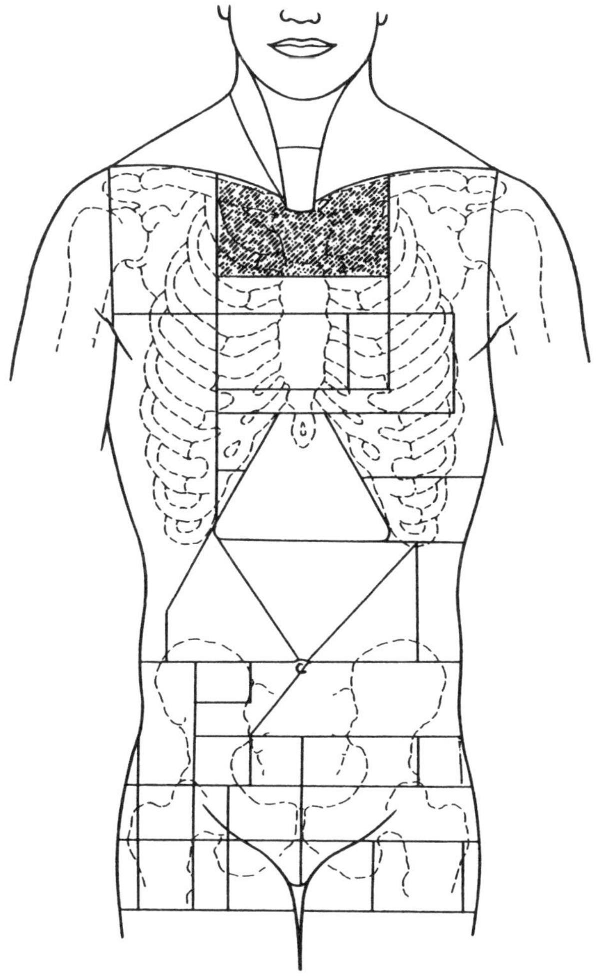

Die Zone beginnt am oberen Schlüsselbeinrand und endet ca. 1 Handbreit darunter im 2. Zwischenrippenraum. Die seitlichen Begrenzungen liegen jeweils 4 Fingerbreit **links und rechts** der Mittellinie.

Oak

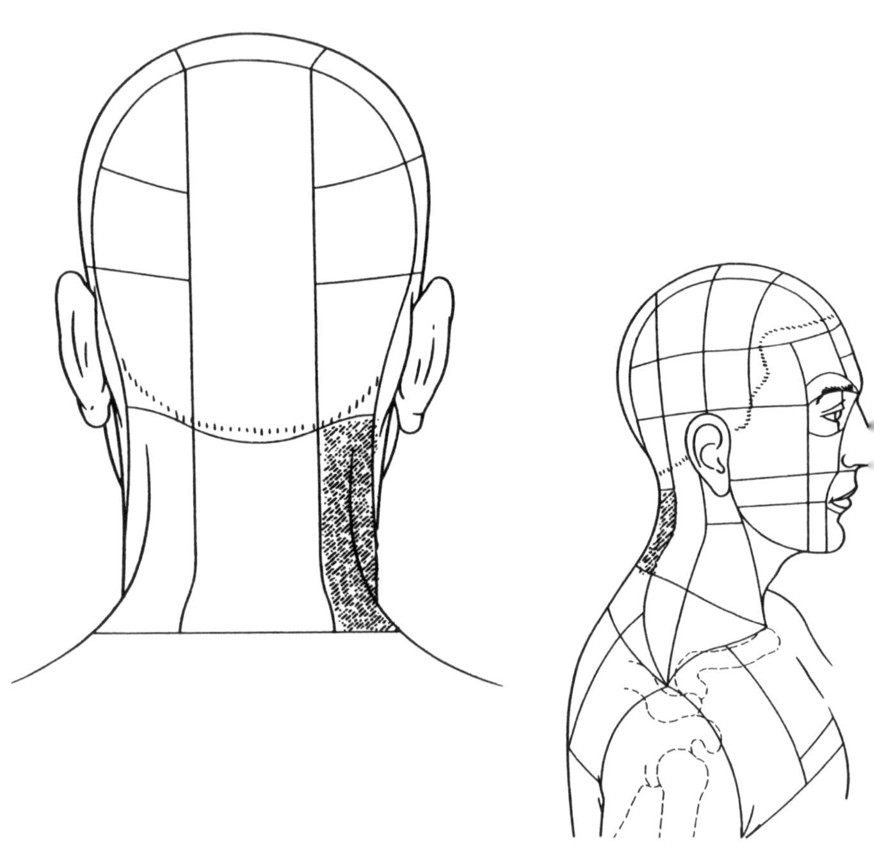

Die Zone liegt **rechts am Nacken.** Sie beginnt in Höhe des Schädelknochenrandes und endet am Halsansatz. Die vordere Grenze liegt 2 Fingerbreit hinter der Verlängerung des hinteren Ohransatzes nach unten, die hintere Grenze im Nacken 1½ Fingerbreit seitlich der Mittellinie.

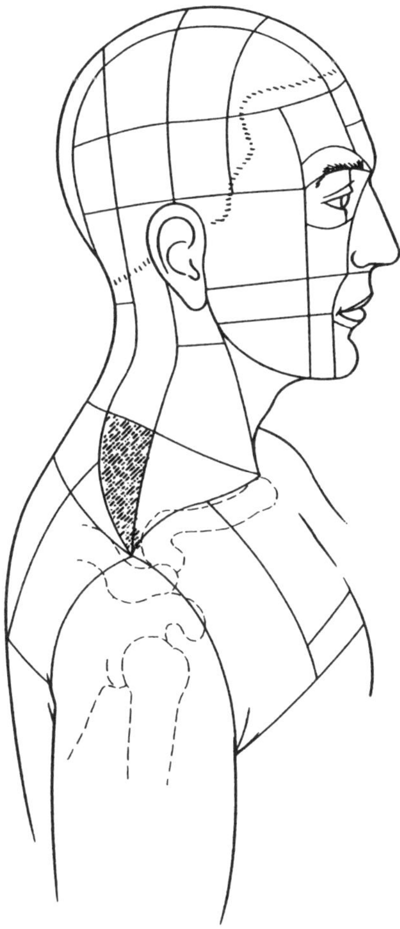

Die Zone erstreckt sich **rechts** vom Vorderrand des Trapezmuskels bis zu dessen Oberrand. Die innere Begrenzung bildet der Halsansatz, die äußere liegt am Schnittpunkt der Verlängerung der vorderen und hinteren Achselfalte nach oben in einer tastbaren – meist schmerzhaften – Kuhle.

Oak

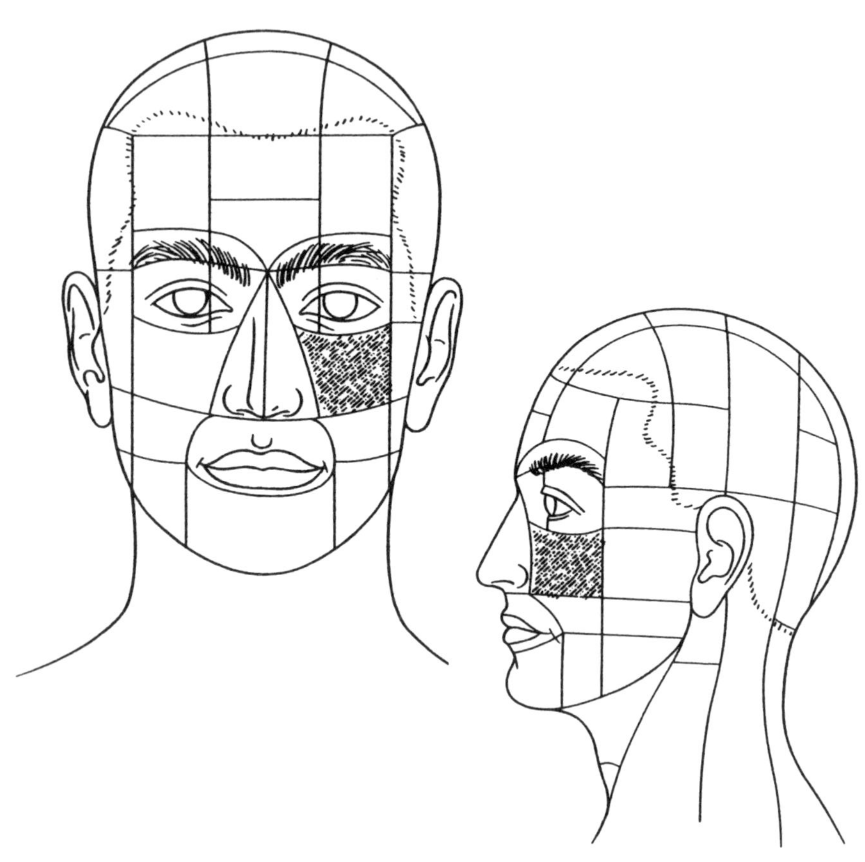

Die Zone beginnt in Höhe des Unterrandes der **linken** Augenhöhle und endet auf einer Horizontalen in Höhe des unteren Nasenendes. Auf der Innenseite beginnt sie ca. 3 mm neben der Nase. Den äußeren Rand bildet eine gedachte Senkrechte durch den äußeren Rand der linken Augenbraue.

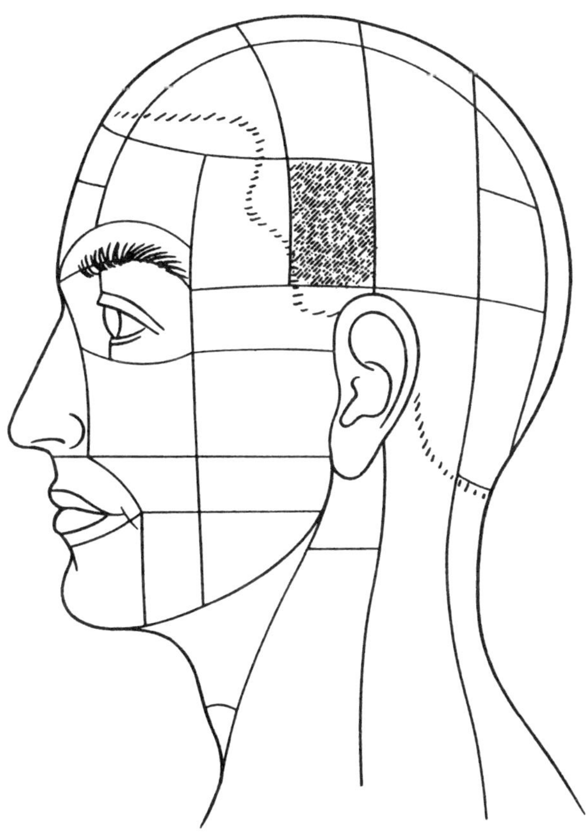

Die Zone beginnt auf einer Horizontalen in Höhe der Oberkante des **linken** Ohres und endet auf einer Parallelen zu dieser im Abstand von 3 Fingerbreiten. Die vordere Begrenzung liegt auf einer Vertikalen 2½ Fingerbreit hinter dem äußeren Ende der linken Augenbraue. Die hintere Grenze befindet sich auf einer Vertikalen durch die Ohrspitze.

Oak

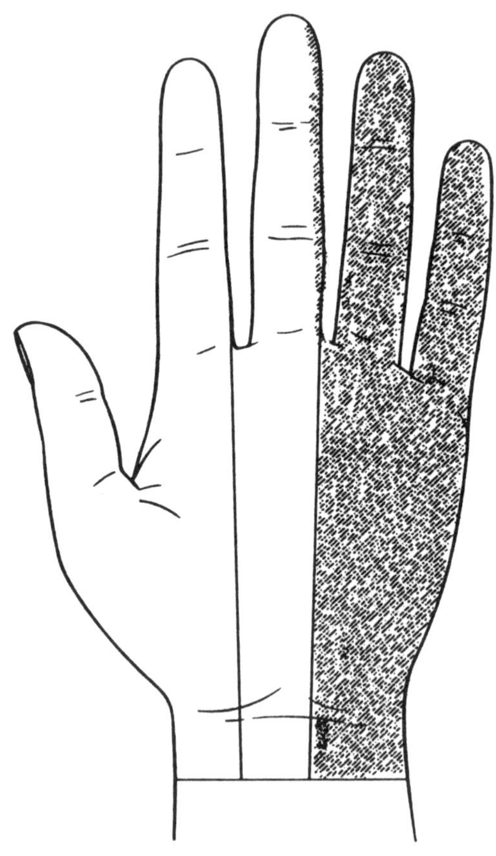

Die Zone liegt auf der **Innenseite der linken Hand.** Sie erstreckt sich von einer Horizontalen 1 Fingerbreit hinter der Handgelenkfalte zu den Fingerspitzen der äußeren Finger. Die linke Grenze beginnt in der Mitte des Handgelenks und verläuft von dort zum rechten Rand des Mittelfingers. Die rechte Grenze verläuft entlang der Außenkante der Hand zum äußeren Nagelfalzwinkel des kleinen Fingers. (Die Grenze zwischen den Zonen auf der Handfläche und auf dem Handrücken verläuft in der Mitte der Innenseiten der Finger.)

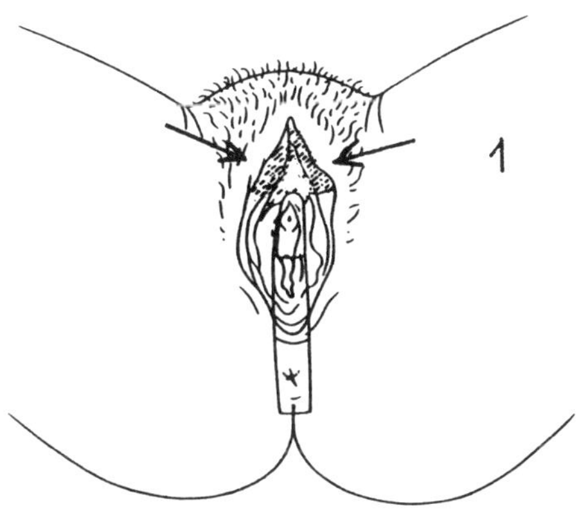

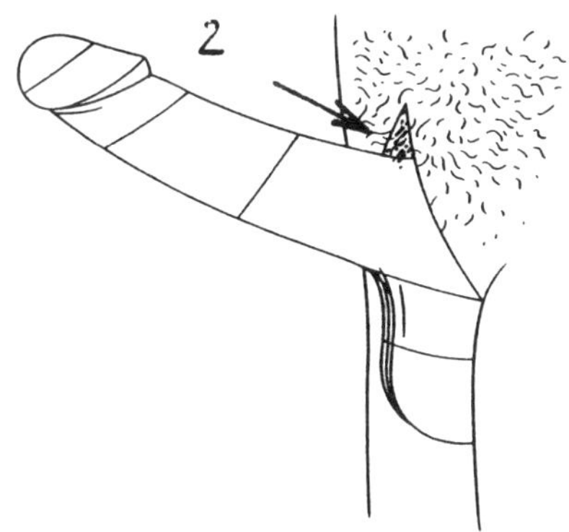

1) Diese Zone beginnt am Unterrand des Schambeinknochens und umfaßt die **Innenseiten der großen Schamlippen** bis zur Höhe der Klitorisspitze.

2) Am Unterrand des Schambeinknochens beginnt diese Zone. Sie verläuft dreiecksförmig bis zur **Peniswurzel.**

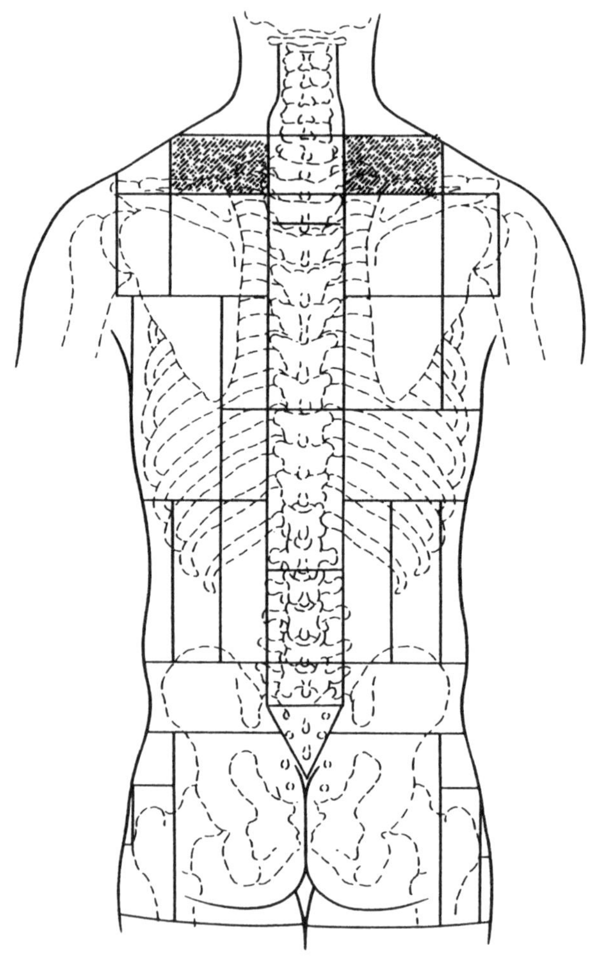

Diese **beiden** Zonen beginnen in Höhe des 6. Halswirbels am Rand des Trapezmuskels und enden in Höhe des 2. Brustwirbels. Die innere Begrenzung liegt jeweils 2 Fingerbreiten **links und rechts** der Mittellinie des Rückens. Die seitliche Ausdehnung dieser beiden Zonen beträgt 6 Fingerbreiten.

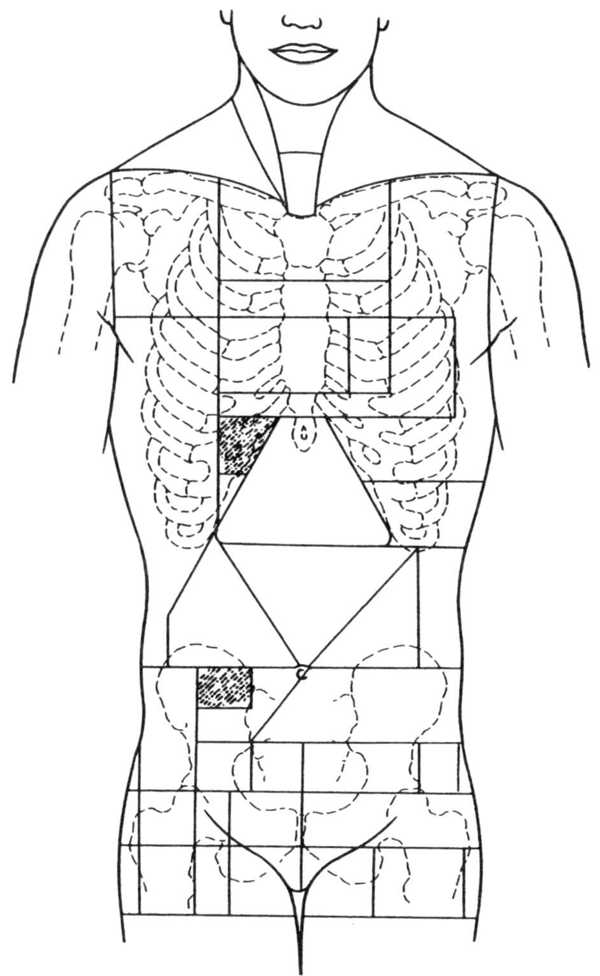

Beide Zonen liegen auf der **rechten Körperseite.** Die **obere** Zone beginnt rechts in Höhe des unteren Endes des Brustbeins und endet auf einer Horizontalen 3 Fingerbreit darunter. Der innere Rand liegt auf dem Rippenbogen, der äußere auf einer Vertikalen im Abstand von 4 Fingerbreiten seitlich der Mittellinie.

Die **untere** Zone beginnt auf einer Horizontalen durch den Nabel, drei Fingerbreit entfernt. Sie ist quadratisch und hat eine Breite von drei Fingerbreiten und eine Höhe von zwei. Der äußere Rand liegt auf einer Vertikalen durch die Brustwarze.

Olive

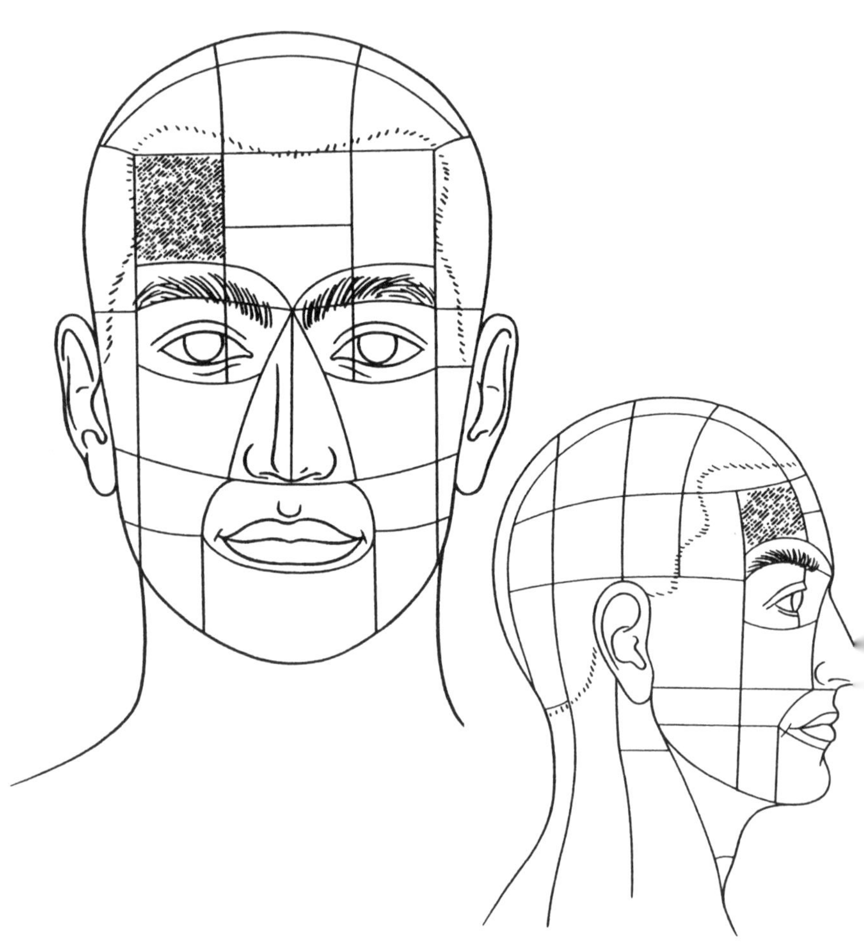

Die Zone beginnt **rechts** am Haaransatz und endet an der rechten Augenbraue. Die innere Grenze liegt 1½ Fingerbreit seitlich der Mittellinie, die äußere auf der Senkrechten durch den äußeren Rand der Augenbraue.

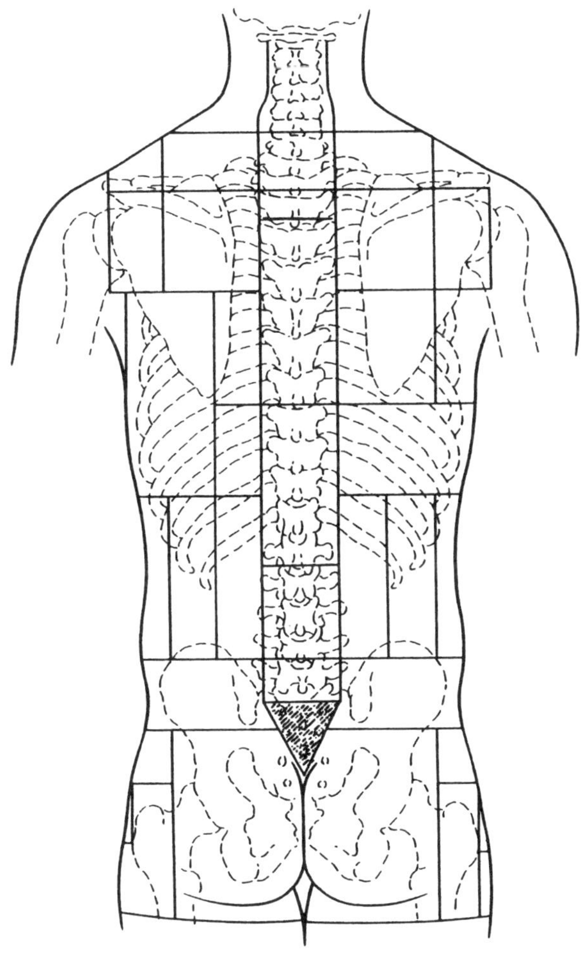

Diese dreieckförmige Zone auf dem **Rücken** beginnt in Höhe des Kreuzbeinoberrandes. Ihre seitliche Kante liegt 2 Fingerbreiten links und rechts der Mittellinie. Von dort erstreckt sie sich schräg bis zum Ende der Analfalte (Akupunkturpunkt GG 2).

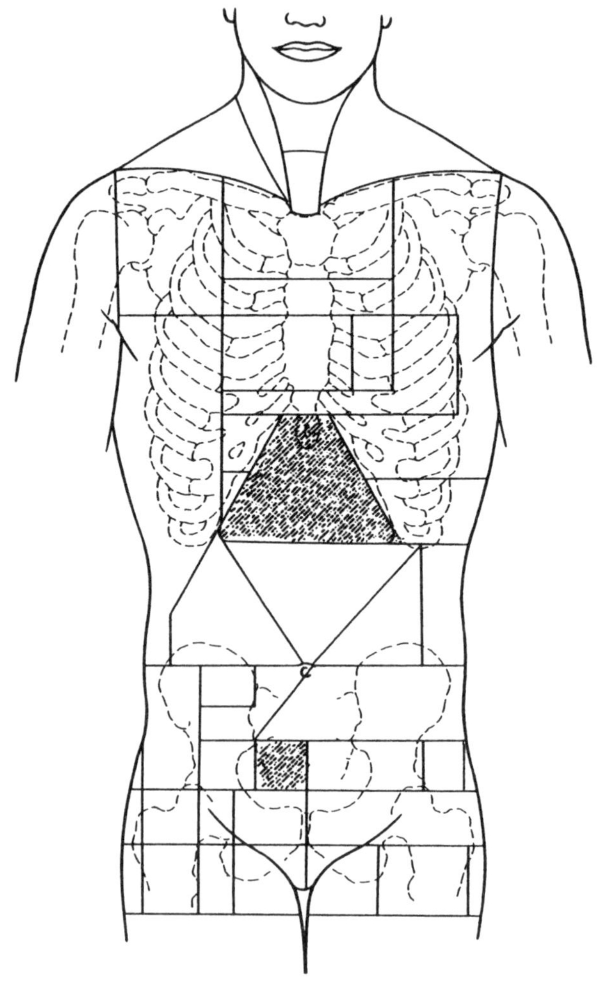

Die **obere** Zone beginnt am unteren Ende des Brustbeins an der Stelle, an der sich die linke und die rechte Rippe in einem Punkt treffen. Die untere Grenze bildet eine Horizontale in Höhe der Mitte zwischen o. g. Punkt und Nabel (Akupunkturpunkt KG 12). Die seitliche Begrenzung wird auf beiden Seiten vom Rippenbogen gebildet.

Die **untere** Zone liegt **rechts.** Sie beginnt in Höhe der Mitte der Strecke oberer Schambeinrand/Nabel und endet an der Schamhaargrenze. Sie erstreckt sich von der Mittellinie 3 Fingerbreit nach außen.

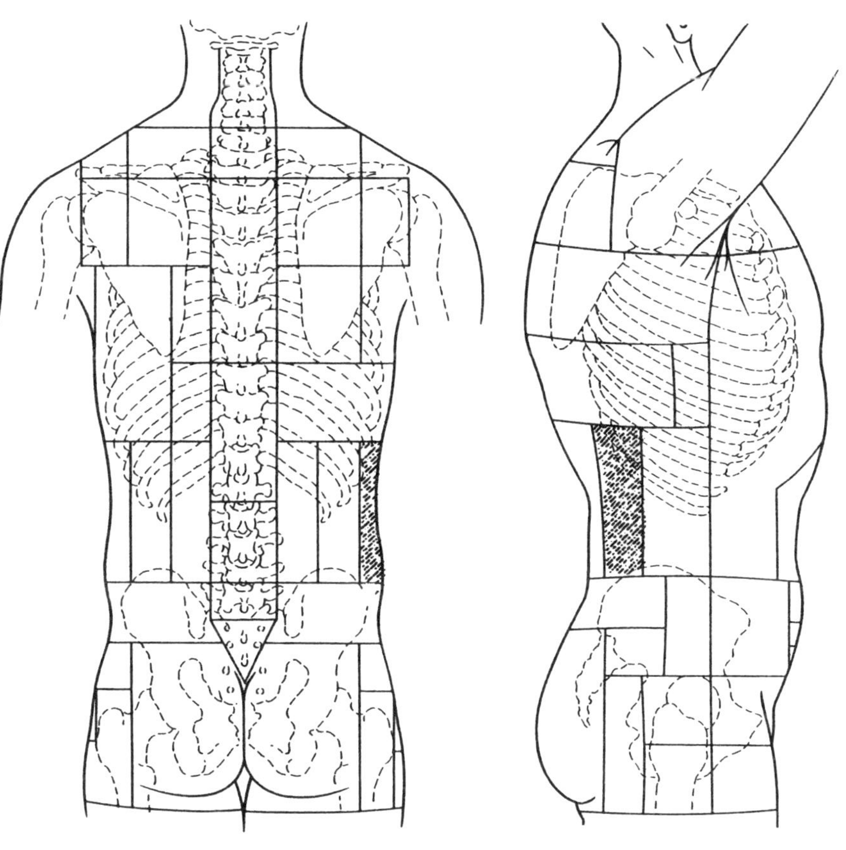

Diese Zone auf der **rechten** Körperseite beginnt in Höhe des 11. Brustwirbels und endet in Höhe des 4. Lendenwirbels. Die äußere Begrenzung bildet die gedachte vertikale Verlängerung der hinteren Achselfalte. Der innere Rand liegt auf einer gedachten Parallelen zu dieser Linie im Abstand von 3 Fingerbreiten.

Pine

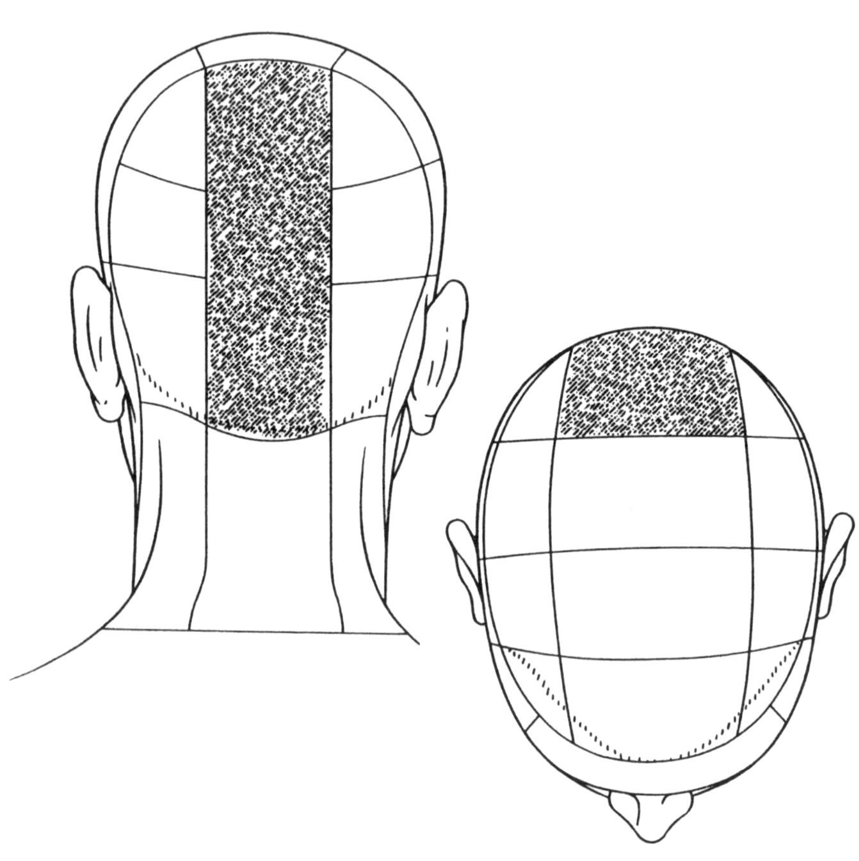

Die Zone beginnt 3 Fingerbreit hinter der gedachten senkrechten Verlängerung der Ohrspitzen nach oben. Sie endet am Unterrand des Schädelknochens. Die seitlichen Grenzen liegen 1½ Fingerbreit **links und rechts** der Mittellinie des Kopfes.

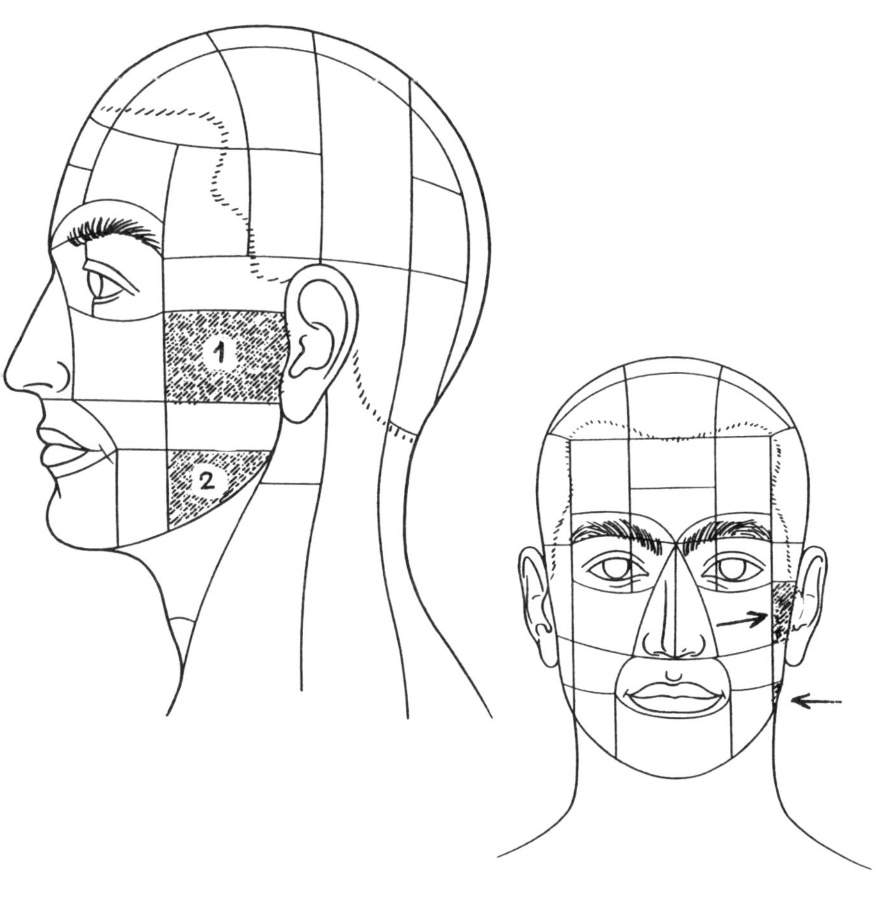

1) Die Zone beginnt an der gedachten waagerechten Verlängerung des **linken** Augenhöhlenunterrandes und endet auf einer Horizontalen in Höhe des unteren Nasenendes. Die innere Begrenzung wird gebildet durch eine Senkrechte durch den äußeren Rand der Augenbraue. Außen endet die Zone am linken Ohr.

2) Diese Zone der **linken Gesichtshälfte** beginnt auf der gedachten horizontalen Verlängerung des linken Mundwinkels und endet am Unterrand des Backenknochens. Die vordere Begrenzung bildet eine Senkrechte durch den äußeren Rand der Augenbraue, die hintere wiederum der Backenknochen.

Pine

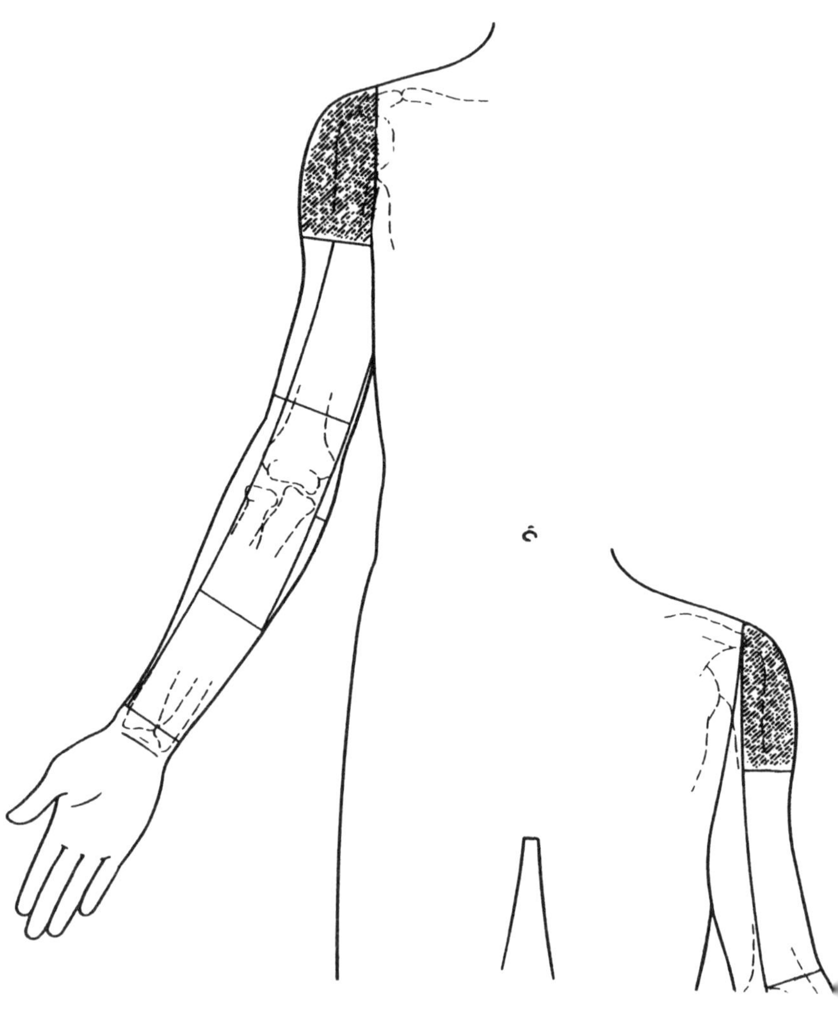

Die Zone liegt auf dem **rechten Oberarm.** Sie beginnt am rechten Schulterrand in einer tastbaren – meist schmerzhaften – Kuhle. Diese ist leicht zu finden durch die senkrechte Verlängerung der vorderen und hinteren Achselfalte nach oben. Die untere Grenze liegt auf einer Horizontalen in Höhe der hinteren Achselfalte. Die vordere Grenze bildet die vordere Achselfalte und deren Verlängerung nach oben. Die hintere Grenze beginnt 3 Fingerbreit rechts der Achselfalte auf dem Oberarm und verläuft von dort schräg nach oben.

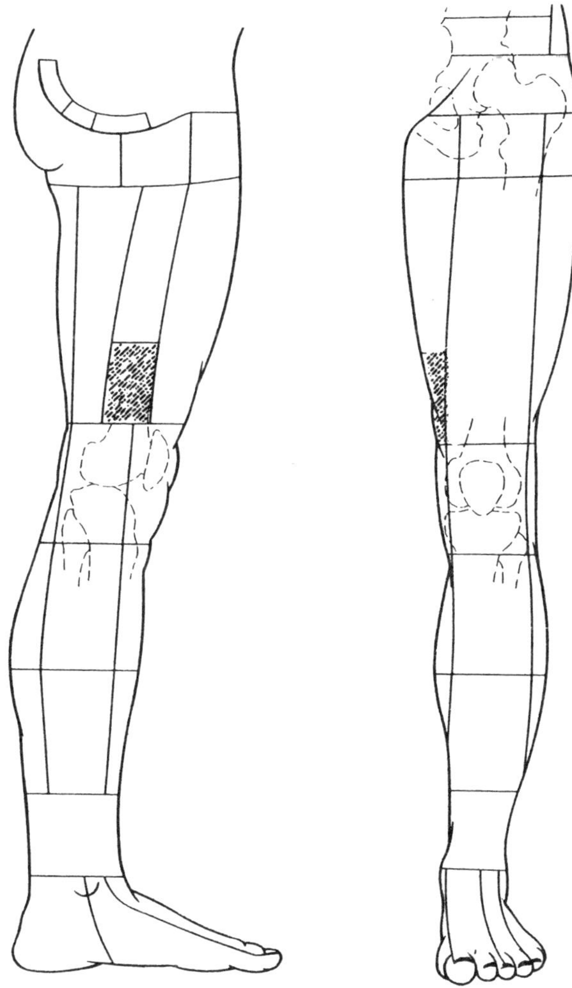

Die Zone liegt auf der Innenseite des **linken Oberschenkels.** Sie beginnt auf einer Horizontalen 1 Fingerbreit oberhalb der Kniescheibe und endet 4 Fingerbreit darüber. Der linke Rand liegt auf einer Vertikalen 1 Fingerbreit rechts der Kniescheibe, der rechte Rand 3 Fingerbreit daneben.

Pine

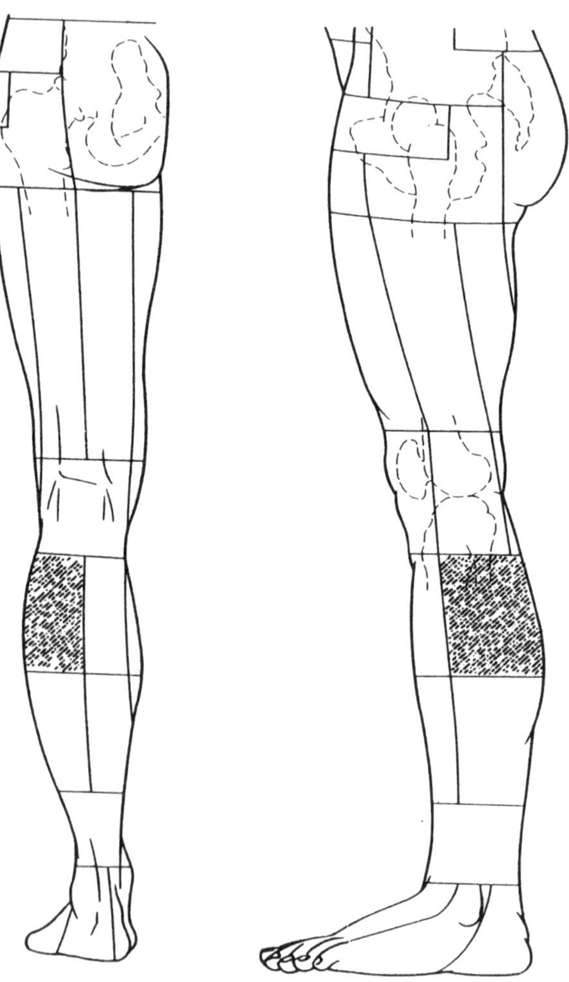

Die Zone liegt auf dem **linken Unterschenkel.** Sie beginnt auf einer Horizontalen 3½ Fingerbreit unterhalb der linken Kniescheibe und endet 6 Fingerbreit darunter. Der rechte Rand verläuft in der Mitte der Wade auf einer gedachten Linie von der Achillessehne zur Mitte der Kniekehle. Der linke Rand liegt auf einer Vertikalen 2 Fingerbreit seitlich der Kniescheibe.

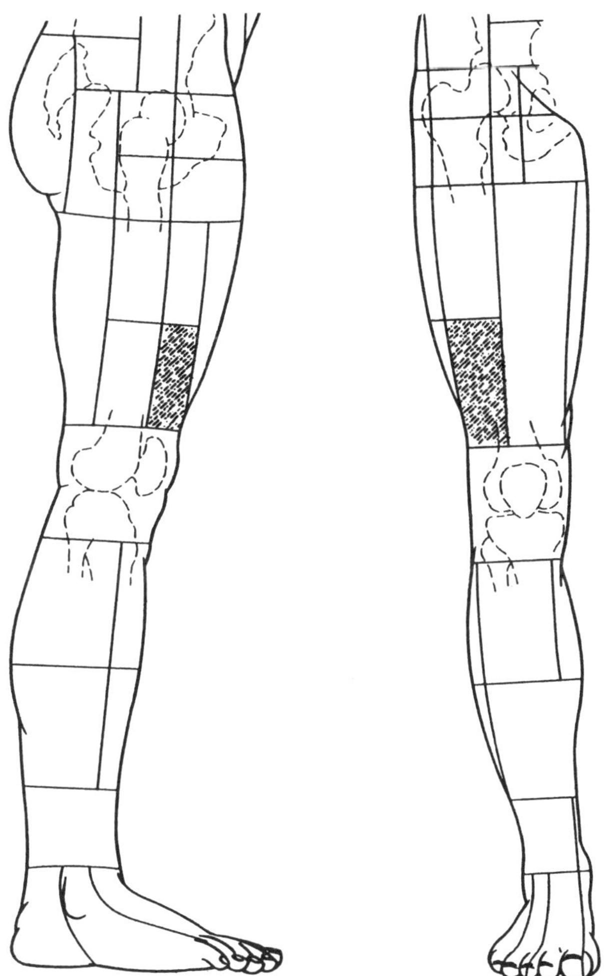

Die Zone liegt auf dem **rechten Oberschenkel.** Sie beginnt auf einer Horizontalen 1 Fingerbreit oberhalb der Kniescheibe und endet wiederum auf einer Horizontalen 6 Fingerbreit darüber. Die vordere Begrenzung liegt auf einer Vertikalen 2 Fingerbreit innerhalb des Kniescheibenaußenrandes. Die seitliche Grenze liegt 3 Fingerbreit daneben auf der Verlängerung der vorderen Achselfalte nach unten.

Pine

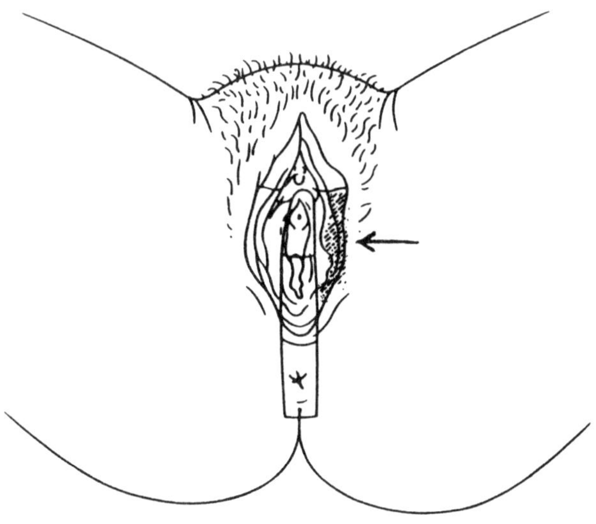

Diese Zone umfaßt die Innenseite der **linken** großen Schamlippe bis zur Höhe der Klitoris und die Außenseite der kleinen Schamlippe.

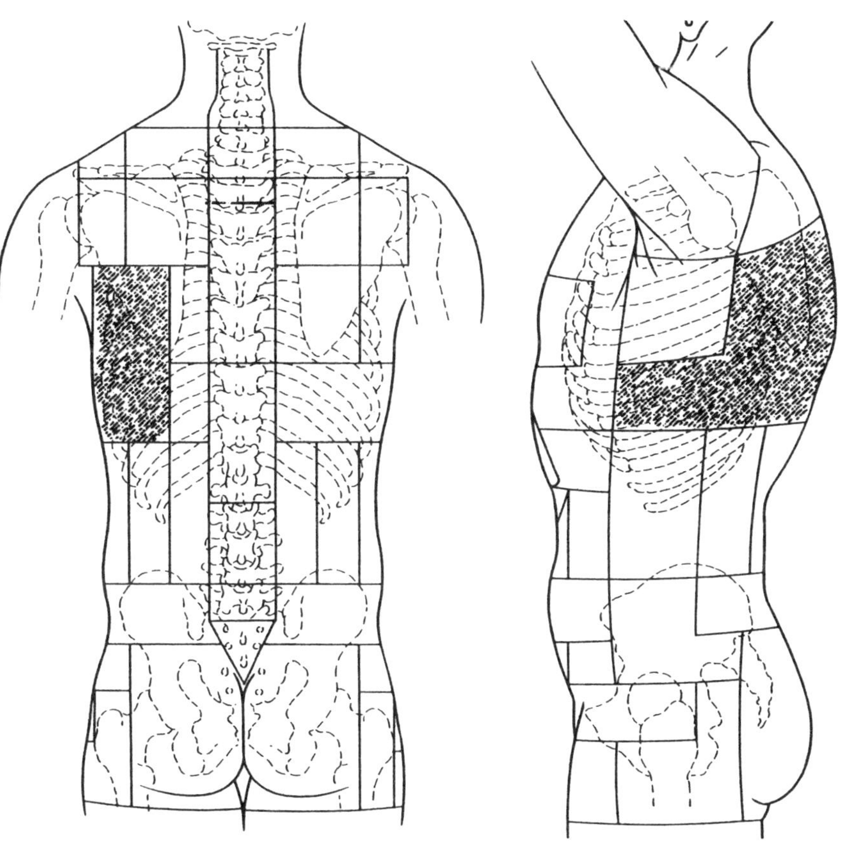

Die auf der **linken Körperseite** liegende Zone beginnt in Höhe des 5. Brustwirbels und endet in Höhe des 11. Die rechte Begrenzung liegt 5 Fingerbreit seitlich der Mittellinie. Der linke Rand endet im oberen Teil der Zone bis zur Höhe des 8. Brustwirbels in der vertikalen Verlängerung der hinteren Achselfalte. Der untere Teil endet in der vertikalen Verlängerung der vorderen Achselfalte.

Red Chestnut

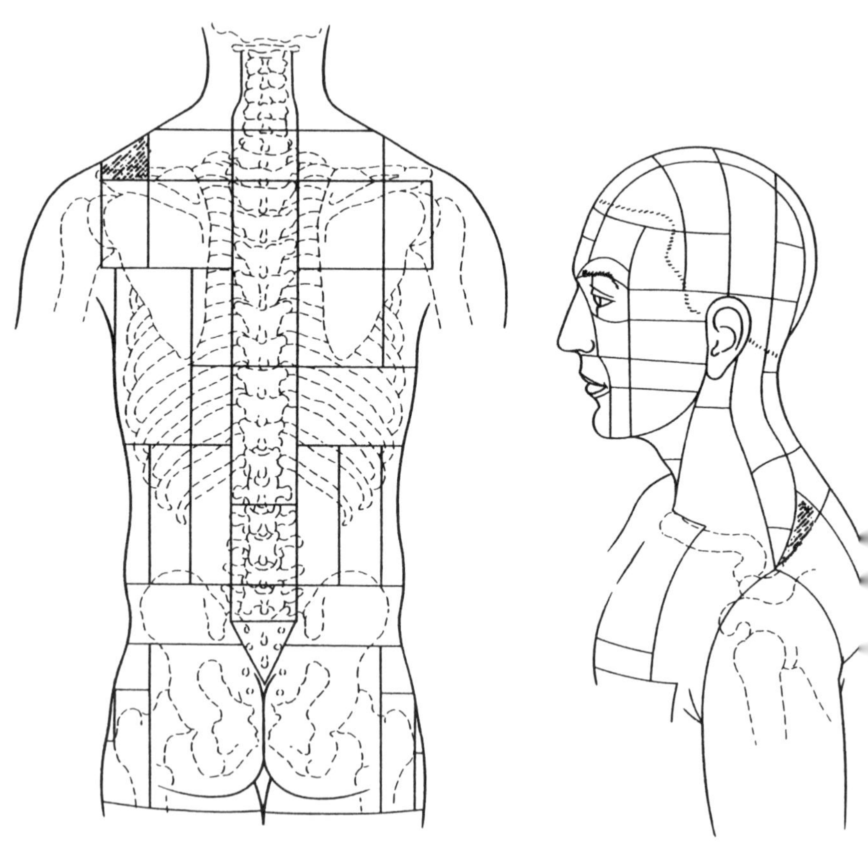

Die auf der **linken Schulter** gelegene Zone beginnt in Höhe des 6. Halswirbels am oberen Rand des Trapezmuskels und endet in Höhe des 2. Brustwirbels ebenfalls am oberen Rand des Trapezmuskels. Die linke Begrenzung liegt in der gedachten Verlängerung der hinteren Achselfalte nach oben. Der rechte Rand befindet sich auf einer Parallelen zu dieser Linie im Abstand von 3 Fingerbreiten.

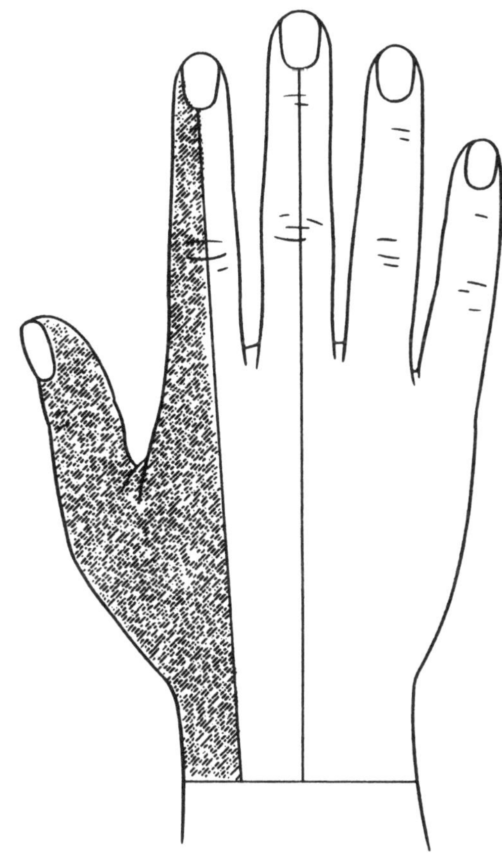

Die Zone liegt auf dem **rechten Handrücken.** Sie erstreckt sich von einer Horizontalen 1 Fingerbreit hinter der Handgelenkfalte zu Daumen- und Zeigefingerspitzen. Die linke Grenze verläuft vom seitlichen Ende der Speiche zum inneren Nagelfalzwinkel des Daumens. Die rechte Grenze beginnt auf dem Handgelenk einen Fingerbreit daneben und läuft zur Mitte des Zeigefingers. (Die Grenze zwischen den Zonen auf der Handfläche und auf dem Handrücken verläuft auf den Innenseiten der Finger.)

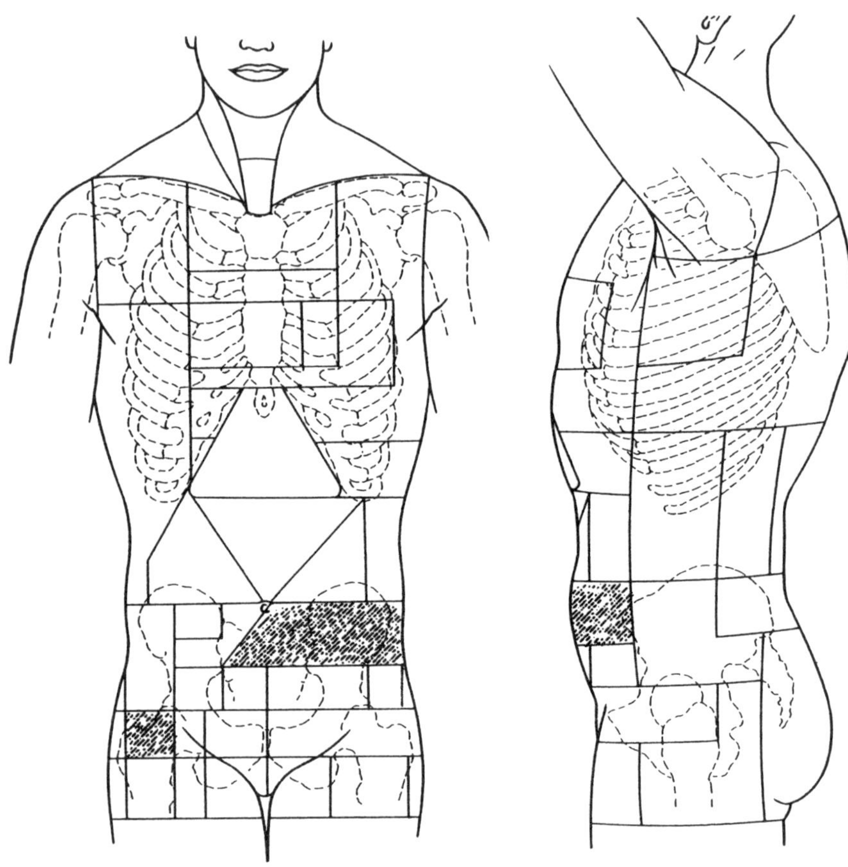

Die **obere** vorwiegend **links** gelegene Zone beginnt auf einer Horizontalen durch den Nabel und endet wiederum auf einer Horizontalen durch die Mitte der Strecke Nabel/oberer Schambeinrand. Der rechte Rand erstreckt sich von einem Punkt auf der Horizontalen, drei Fingerbreit rechts der Mitte, diagonal zum Nabel. Der linke Rand liegt auf der Verlängerung der Achselfalte.

Die **untere rechts** liegende Zone beginnt auf einer Horizontalen einen Fingerbreit oberhalb des oberen Schambeinrandes und endet in Höhe des unteren Schambeinrandes. Den inneren Rand bildet eine Senkrechte durch die rechte Brustwarze, den äußeren die Verlängerung der vorderen Achselfalte nach unten.

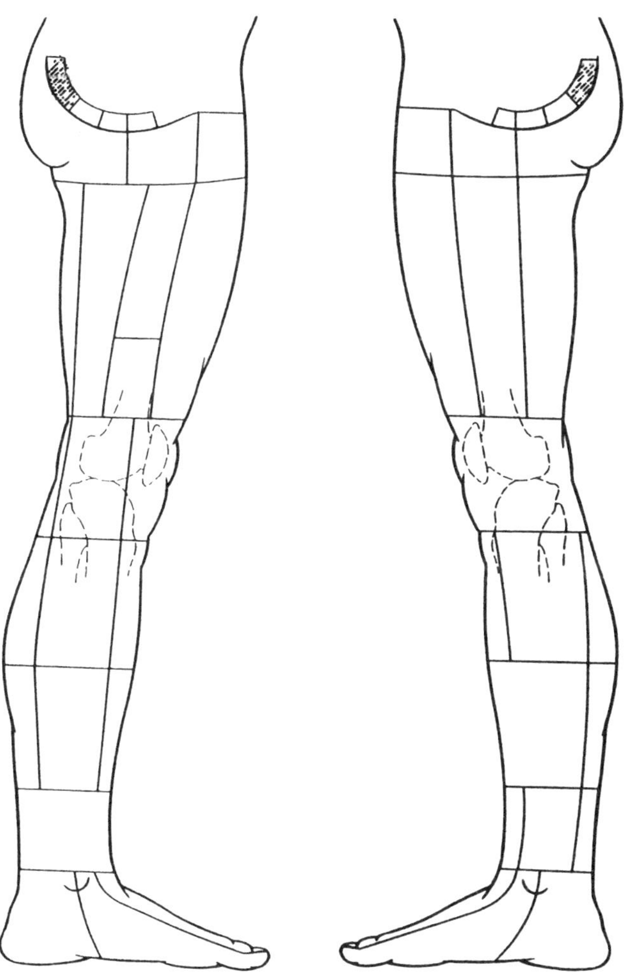

Diese Zone umfaßt das **Steißbein.** Sie beginnt oberhalb des Anus an der Stelle, an der die rötliche Farbtönung der Haut um den Anus endet. Die obere Grenze liegt am Ende der Analfalte (Akupunkturpunkt GG 2). Seitlich wird sie begrenzt durch die Gesäßhälften.

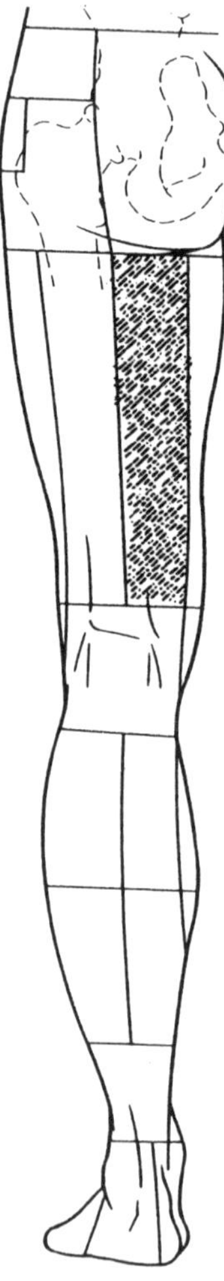

Die Zone liegt auf der **Rückseite des linken Oberschenkels.** Sie beginnt auf einer Horizontalen 1 Fingerbreit unterhalb der Quer-Gesäßfalte und endet auf einer Horizontalen 1 Fingerbreit oberhalb der Kniescheibe. Die linke Grenze liegt auf einer Vertikalen durch die Mitte der Kniekehle (Akupunkturpunkt B 54). Die Breite dieser Zone beträgt an ihrem unteren Ende 2½ Fingerbreiten, an ihrem oberen 4 Fingerbreiten.

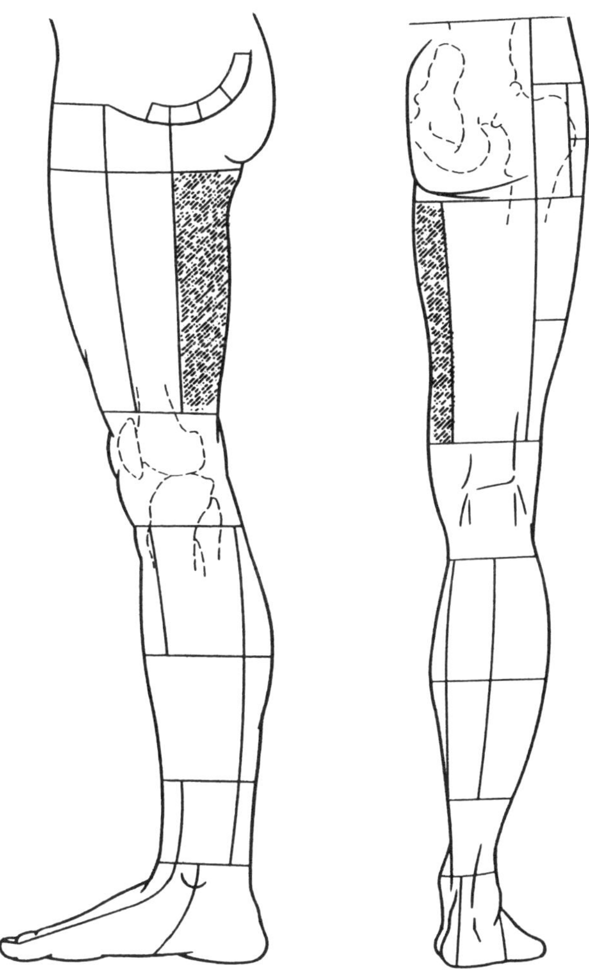

Die Zone liegt auf der **Innenseite des rechten Oberschenkels.** Sie beginnt auf einer Horizontalen 1 Fingerbreit unterhalb der Quer-Gesäßfalte und endet wiederum auf einer Horizontalen 1 Fingerbreit oberhalb der Kniescheibe. Der hintere Rand liegt auf einer Vertikalen 2½ Fingerbreit links der Kniemitte. Der vordere Rand befindet sich an der Untergrenze der Zone 2½ Fingerbreit seitlich davon. An ihrer Obergrenze beträgt die Breite der Zone 4 Fingerbreiten.

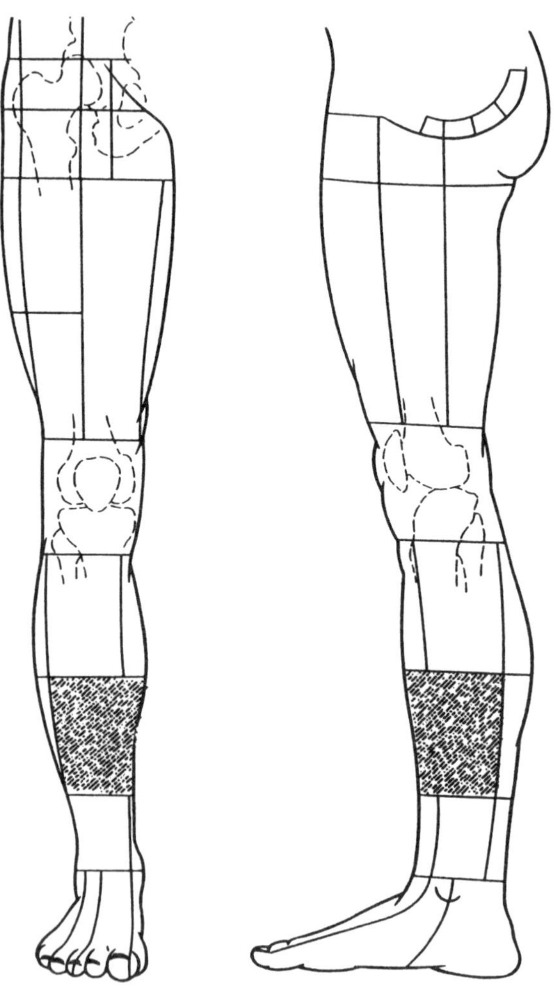

Die Zone liegt auf dem **rechten Unterschenkel.** Sie beginnt auf einer Horizontalen 4 Fingerbreit oberhalb des Oberrandes des inneren Knöchels und endet auf einer Horizontalen 6 Fingerbreit darüber. Die rechte Grenze liegt auf einer Vertikalen 2 Fingerbreit seitlich des äußeren Kniescheibenrandes, die linke 5 Fingerbreit seitlich des inneren Kniescheibenrandes.

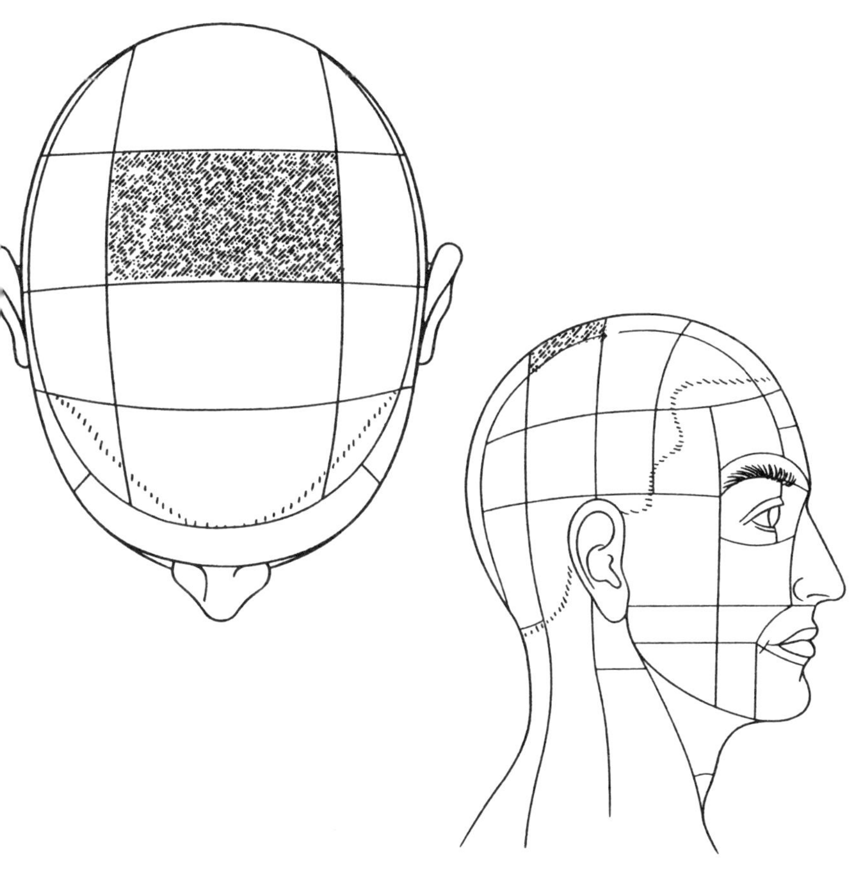

Die Zone beginnt auf der gedachten senkrechten Verlängerung der Ohrspitzen nach oben. Sie endet 3 Fingerbreit hinter dieser Linie. Die seitlichen Grenzen liegen 1½ Fingerbreit **links und rechts** der Mittellinie.

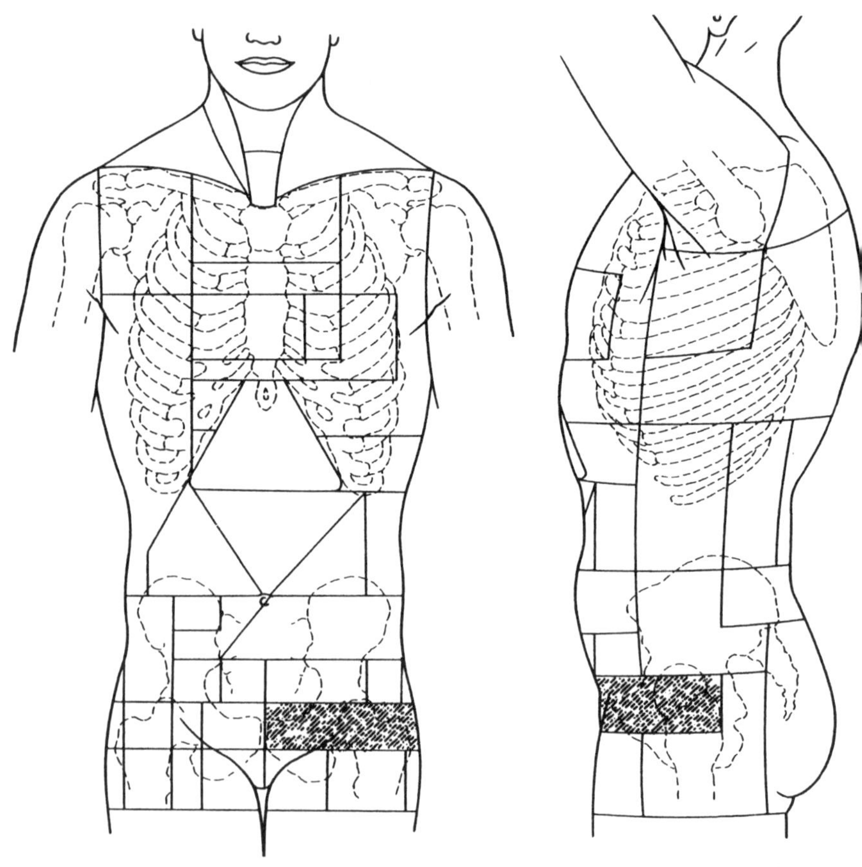

Die Zone liegt auf der **linken Körperseite.** Sie beginnt einen Fingerbreit oberhalb des oberen Schambeinrandes und endet in Höhe des Schambeinunterrandes. Seitlich erstreckt sie sich von der Mittellinie über die linke Seite bis zur Verlängerung der hinteren Achselfalte nach unten.

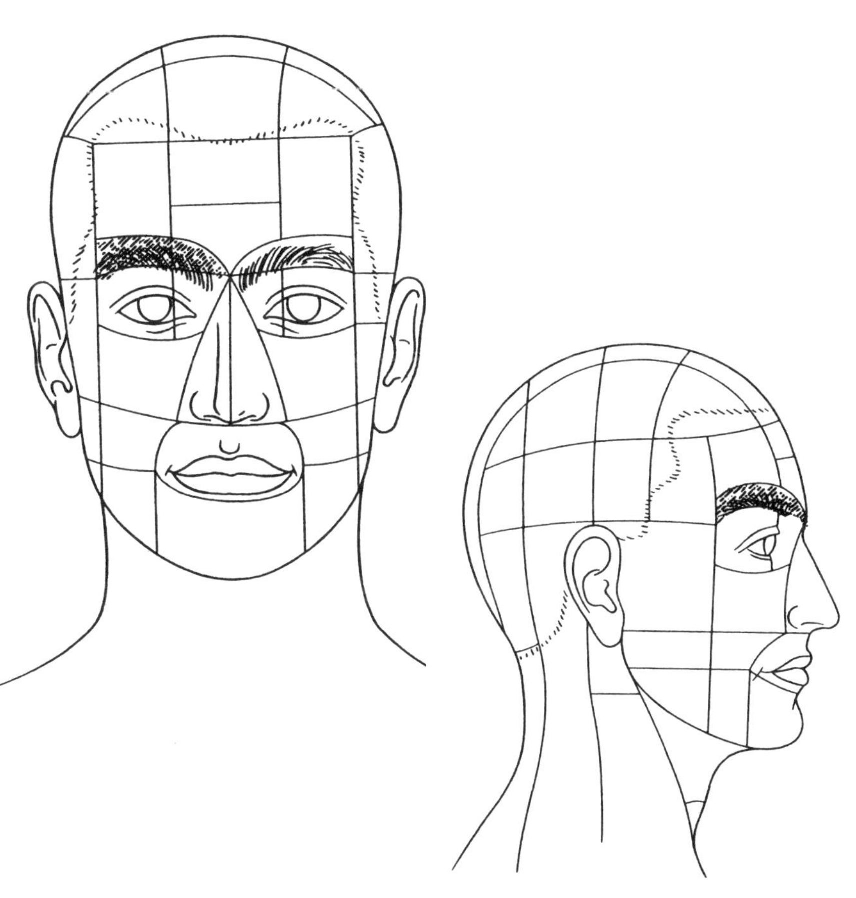

Die Zone umfaßt die **rechte Augenbraue**.

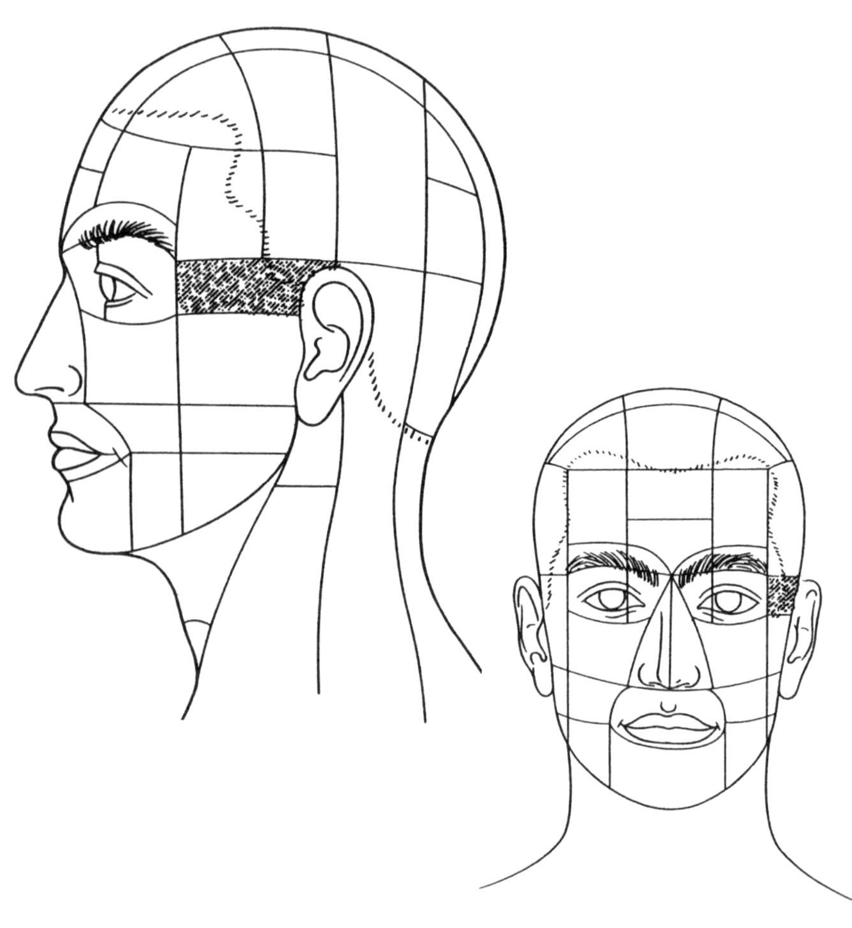

Diese Zone auf der **linken Gesichtshälfte** beginnt an der waagerechten Verlängerung des linken äußeren Augenbrauenrandes und endet auf der Horizontalen durch den Augenhöhlenunterrand. Die innere Begrenzung wird gebildet durch eine Senkrechte durch den äußeren Rand der Augenbraue. Außen endet die Zone am linken Ohr.

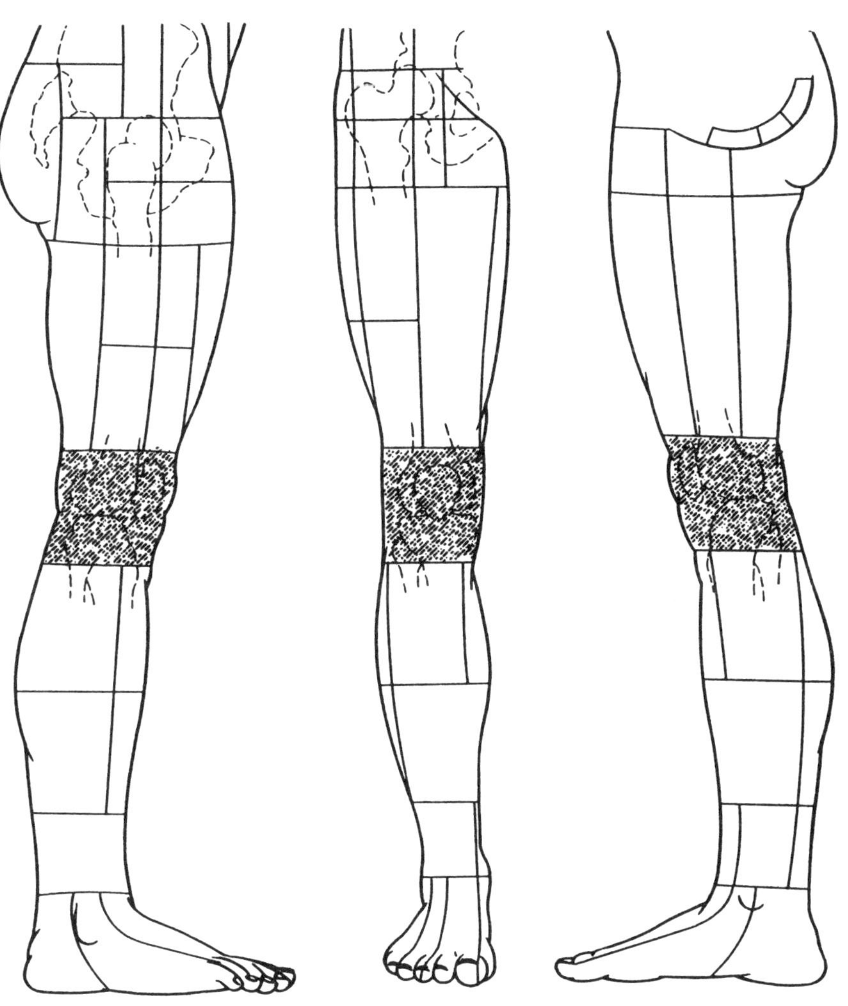

Die Zone umschließt ringförmig das gesamte **rechte Knie.** Ihre Obergrenze bildet eine Horizontale 1 Fingerbreit oberhalb der Kniescheibe, die Untergrenze ebenfalls eine Horizontale 3½ Fingerbreit unterhalb der Kniescheibe.

Scleranthus

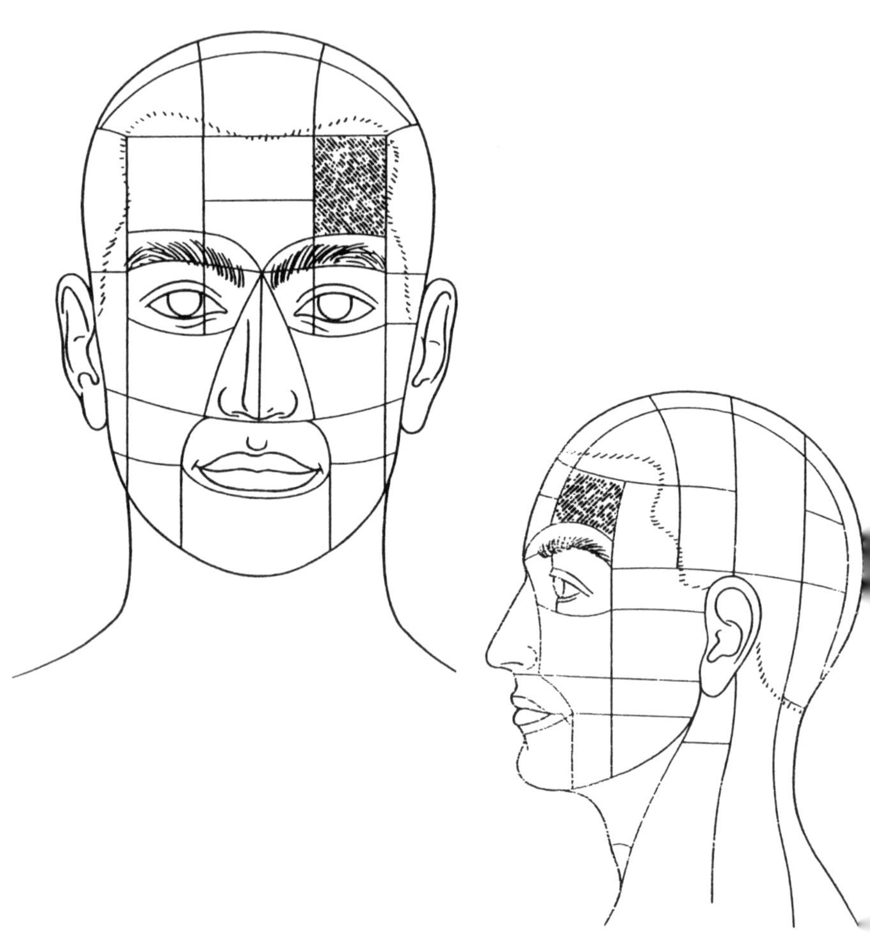

Die Zone beginnt **links** am Haaransatz und endet an der linken Augenbraue. Die innere Grenze liegt 1½ Fingerbreit seitlich der Mittellinie des Gesichtes, die äußere auf der Senkrechten durch den äußeren Rand der Augenbraue.

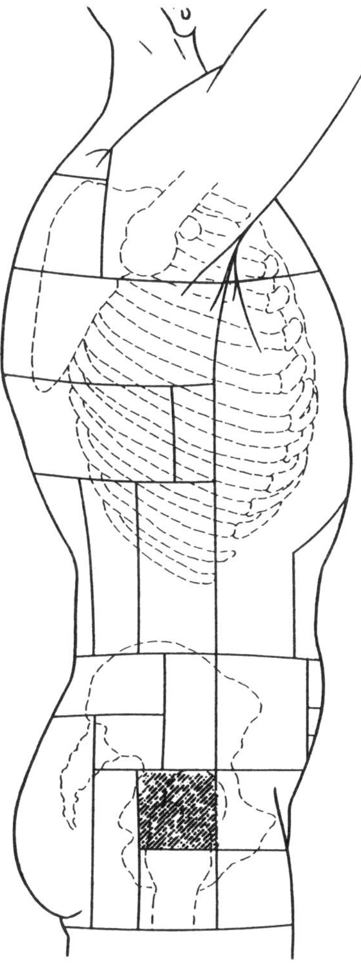

Diese Zone liegt auf der **rechten Körperseite** zwischen den gedachten Verlängerungen der vorderen und hinteren Achselfalte. Die obere Grenze bildet eine Horizontale 1 Fingerbreit oberhalb des Schambeins, die Untergrenze eine Parallele hierzu 1 Fingerbreit unterhalb des Steißbeins.

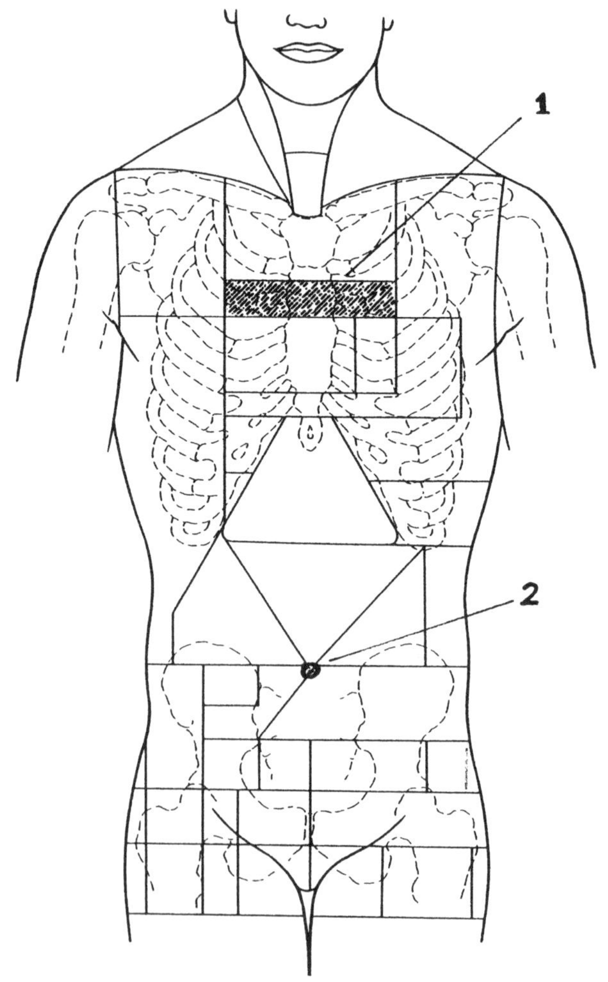

1) Die **obere** Zone beginnt im 2. Zwischenrippenraum ca. 1 Handbreit unterhalb des oberen Schlüsselbeinrandes. Sie endet im 3. Zwischenrippenraum. Die seitlichen Begrenzungen liegen jeweils 4 Fingerbreiten **rechts und links** der Mittellinie.

2) Die **untere** Zone liegt im Inneren des Nabels. Ihre äußere Grenze bildet der Nabelrand.

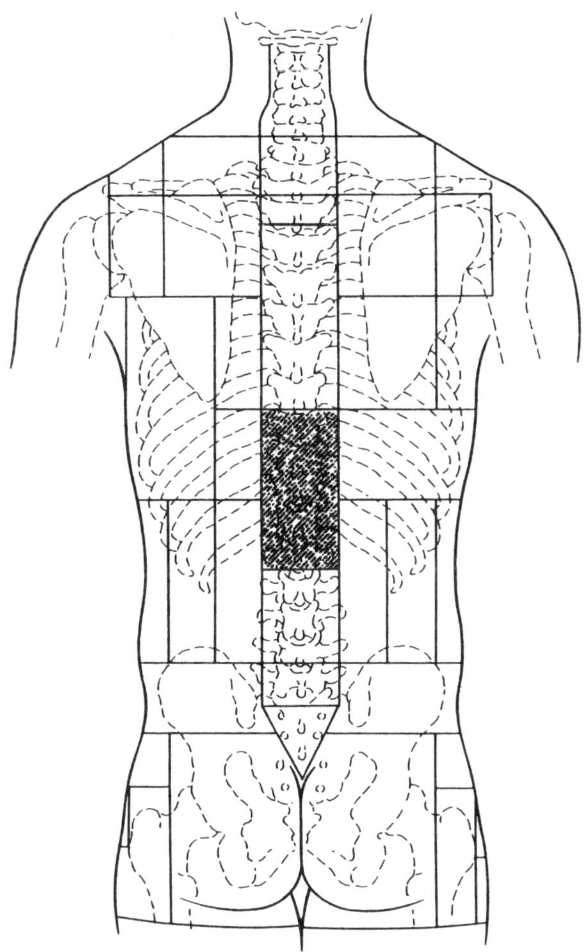

Die Zone auf dem **Rücken** beginnt in Höhe des 8. Brustwirbels und endet in Höhe des 1. Lendenwirbels. Die seitliche Begrenzung liegt 2 Fingerbreiten **links** und **rechts** der Mittellinie.

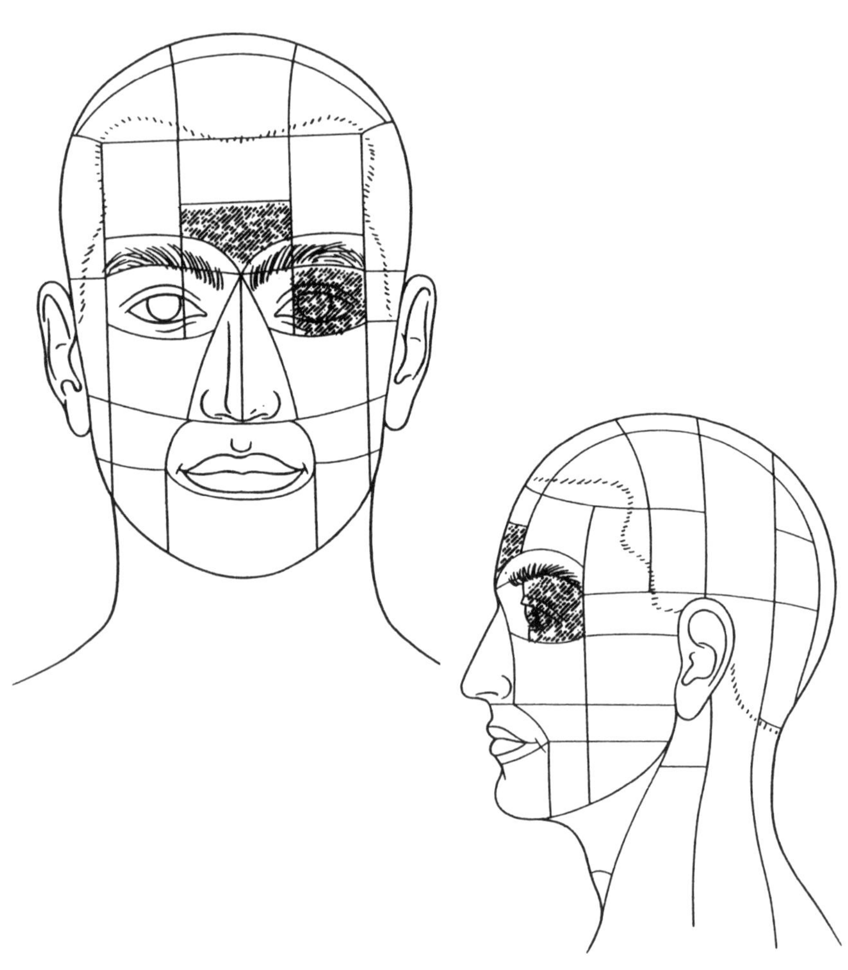

Die **obere** Zone beginnt in der Mitte der Strecke Haaransatz/Schnittpunkt der Augenbrauen und endet am Rand der Augenbrauen bzw. an deren Schnittpunkt in der Mitte. Die äußeren Grenzen liegen jeweils 1½ Fingerbreit seitlich der Mittellinie.

Die **untere** Zone beginnt am unteren Ende der **linken** Augenbraue und endet am Unterrand der Augenhöhle. Die innere Begrenzung bildet eine Senkrechte durch den inneren Rand der Iris, die äußere eine Senkrechte durch den äußeren Rand der Augenbraue.

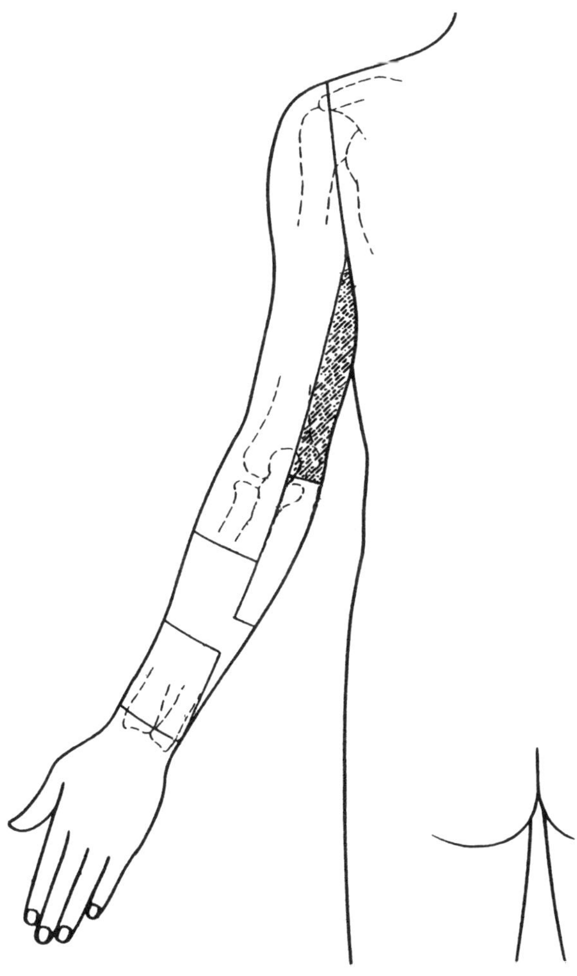

Die Zone auf dem **linken Arm** beginnt in der Mitte der linken Achselhöhle und endet auf einer Horizontalen in Höhe der Ellbogenspitze. Die vordere Grenze liegt auf einer Vertikalen durch den inneren Rand des Musculus biceps. Ihr oberes Ende liegt in der inneren Achselfalte. Die hintere Grenze liegt auf einer Linie, die 1 Fingerbreit seitlich der Ellbogenspitze beginnt und in der Achselfalte endet.

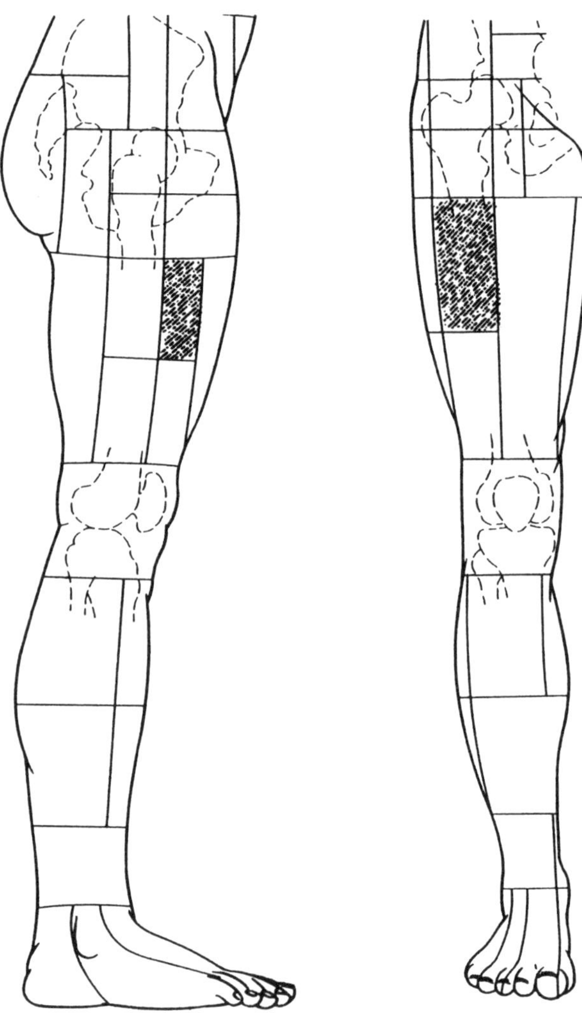

Die Zone liegt auf dem **rechten Oberschenkel.** Sie beginnt auf einer Horizontalen 1 Fingerbreit unterhalb der Quer-Gesäßfalte und endet in der Mitte zwischen ihrer Obergrenze und einer Horizontalen 1 Fingerbreit oberhalb der Kniescheibe. Die vordere Begrenzung liegt auf einer Vertikalen 2 Fingerbreit innerhalb des Kniescheibenaußenrandes. Die seitliche hintere Grenze liegt 3 Fingerbreit daneben auf der Verlängerung der vorderen Achselfalte nach unten.

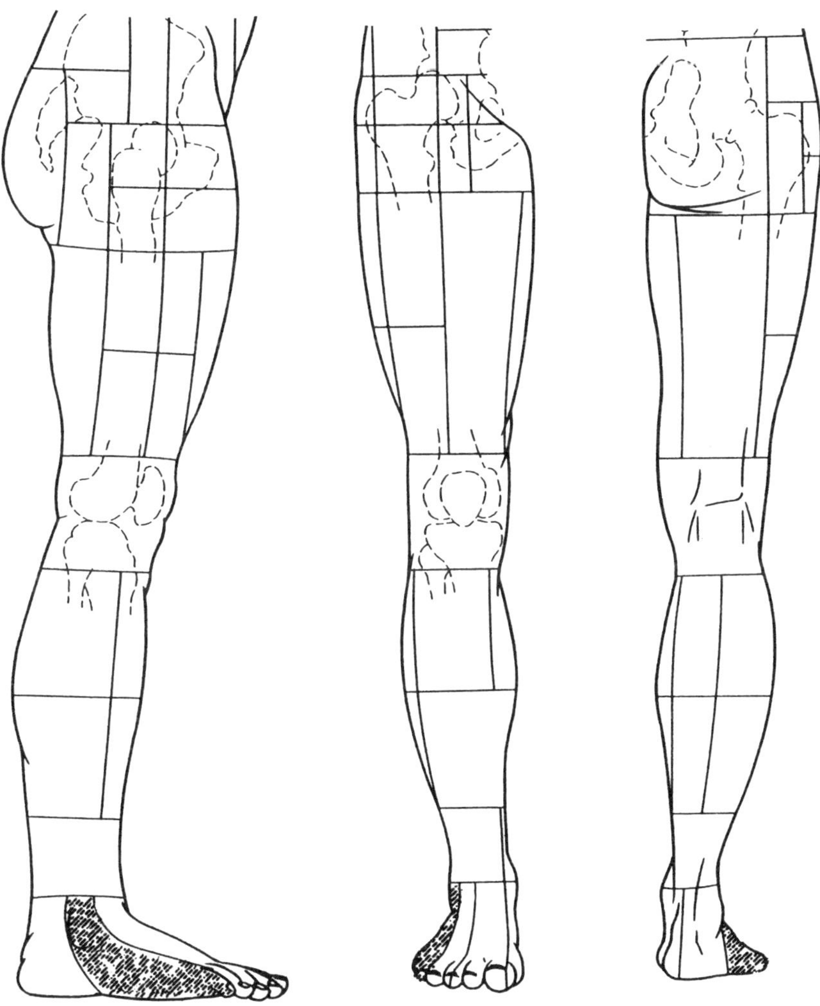

Die Zone liegt auf der **Außenseite** des **rechten Fußes.** Sie beginnt in Höhe des Oberrandes des inneren Knöchels und erstreckt sich zur kleinen Zehe. Der vordere Rand verläuft vom Vorderrand des äußeren Knöchels über den Fußrücken zum Zwischenraum der 4. und 5. Zehe. Die hintere Begrenzung beginnt am Hinterrand des äußeren Knöchels und verläuft von dort schräg nach vorne. Die Untergrenze liegt am Beginn der Fußsohle; die Innenseite der kleinen Zehe gehört noch zu dieser Zone.

Sweet Chestnut

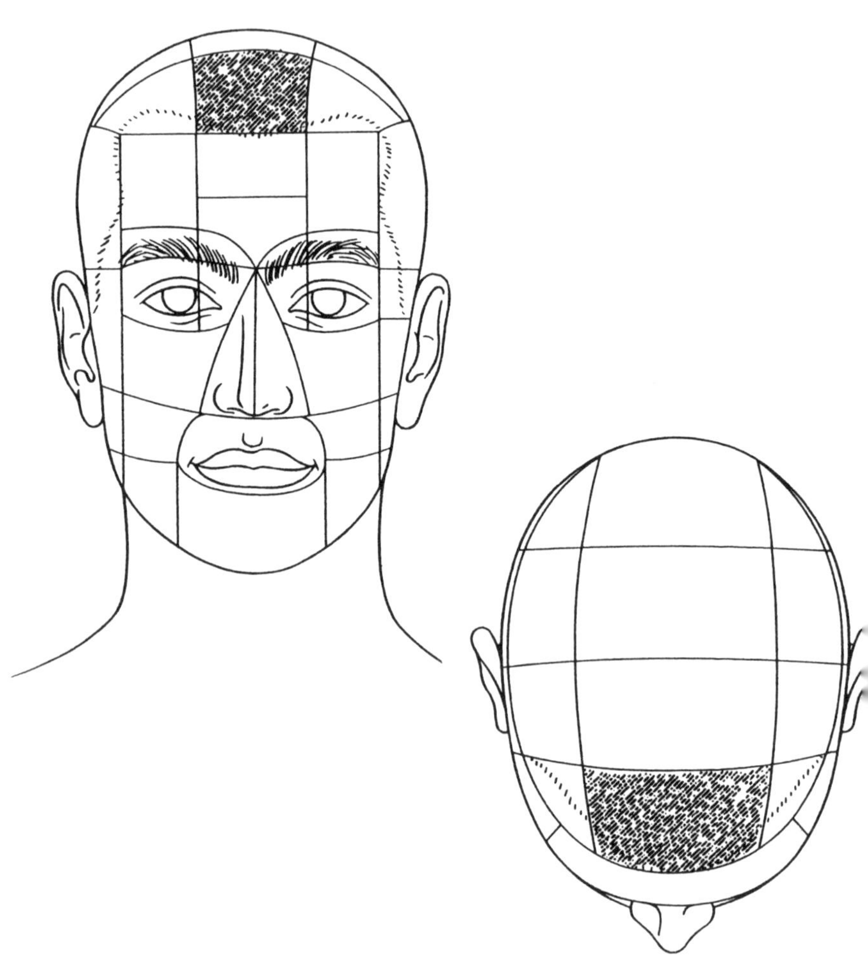

Die Zone beginnt am Haaransatz und endet 3 Fingerbreit dahinter. Die seitlichen Grenzen liegen 1½ Fingerbreit **links und rechts** der Mittellinie des Kopfes.

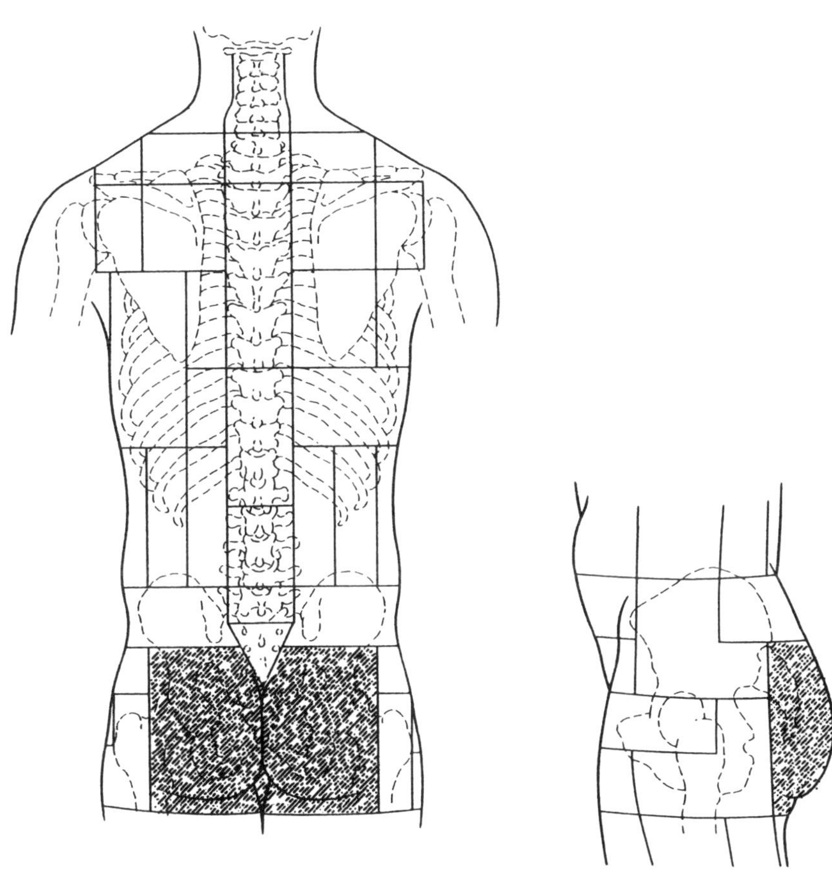

Die Zone beginnt in der Kreuzbeinmitte und endet 1 Fingerbreit unterhalb der Quer-Gesäßfalte. Am Oberrand wird sie in der Mitte durch das Pine-Dreieck unterbrochen. Ihre seitliche Ausdehnung beträgt 2 Handbreiten. Auf der Innenseite der Gesäßhälften erstreckt sie sich bis zur Leistenfalte und endet neben einem Punkt zwischen Anus und Genital (Akupunkturpunkt KG 1).

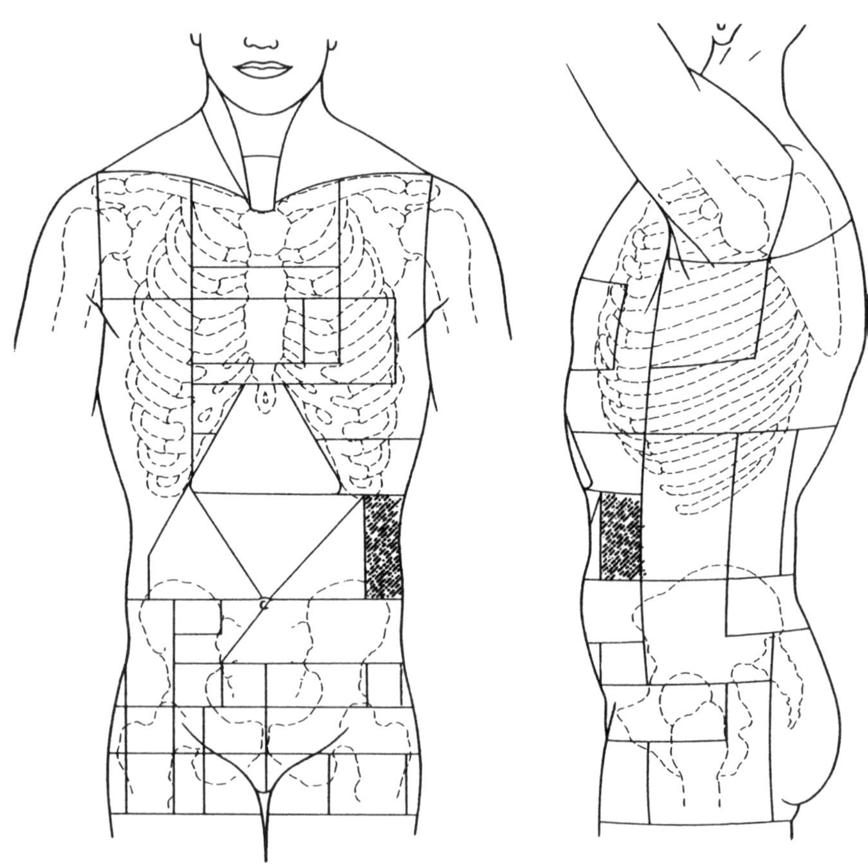

Den unteren Rand dieser Zone bildet eine Horizontale durch den Nabel, den oberen eine Horizontale durch die Mitte der Strecke unterer Brustbeinrand/Nabel. Der innere Rand liegt auf einer Senkrechten durch die **linke** Brustwarze, der äußere auf der Verlängerung der Achselfalte.

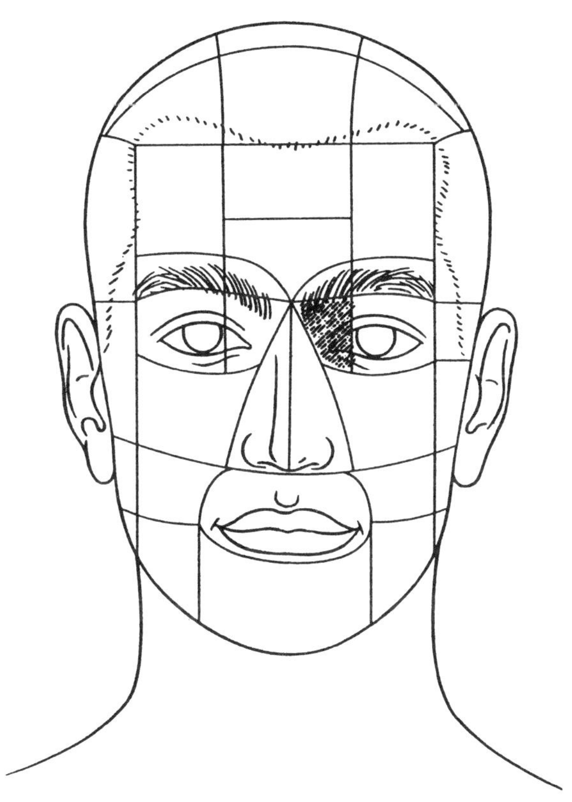

Die Zone liegt im **linken inneren Augenwinkel.** Ihre obere Grenze bildet eine Horizontale durch die Mitte der linken und rechten Augenbraue. Die untere Begrenzung ist der Unterrand der Augenhöhle. Den inneren Rand bildet die gedachte Verlängerung des inneren Augenhöhlenrandes nach oben zum Schnittpunkt der beiden Augenbrauen. Der äußere Rand liegt auf der Senkrechten durch den inneren Rand der Iris.

Sweet Chestnut

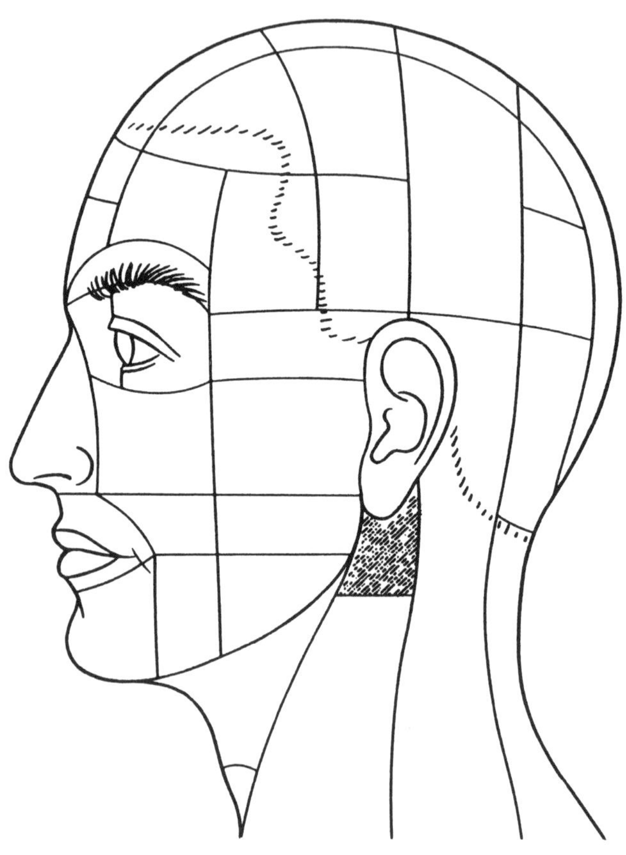

Die Zone erstreckt sich vom **linken** Ohr nach unten bis zu einer Horizontalen in Höhe des Kieferwinkels. Die seitlichen Begrenzungen werden durch die Verlängerungen des vorderen und hinteren Ohrrandes nach unten gebildet.

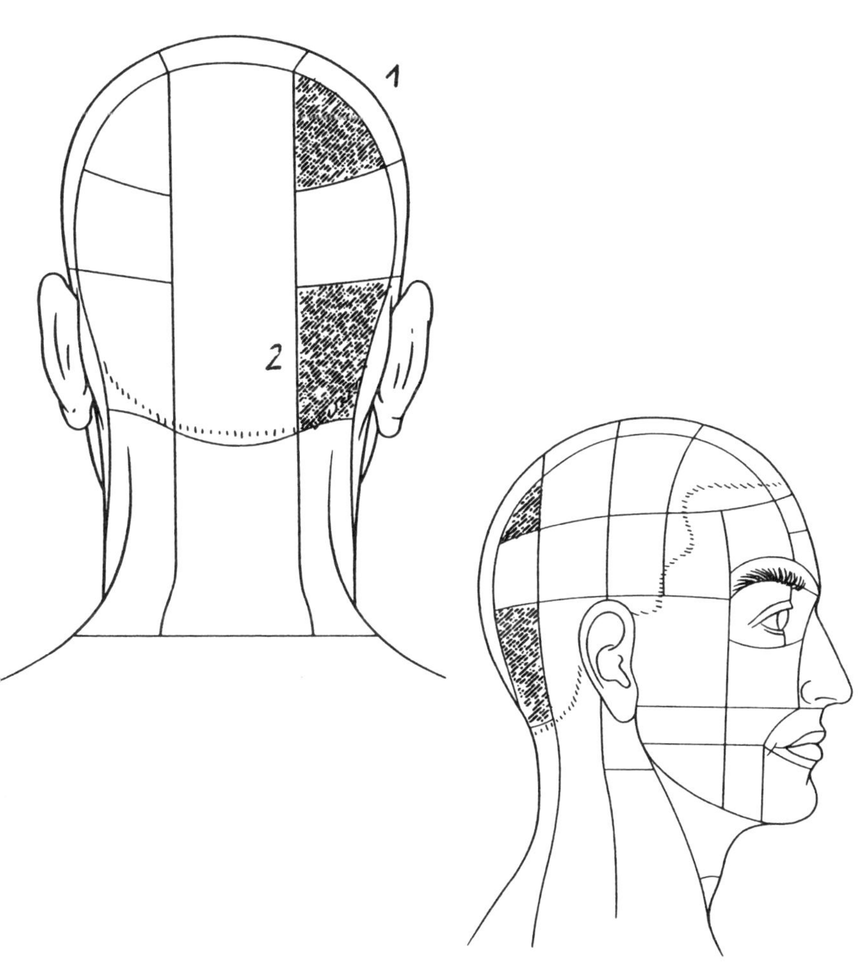

1) Die **obere** Zone auf der **rechten Kopfseite** beginnt 3 Fingerbreit hinter der gedachten Senkrechten durch die rechte Ohrspitze und endet 3 Fingerbreit dahinter. Die obere Grenze liegt 1½ Fingerbreit seitlich der Mittellinie, die untere 3 Fingerbreit oberhalb einer Horizontalen durch die Ohrspitze.

2) Die **untere** Zone **am Hinterkopf** beginnt auf einer Horizontalen durch die Ohrspitze und endet am Unterrand des Schädelknochens. Die vordere Grenze liegt 2 Fingerbreit hinter dem rechten Ohransatz, die hintere 3 Fingerbreit dahinter.

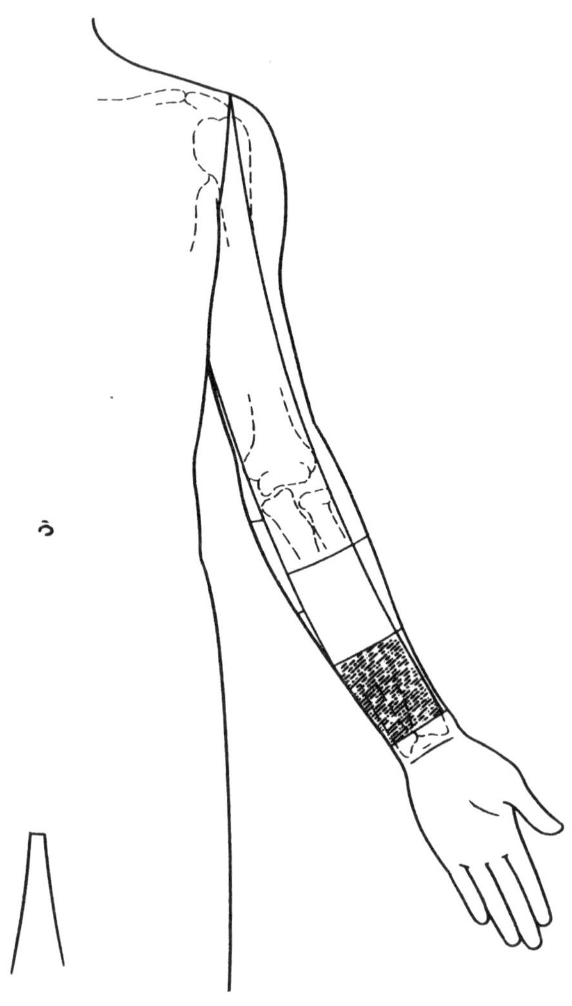

Die Zone liegt auf der **Unterseite** des **linken Arms.** Sie beginnt auf einer Horizontalen 1 Fingerbreit hinter der Handgelenkfalte und endet wiederum auf einer Horizontalen 5 Fingerbreit darüber. Die innere Grenze liegt auf einer Linie von der Außenkante des kleinen Fingers zur inneren Ellbogenfalte bei gebeugtem Arm. Die äußere Begrenzung bildet der Knochenrand der Speiche.

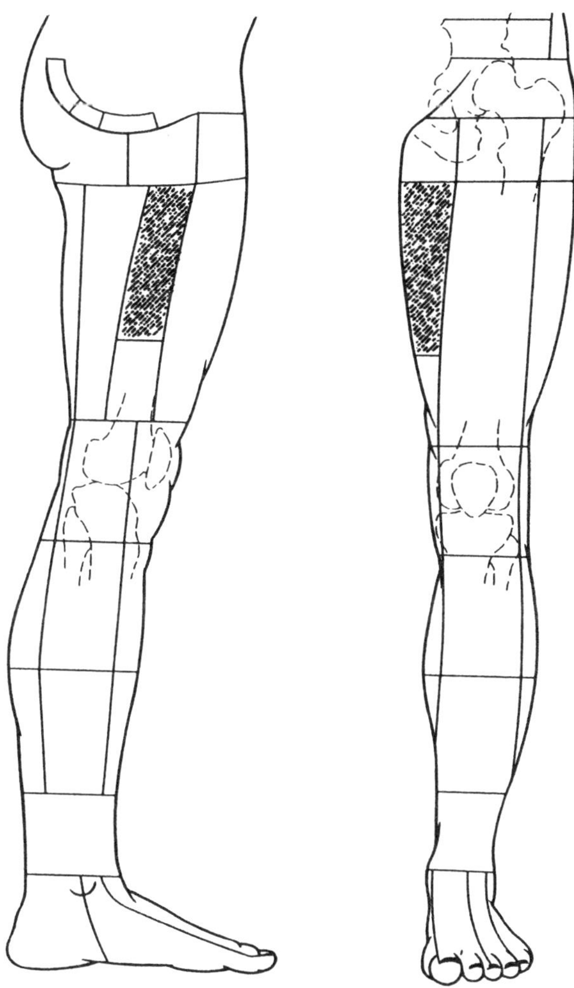

Die Zone liegt auf der **Innenseite** des **linken Oberschenkels.** Sie beginnt auf einer Horizontalen 1 Fingerbreit unterhalb der Quer-Gesäßfalte und endet auf einer Horizontalen 5 Fingerbreit oberhalb der Kniescheibe. Der linke Rand liegt auf einer Vertikalen 1 Fingerbreit rechts der Kniescheibe, der rechte Rand 3 Fingerbreit daneben.

Sweet Chestnut

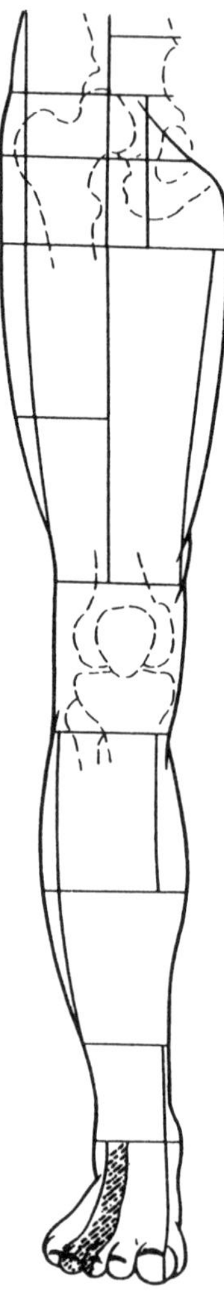

Die Zone beginnt auf dem **rechten Fuß** in Höhe des inneren Knöcheloberrandes und erstreckt sich zu den Zehen. Der innere Rand verläuft über die Mitte des Fußrückens zur Mitte der mittleren Zehe. Der äußere Rand beginnt am Vorderrand des äußeren Knöchels und erstreckt sich von dort zum Zwischenraum der 4. und 5. Zehe. Die Untergrenze liegt am Beginn der Fußsohle; die Innenseiten der Zehen gehören noch zu dieser Zone.

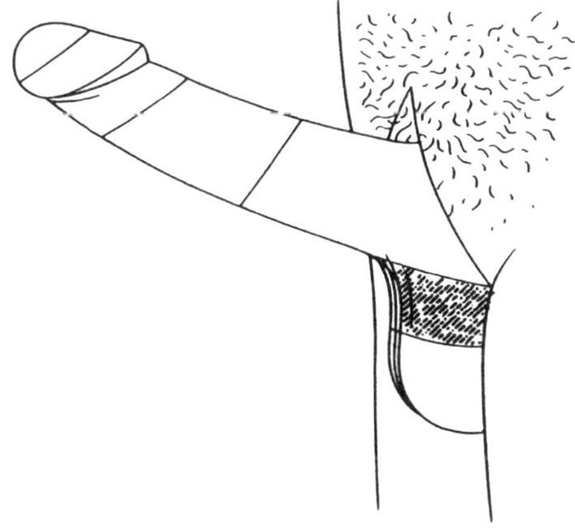

Diese Zone umfaßt die **obere Hälfte** des **linken** Hodens. Sie beginnt in der Mittellinie und endet außen am Ansatz des Hodens.

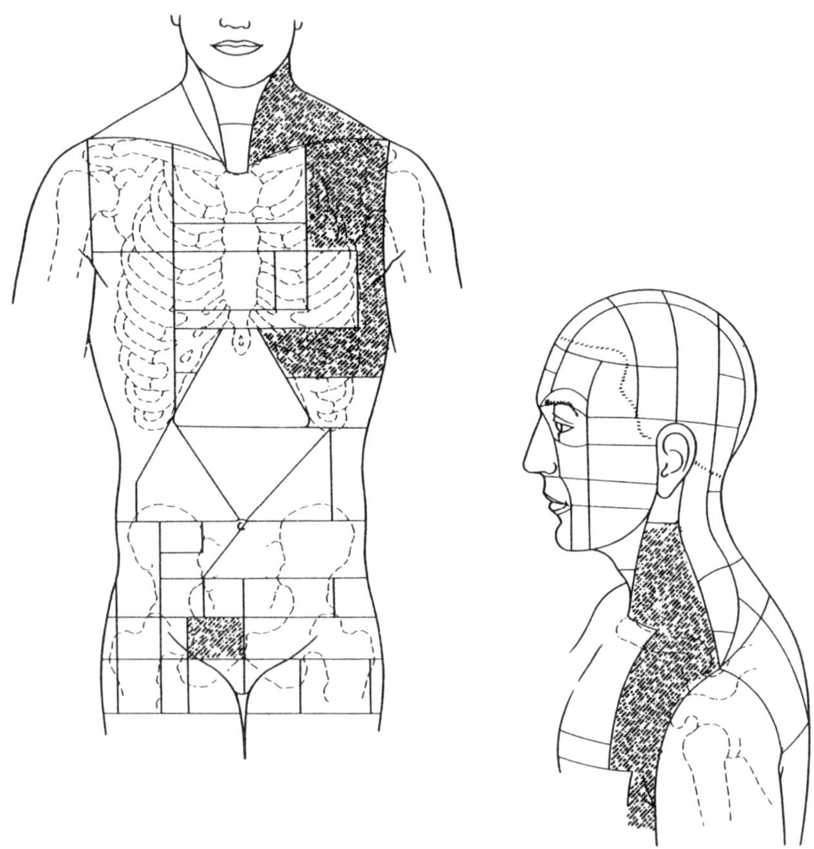

Die **obere** Zone auf der **linken Körperseite** beginnt 2 Fingerbreiten unterhalb des linken Ohres und erstreckt sich von der gedachten Verlängerung des hinteren Ohransatzes nach unten, den Vorderrand des Trapezmuskels entlang bis zum äußeren Schlüsselbeinrand. Die rechte Begrenzung bildet der Musculus sternocleidomastoideus. Unterhalb des Schlüsselbeins bildet die Verlängerung der Achselfalte nach oben und unten die linke seitliche Begrenzung. Bis zur Höhe des 3. Zwischenrippenraumes liegt der innere Rand 4 Fingerbreit seitlich der Mittellinie. Vom 3. bis zum 6. Zwischenrippenraum sind es 8 Fingerbreiten. Darunter bildet der Rippenbogen die innere Begrenzung. Die Zone endet auf einer Horizontalen 3 Fingerbreit unterhalb des Brustbeinunterrandes.

Die **untere** Zone beginnt einen Fingerbreit oberhalb des oberen Schambeinrandes und endet am Unterrand des Schambeins. Sie erstreckt sich **rechts** von der Mittellinie 4 Fingerbreiten nach außen.

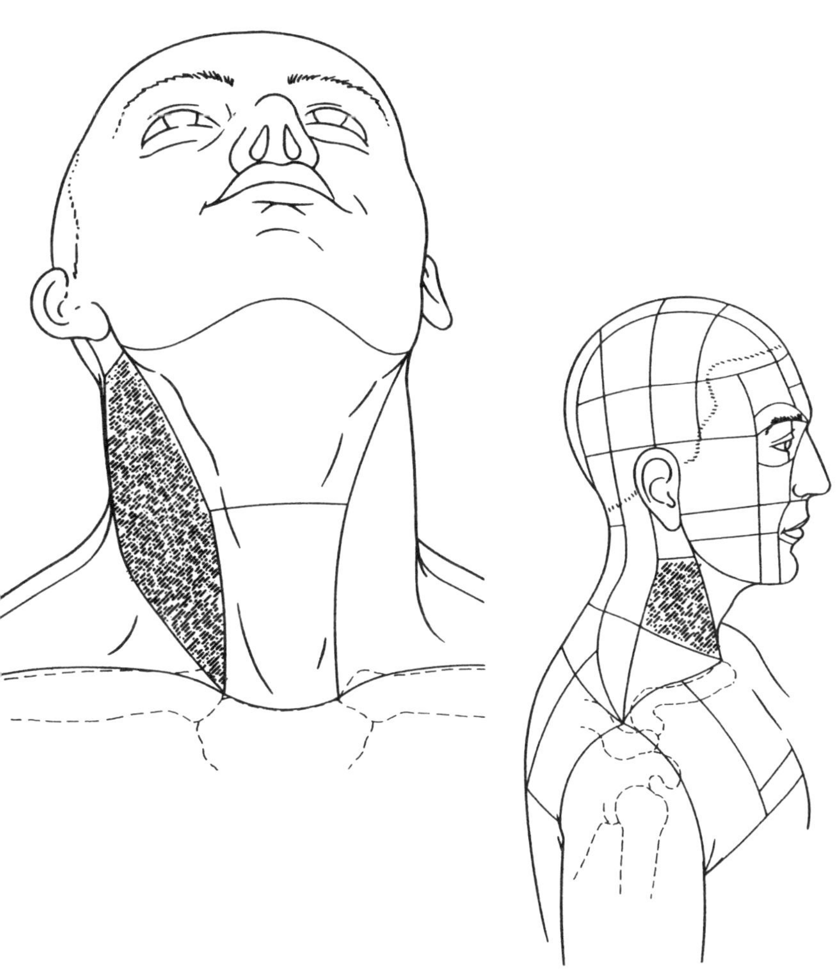

Diese Zone auf der **rechten Halsseite** beginnt 2 Fingerbreit unterhalb des rechten Ohres und erstreckt sich von der gedachten Verlängerung des hinteren Ohransatzes nach unten bis zum Halsansatzpunkt. Von dort verläuft der Rand der Zone am Halsansatz entlang nach vorne bis zum Schlüsselbein. Die vordere Begrenzung bildet der Oberrand des Musculus sternocleidomastoideus.

Vervain

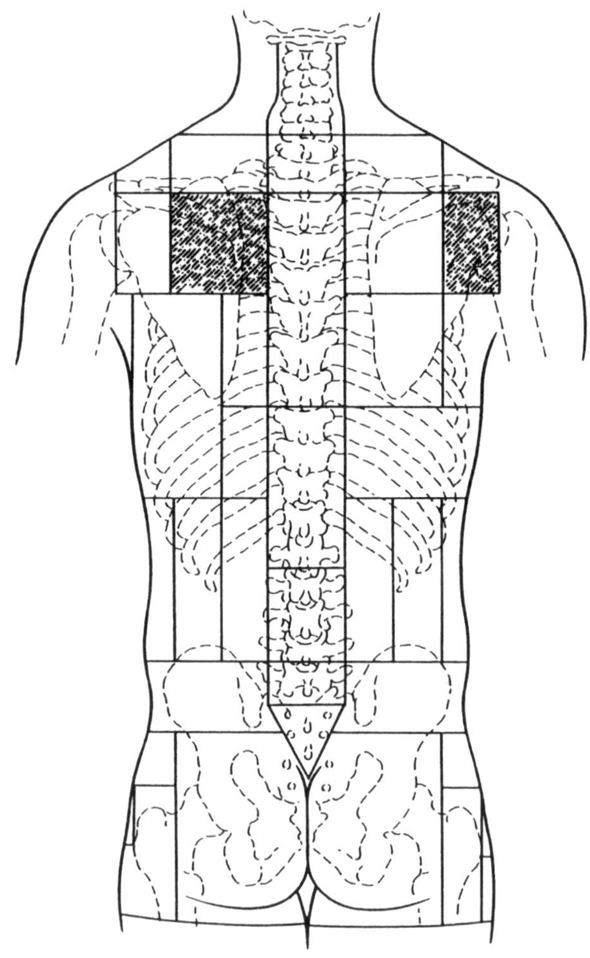

Diese beiden Rückenzonen beginnen in Höhe des 2. Brustwirbels und enden in Höhe des 5. Die **linke** Zone beginnt 2 Fingerbreit neben der Mittellinie und hat eine seitliche Ausdehnung von 6 Fingerbreiten.
Die **rechte** Zone wird außen durch eine gedachte Verlängerung der Achselfalte begrenzt. Sie erstreckt sich von dort 3 Fingerbreit zur Mitte.

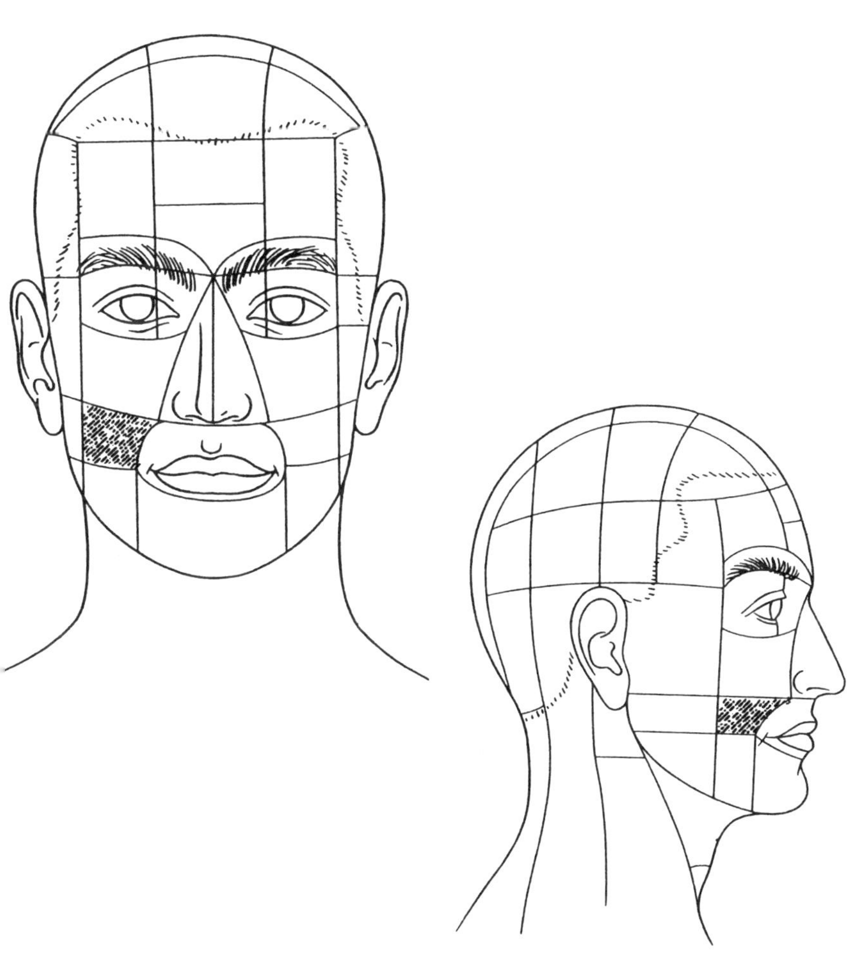

Diese Zone der **rechten Gesichtshälfte** beginnt auf einer Horizontalen in Höhe des unteren Nasenendes und endet auf einer Waagerechten in Höhe des rechten Mundwinkels. Die innere Begrenzung liegt auf einem Bogen vom Ansatzpunkt der Nase zum rechten Mundwinkel. Die äußere Grenze bildet eine Senkrechte durch den äußeren Rand der rechten Augenbraue.

Vervain

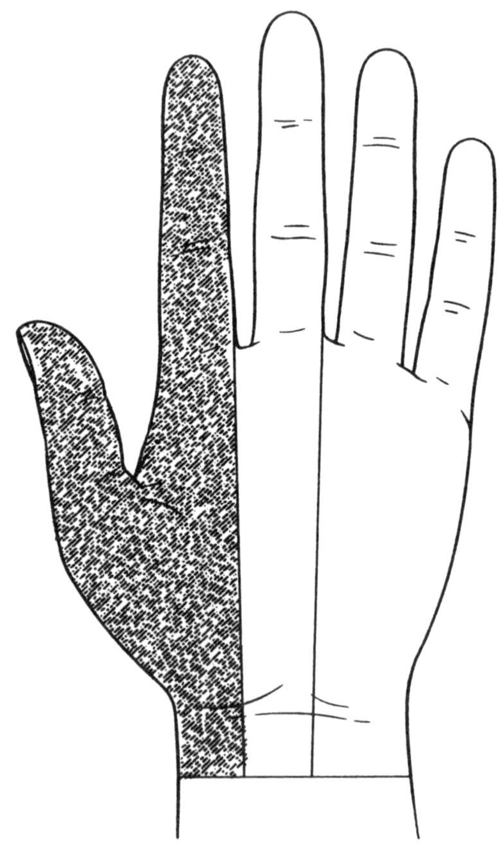

Die Zone liegt auf der **Innenseite der linken Hand.** Sie erstreckt sich von einer Horizontalen 1 Fingerbreit hinter der Handgelenkfalte zu Daumen- und Zeigefingerspitzen. Die linke Grenze verläuft an der Außenkante des Handgelenks bis zum Nagelfalzwinkel des Daumens. Die rechte Grenze beginnt 1 Fingerbreit innerhalb der linken Außenkante des Handgelenks und verläuft von dort zum rechten Rand des Zeigefingers. (Die Grenze zwischen den Zonen auf der Handfläche und auf dem Handrücken verläuft auf den Innenseiten der Finger.)

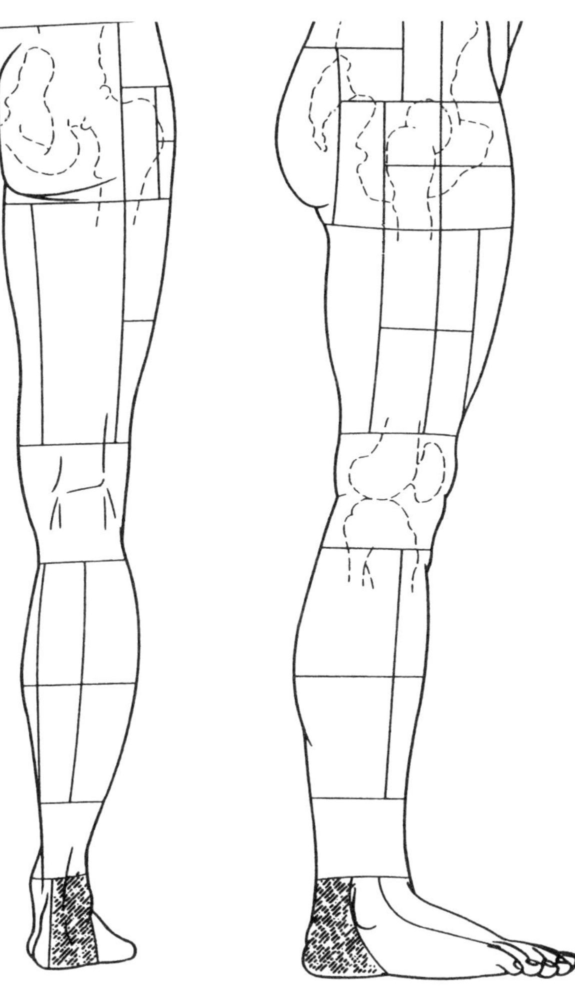

Die Zone liegt auf dem **rechten Fuß** im Bereich des äußeren Knöchels. Sie beginnt auf einer Horizontalen in Höhe des Oberrandes des inneren Knöchels und endet am Unterrand des Fußes. Die hintere Begrenzung bildet die Achillessehne, die vordere beginnt am Hinterrand des äußeren Knöchels und verläuft von dort schräg nach vorne.

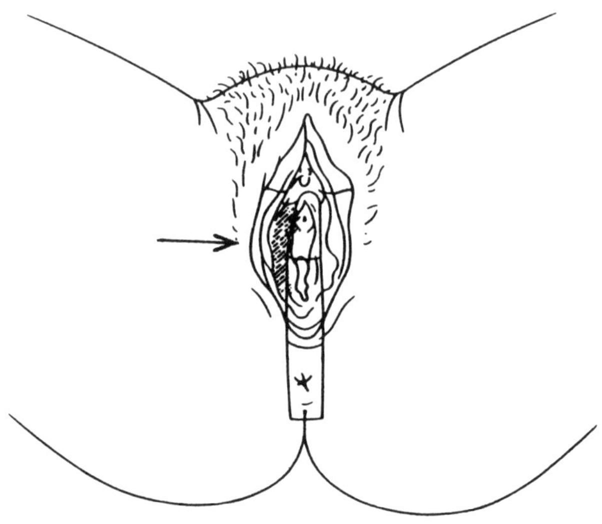

Diese Zone umfaßt die Innenseite der **rechten kleinen Schamlippe**.

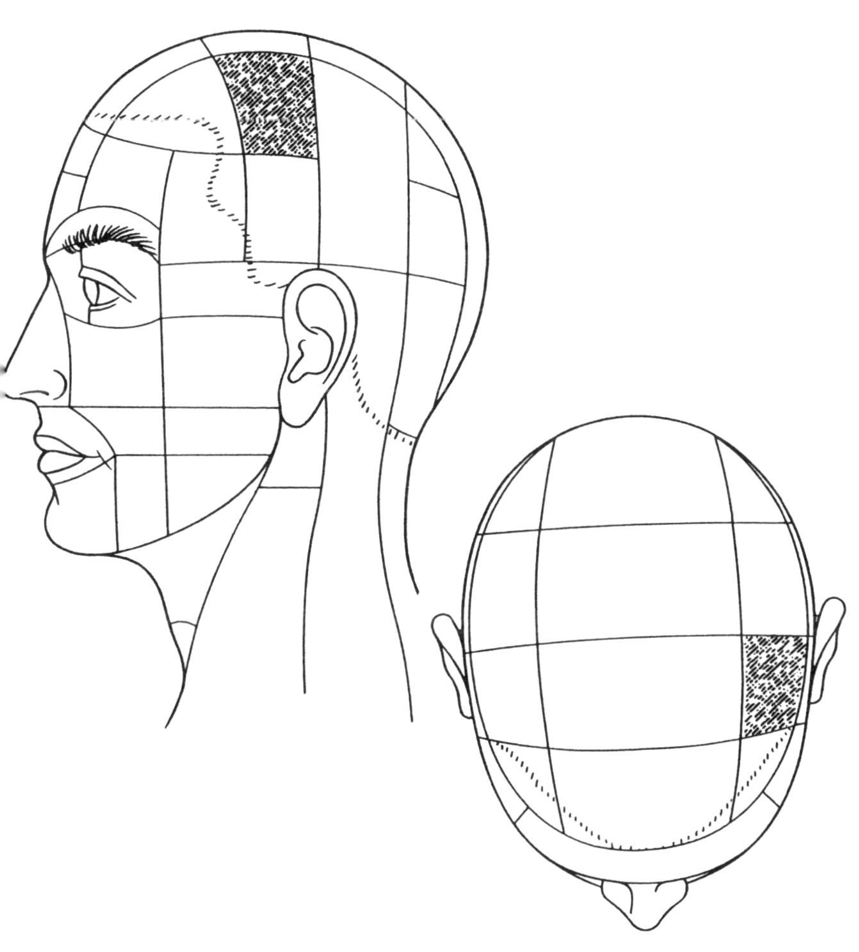

Diese Zone auf der **linken Kopfseite** beginnt 1½ Fingerbreit seitlich der Mittellinie und endet 3 Fingerbreit oberhalb der linken Ohrspitze. Die hintere Begrenzung bildet eine Vertikale durch die Ohrspitze. Die vordere Grenze liegt auf einer Parallelen zu dieser im Abstand von 3 Fingerbreiten.

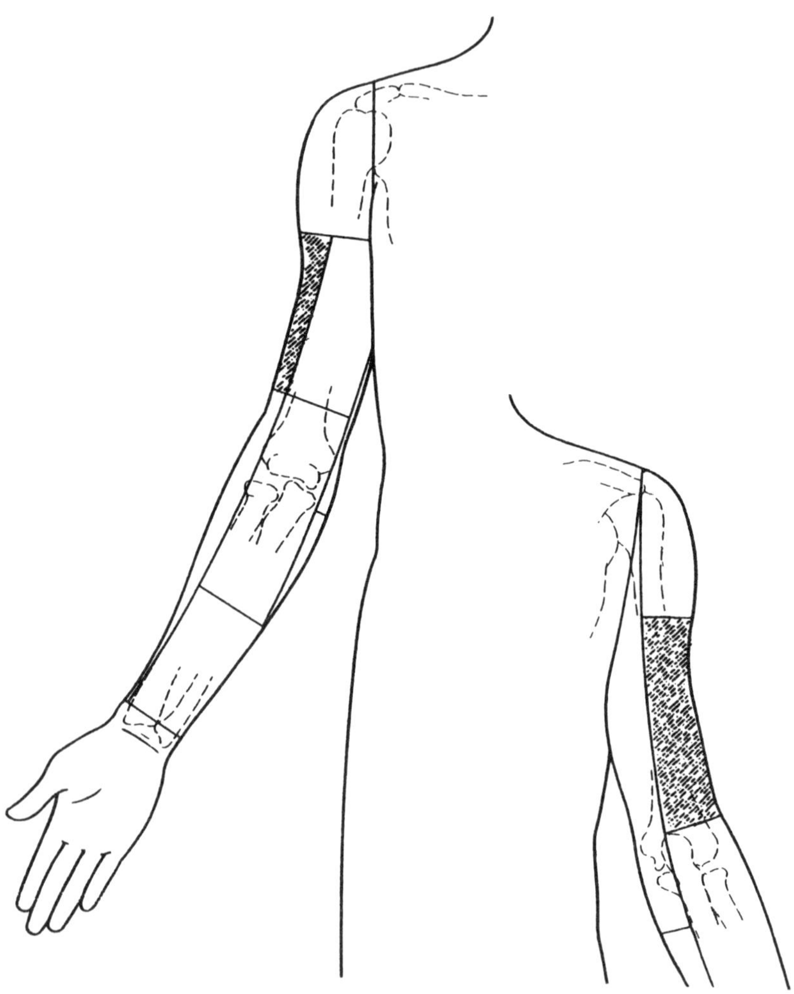

Die Zone liegt auf dem **rechten Oberarm.** Sie beginnt auf einer Horizontalen in Höhe der hinteren Achselfalte und endet wiederum auf einer Horizontalen 6 Fingerbreit oberhalb der Ellbogenspitze bei angewinkeltem Arm. Die hintere Grenze bildet eine Vertikale 3 Fingerbreit rechts der hinteren Achselfalte bei angelegtem Arm. Die vordere Grenze verläuft am äußeren Ende des Musculus biceps.

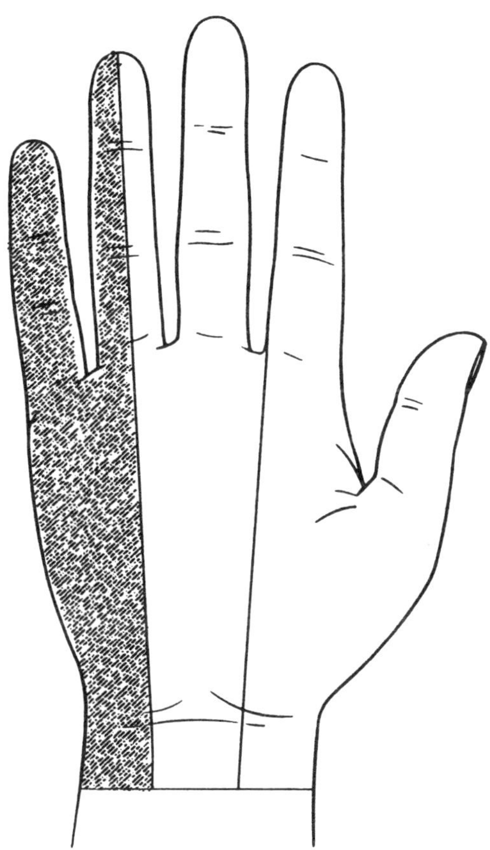

Die Zone liegt auf der **Innenseite der rechten Hand.** Sie erstreckt sich von einer Horizontalen 1 Fingerbreit hinter der Handgelenkfalte zu den Fingerspitzen von Ring- und kleinem Finger. Die linke Grenze verläuft entlang der Außenkante der Hand zum äußeren Nagelfalzwinkel des kleinen Fingers. Die rechte Grenze beginnt 1 Fingerbreit rechts der Außenkante und verläuft von dort zur Mitte des Ringfingers. (Die Grenze zwischen den Zonen auf der Handfläche und auf dem Handrücken verläuft in der Mitte der Innenseiten der Finger.)

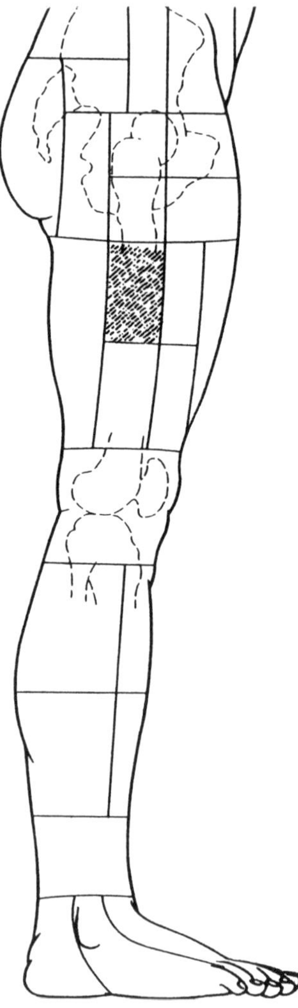

Die Zone liegt auf der **Außenseite** des **rechten Oberschenkels.** Sie beginnt auf einer Horizontalen 1 Fingerbreit unterhalb der Quer-Gesäßfalte und endet in der Mitte zwischen ihrer Obergrenze und einer Horizontalen 1 Fingerbreit oberhalb der Kniescheibe. Den linken und rechten Rand bilden die vertikalen Verlängerungen der vorderen und hinteren Achselfalte nach unten.

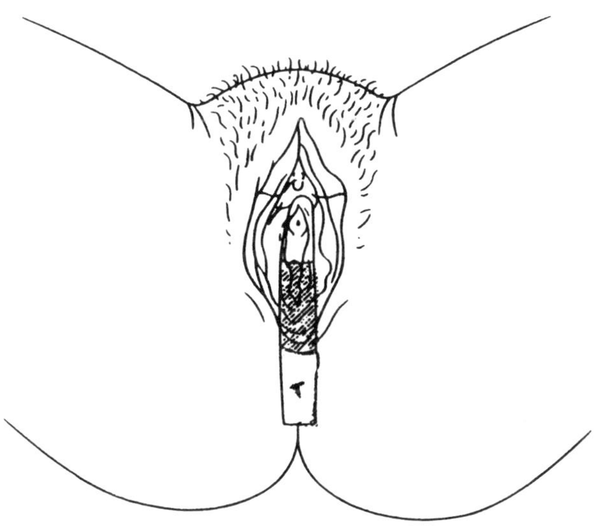

Diese Zone beginnt am Oberrand der **Vagina.** Sie endet oberhalb des Anus an der Stelle, an der die Hautfarbe von der rötlichen Färbung des Anus in die Tönung der umgebenden Haut übergeht. Die äußeren Begrenzungen bilden die großen Schamlippen und deren gedachte Verlängerungen.

Walnut

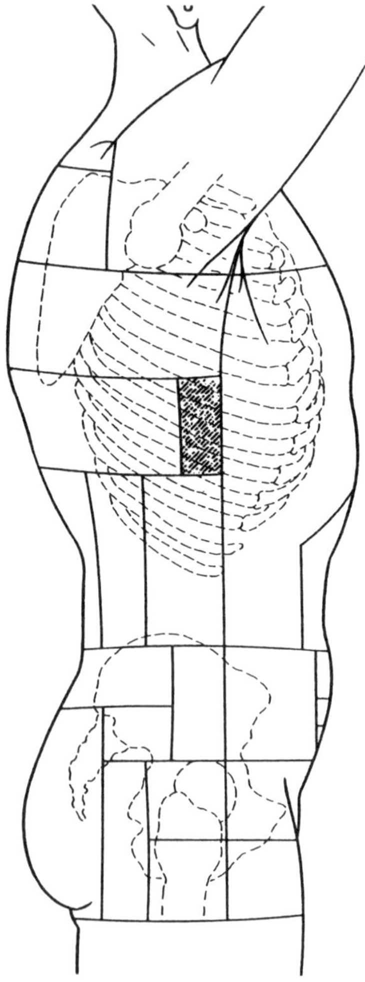

Diese Zone liegt auf der **rechten Körperseite** unter dem rechten Arm. Sie beginnt in Höhe des 8. Brustwirbels und endet in Höhe des 11. Vorne wird sie begrenzt durch die gedachte Verlängerung der Achselfalte. Die hintere Grenze bildet eine Parallele zu dieser im Abstand von ca. 2½ Fingerbreiten.

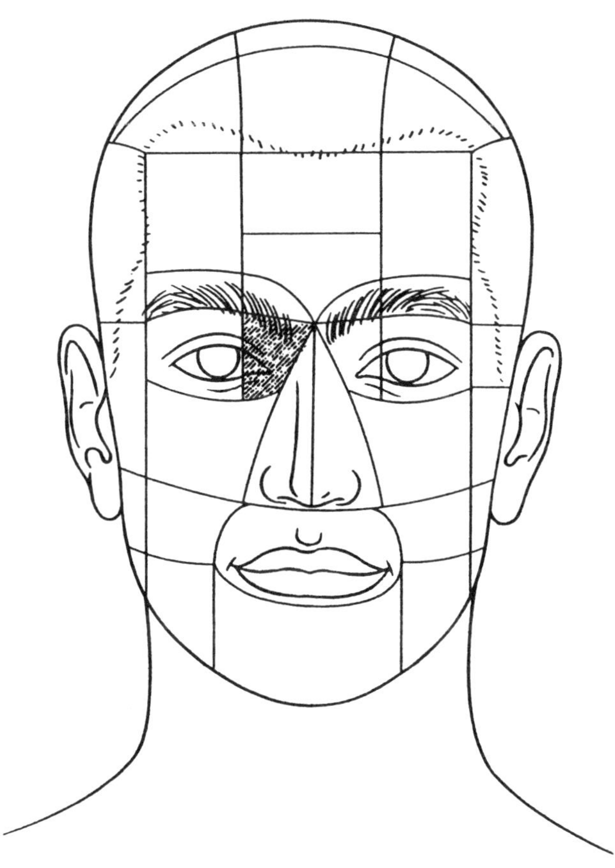

Die Zone liegt im **rechten** inneren **Augenwinkel.** Ihre obere Grenze bildet eine Horizontale durch die Mitte der linken und rechten Augenbraue. Die untere Begrenzung ist der Unterrand der Augenhöhle. Den inneren Rand bildet die gedachte Verlängerung des inneren Augenhöhlenrandes nach oben zum Schnittpunkt der beiden Augenbrauen. Der äußere Rand liegt auf einer Senkrechten durch den inneren Rand der Iris.

Walnut

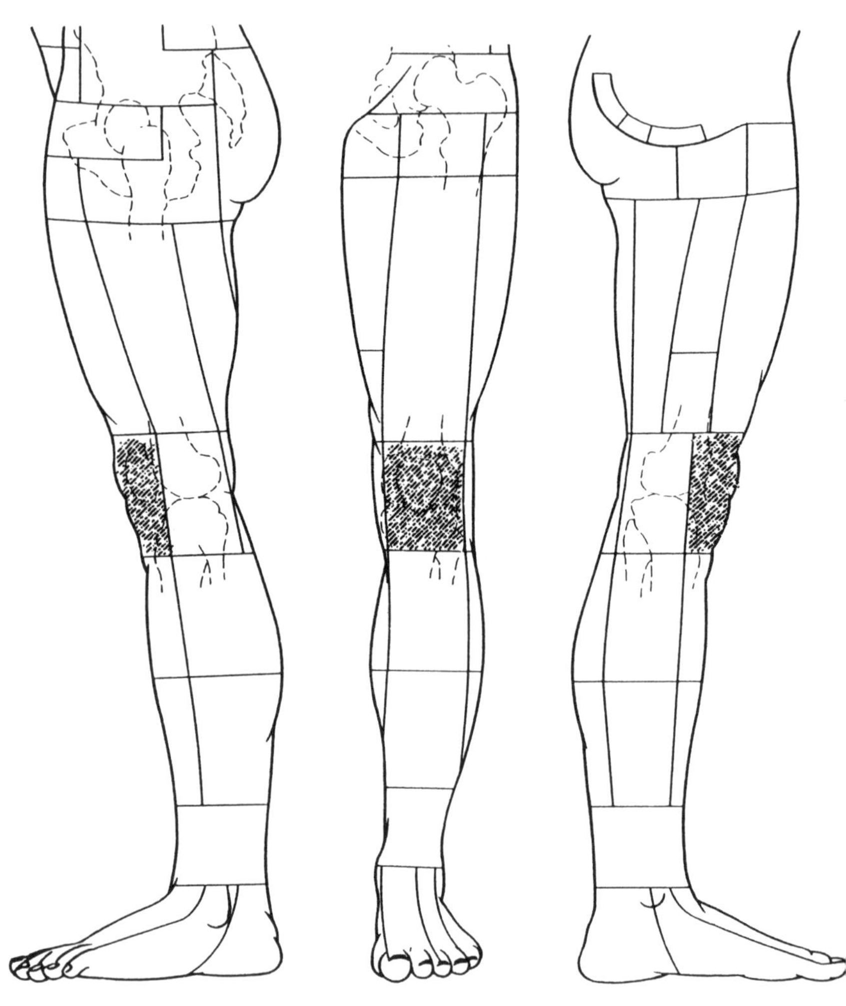

Die Zone umfaßt die **linke Kniescheibe.** Sie beginnt 1 Fingerbreit über ihrer Oberkante und endet 3½ Fingerbreit unter ihrer unteren Kante. Die seitlichen Grenzen liegen je 2 Fingerbreit links und rechts der Kniescheibe.

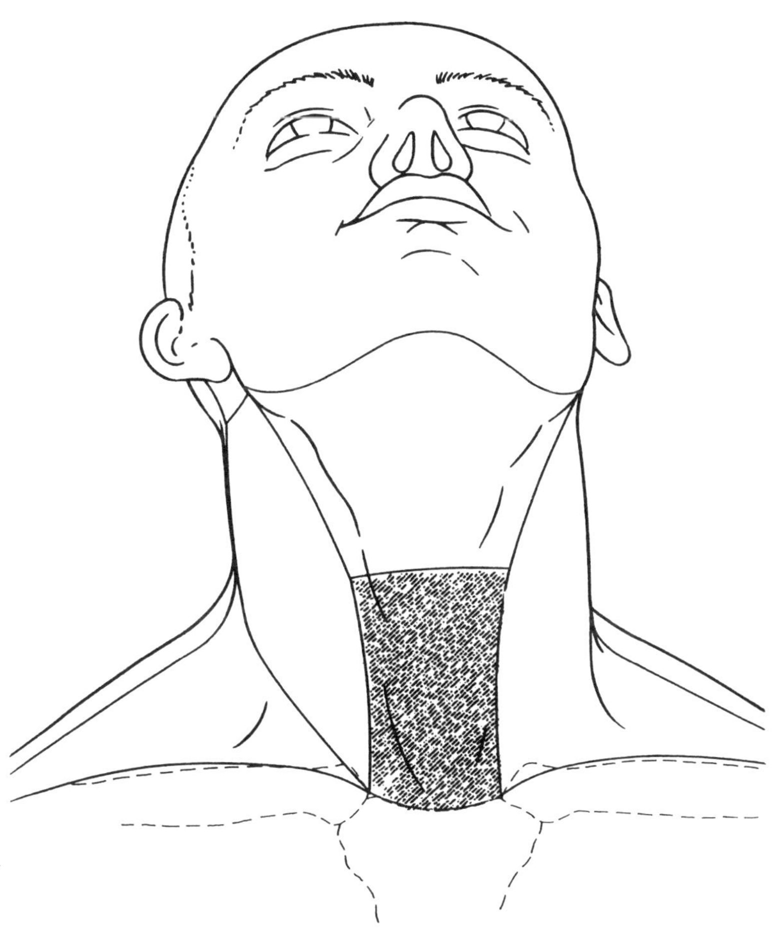

Die Zone erstreckt sich vom Oberrand des Brustbeins bis zur Mitte des Schildknorpels. Die seitlichen Begrenzungen bilden jeweils der Oberrand des Musculus sternocleidomastoideus.

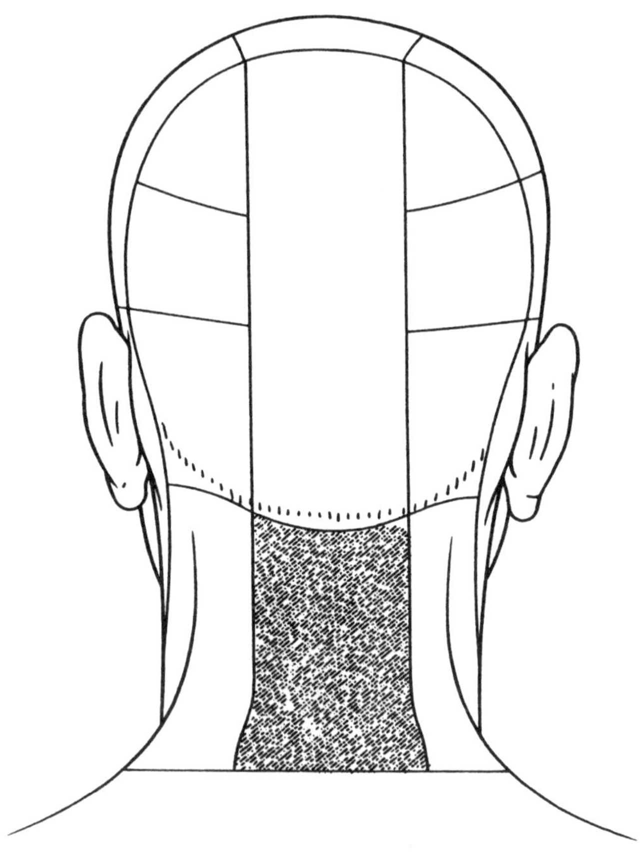

Die Zone beginnt in Höhe des 6. Halswirbels und endet am Beginn des Schädelknochens. Die seitlichen Grenzen befinden sich 1½ Fingerbreit links und rechts der Mittellinie.

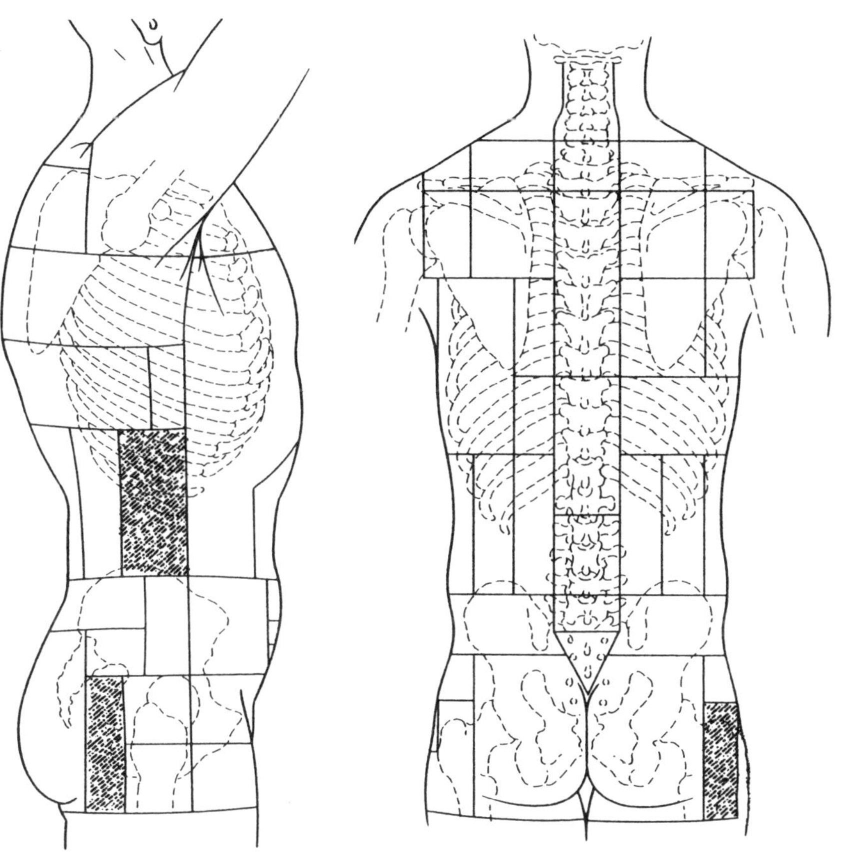

Die **obere** Zone liegt auf der **rechten Außenseite** des Körpers. Sie beginnt in Höhe des 11. Brustwirbels und endet in Höhe des 4. Lendenwirbels. Seitlich wird sie durch die gedachten Verlängerungen der vorderen und hinteren Achselfalte begrenzt.

Die **untere** Zone beginnt in Höhe einer Horizontalen 1 Fingerbreit oberhalb des Schambeins und endet 1 Fingerbreit unter der gedachten horizontalen Verlängerung der Quer-Gesäßfalte. Die Begrenzung nach vorne bildet die vertikale Verlängerung der hinteren Achselfalte. Von dort erstreckt sich die Zone 3 Fingerbreiten nach hinten.

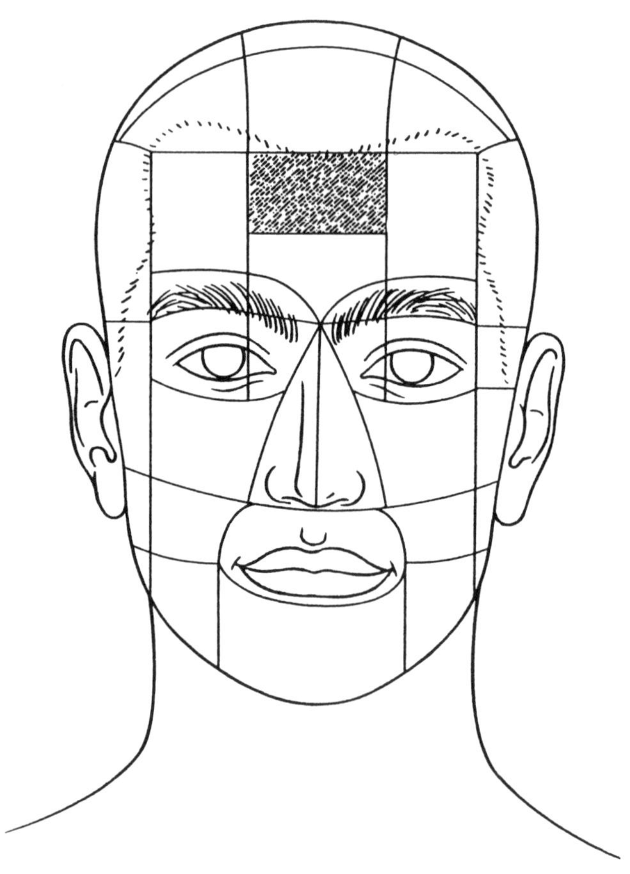

Die Zone beginnt am Haaransatz und endet in der Mitte der Strecke Haaransatz/Schnittpunkt der Augenbrauen. Die äußeren Grenzen liegen jeweils 1½ Fingerbreit seitlich der Mittellinie.

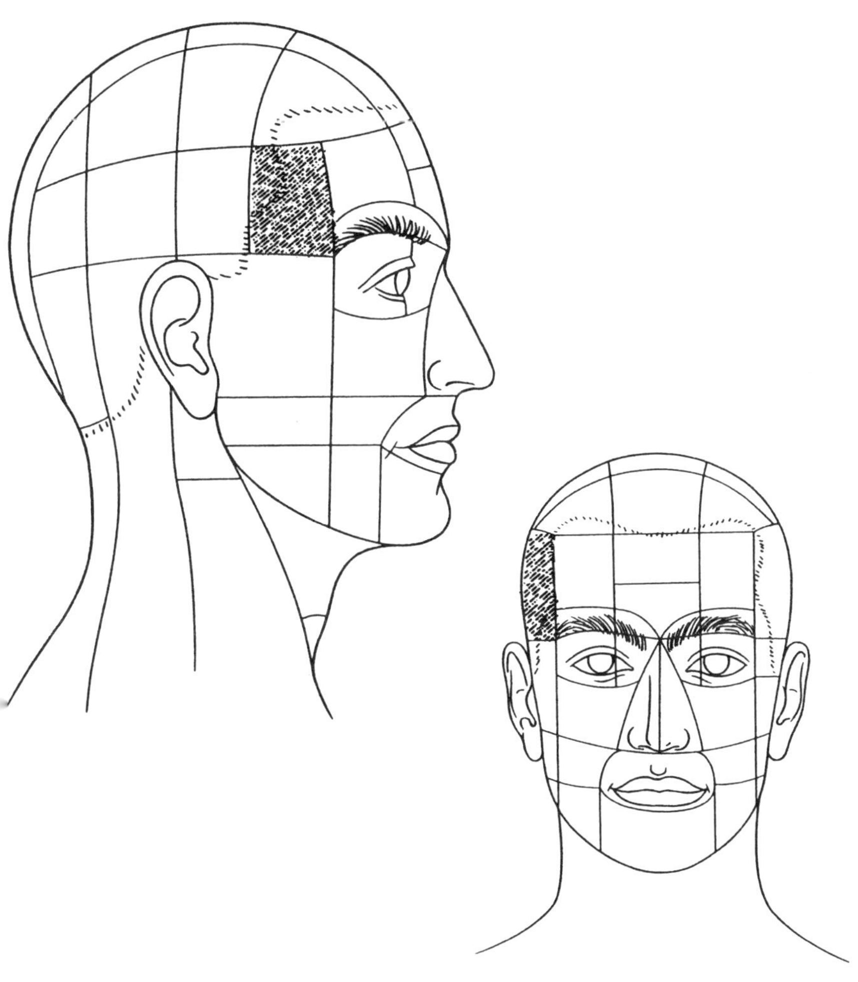

Diese Zone der **rechten Kopfseite** beginnt in Höhe des Haaransatzes und endet auf einer Horizontalen durch den äußeren Rand der Augenbraue. Der innere Rand liegt auf einer Senkrechten durch den Augenbrauenrand, der äußere auf einer Parallelen zu dieser im Abstand von 2½ Fingerbreiten.

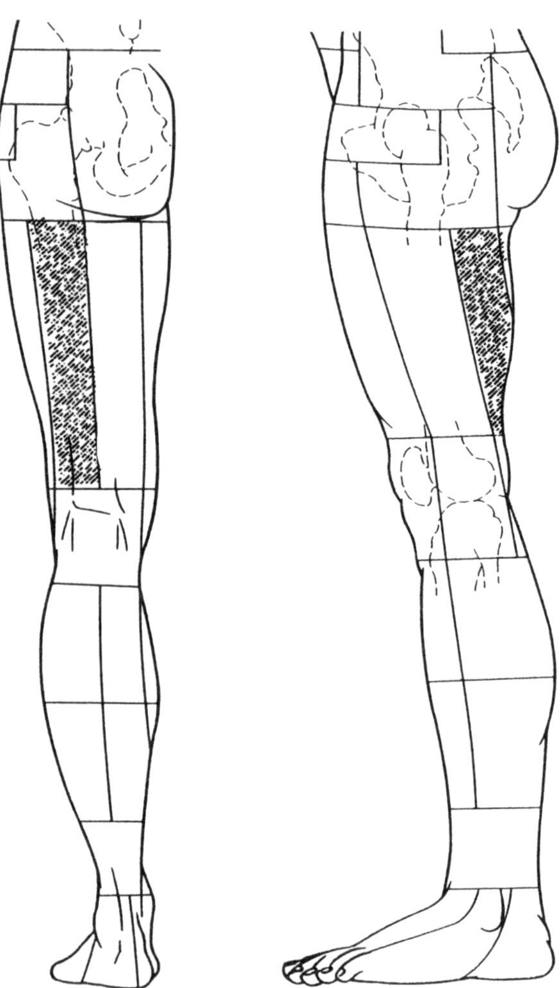

Die Zone liegt auf der **Rückseite** des **linken Oberschenkels.** Sie beginnt in der vertikalen Verlängerung der hinteren Achselfalte nach unten und endet 2½ Fingerbreit rechts davon in der Mitte des Oberschenkels. Die obere Begrenzung bildet eine Horizontale 1 Fingerbreit unterhalb der Quer-Gesäßfalte. Die untere Begrenzung liegt 1 Fingerbreit oberhalb der Kniescheibe.

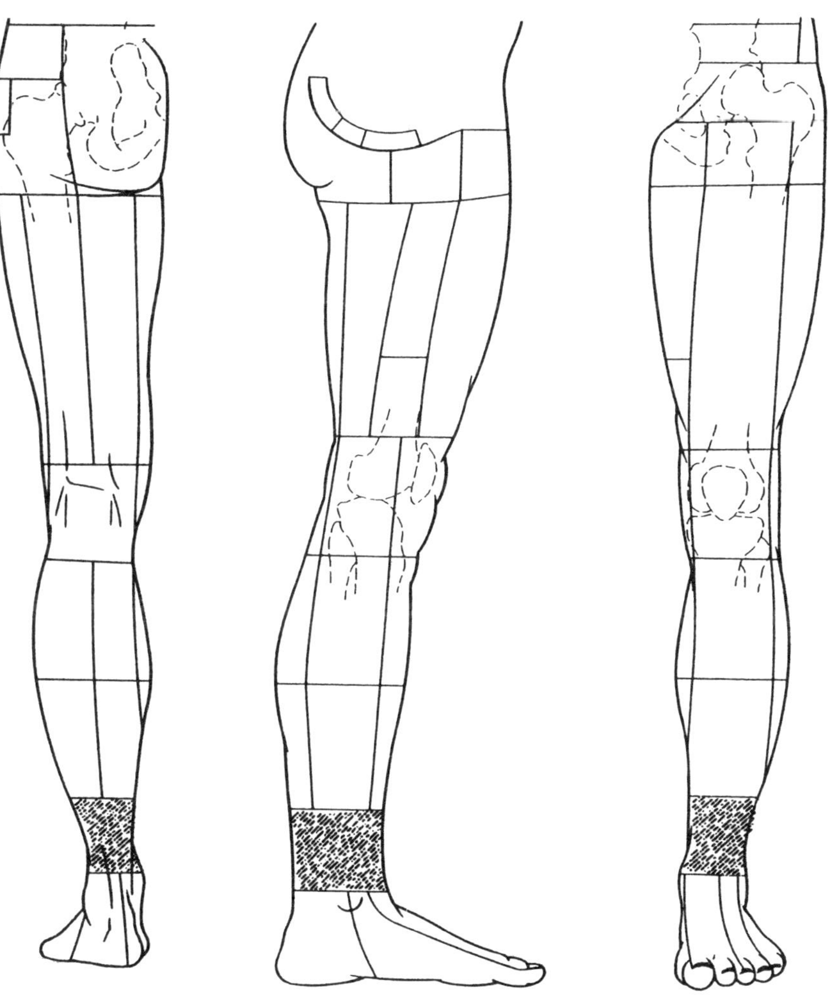

Die Zone umschließt ringförmig das untere Ende des **linken Beines.** Sie beginnt auf einer Horizontalen in Höhe der Oberkante des inneren Knöchels und endet auf einer Horizontalen 4 Fingerbreit darüber.

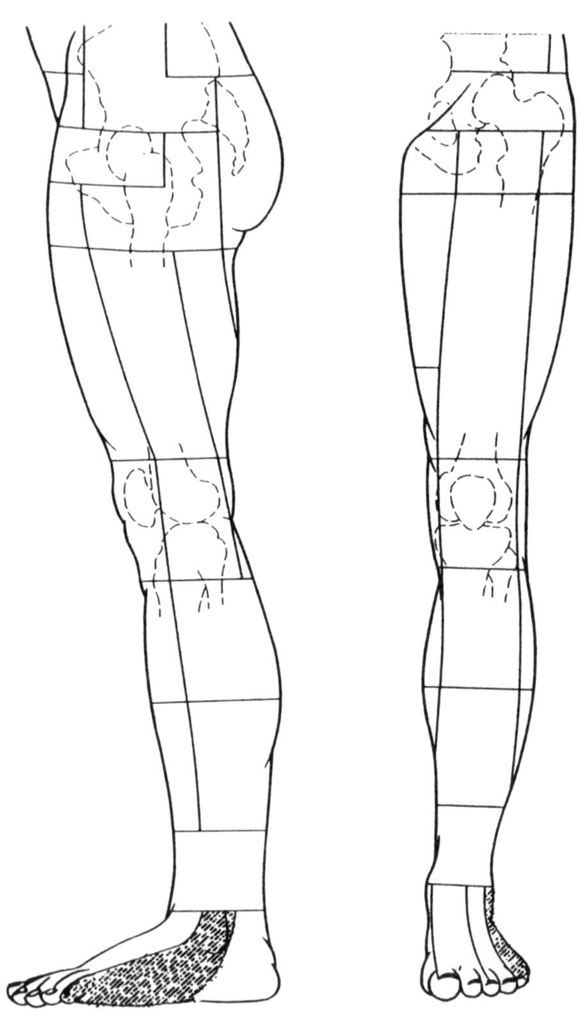

Die Zone liegt auf dem **linken Fuß** im Bereich des äußeren Knöchels. Sie beginnt in Höhe des Oberrandes des inneren Knöchels und erstreckt sich zur kleinen Zehe. Der vordere Rand verläuft vom Vorderrand des äußeren Knöchels über den Fußrücken zum Zwischenraum der 4. und 5. Zehe. Die hintere Begrenzung beginnt am Hinterrand des äußeren Knöchels und verläuft von dort schräg nach vorne. Die Untergrenze liegt am Beginn der Fußsohle; die Innenseite der kleinen Zehe gehört noch zu dieser Zone.

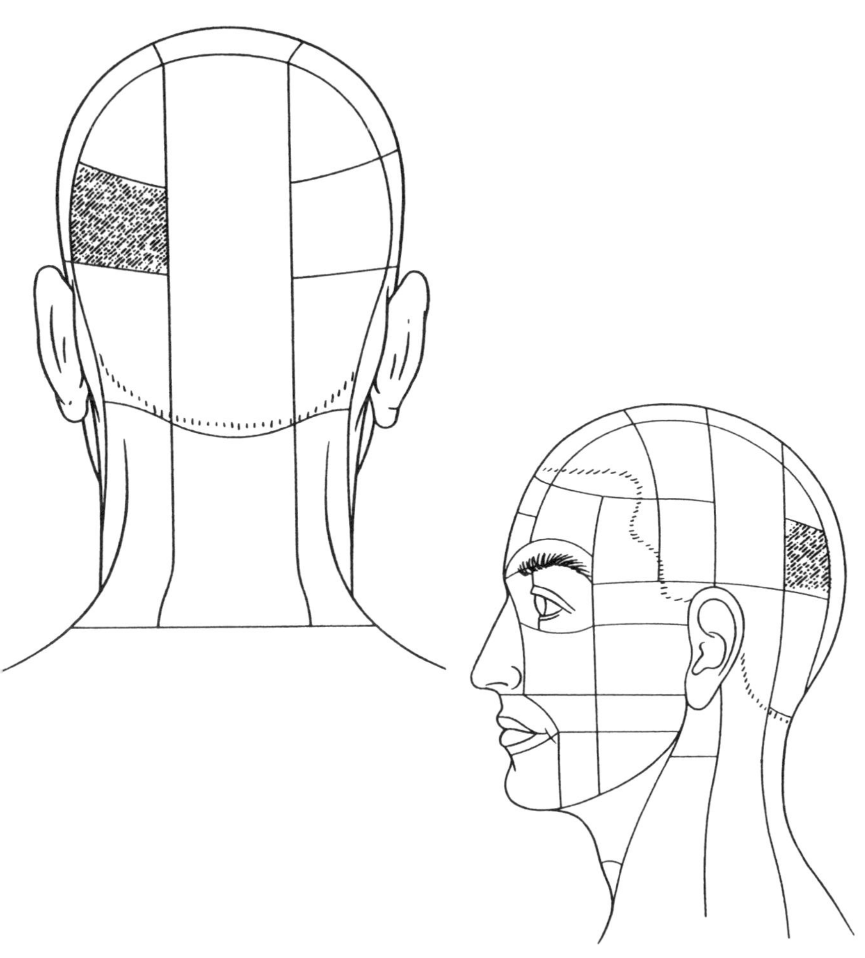

Diese Zone der **linken Kopfseite** beginnt 3 Fingerbreit hinter der gedachten Senkrechten durch die linke Ohrspitze und endet 3 Fingerbreit dahinter. Die untere Begrenzung bildet die Horizontale durch die Ohrspitze. Die obere Grenze liegt 3 Fingerbreit darüber.

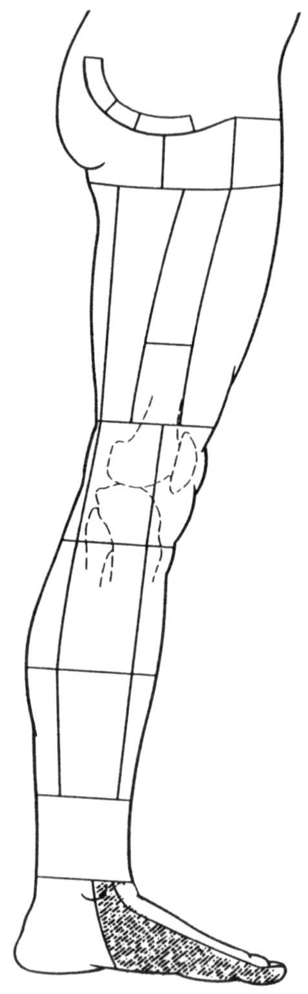

Die Zone erstreckt sich vom Oberrand des inneren Knöchels zum Unterrand des **linken Fußes.** Die hintere Grenze bildet eine Linie, die von oben über den Knöchel leicht schräg nach vorne verläuft. Die vordere Grenze verläuft vom vorderen Knöchelrand zum inneren Nagelfalzwinkel der großen Zehe.

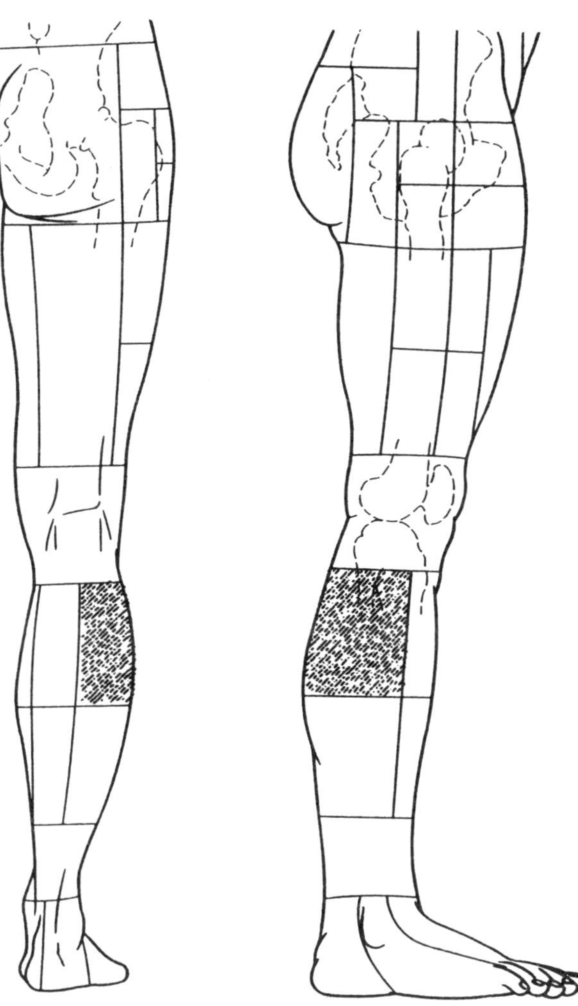

Die Zone liegt auf dem **rechten Unterschenkel.** Sie beginnt auf einer Horizontalen 3½ Fingerbreit unterhalb der rechten Kniescheibe und endet 6 Fingerbreit darunter. Der linke Rand liegt auf einer Vertikalen 2 Fingerbreit seitlich der Kniescheibe, der rechte in der Mitte der Wade auf einer gedachten Linie von der Achillessehne zur Kniekehlenmitte.

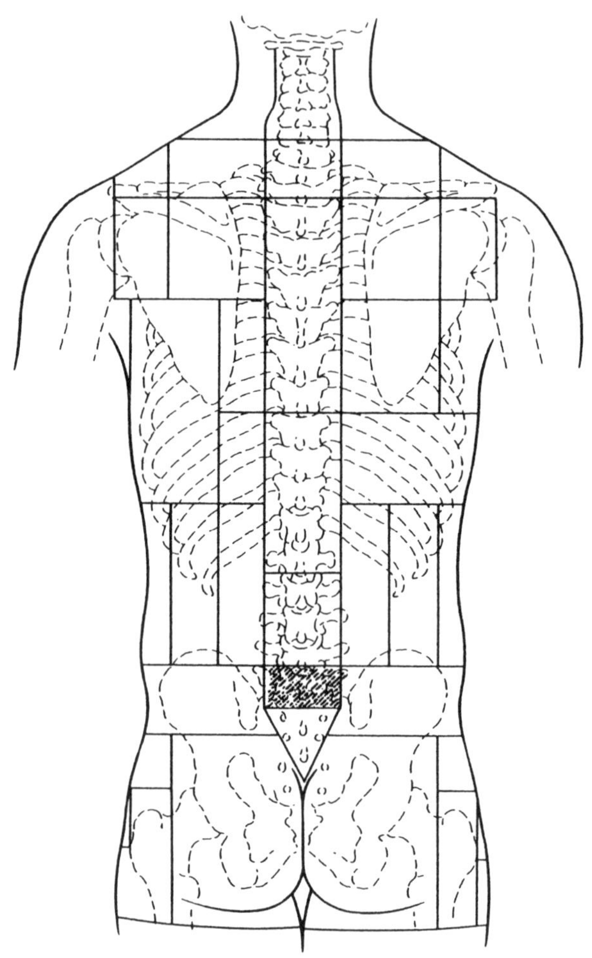

Diese Zone auf dem **Rücken** beginnt in Höhe des 4. Lendenwirbels und endet am Oberrand des Kreuzbeins. Die seitliche Begrenzung liegt jeweils 2 Fingerbreiten **links und rechts** der gedachten Mittellinie.

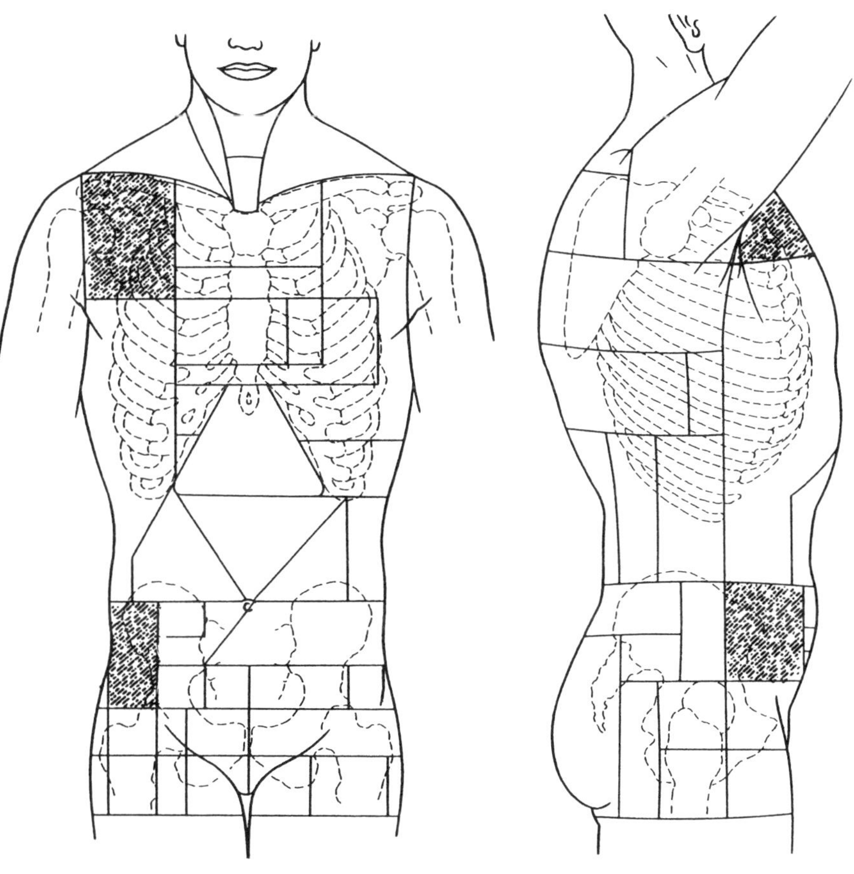

Die **obere** Zone beginnt am oberen Schlüsselbeinrand auf der **rechten** Seite und endet im 3. Zwischenrippenraum. Die innere Begrenzung liegt 4 Fingerbreit seitlich der Mittellinie, die äußere in der Verlängerung der Achselfalte nach oben.

Die **untere** Zone beginnt in Höhe des Nabels und endet auf einer gedachten Horizontalen 1 Fingerbreit oberhalb des Schambeins. Die seitlichen Begrenzungen bilden die Senkrechte durch die **rechte** Brustwarze und die gedachte Verlängerung der vorderen Achselfalte nach unten.

Wild Rose

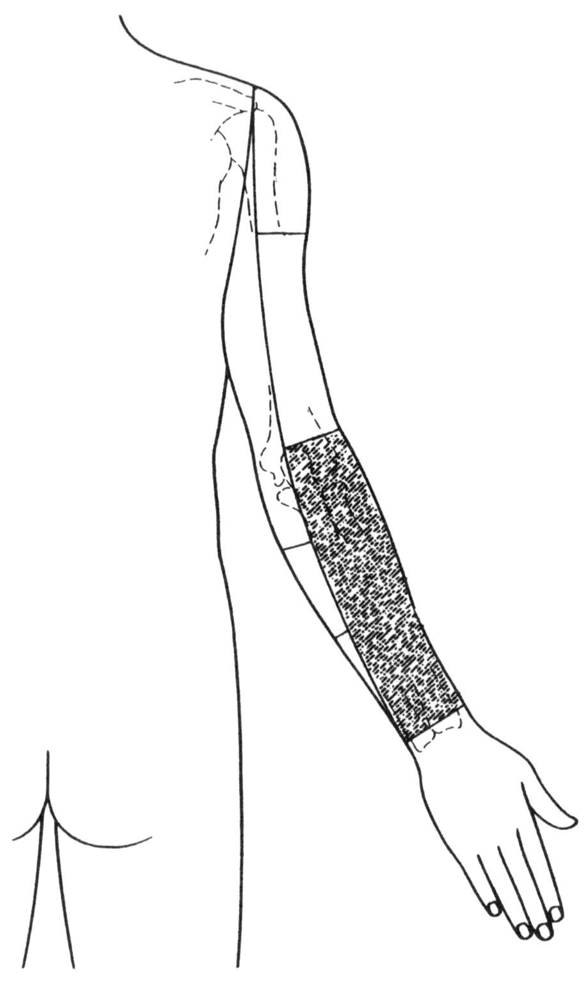

Die Zone liegt auf der Oberseite des **rechten Unterarms.** Sie beginnt 4 Fingerbreit oberhalb der Ellbogenspitze bei gestrecktem Arm und endet 1 Fingerbreit oberhalb der Handgelenkfalte. Die äußere Grenze verläuft am äußeren Knochenrand der Speiche entlang und setzt sich nach oben entlang des Außenrandes des Musculus biceps fort. Die innere Grenze verläuft im unteren Bereich am äußeren Knochenrand der Elle. Im Bereich des Ellbogens liegt sie auf einer Linie 1 Fingerbreit innerhalb der Ellbogenspitze.

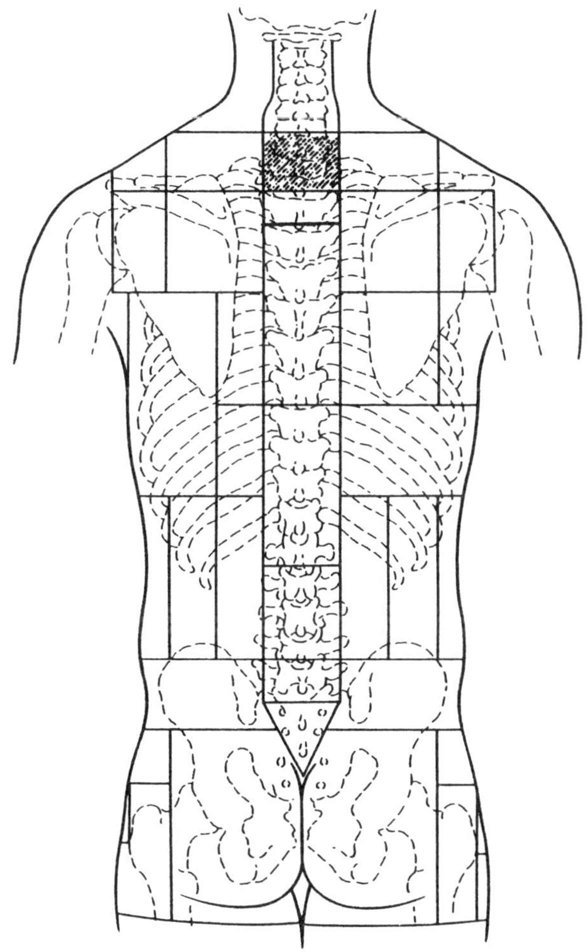

Die Zone beginnt in Höhe des 6. Halswirbels und endet in Höhe des 2. Brustwirbels. Die seitliche Begrenzung liegt jeweils 2 Fingerbreiten **links und rechts** der Mittellinie des Rückens.

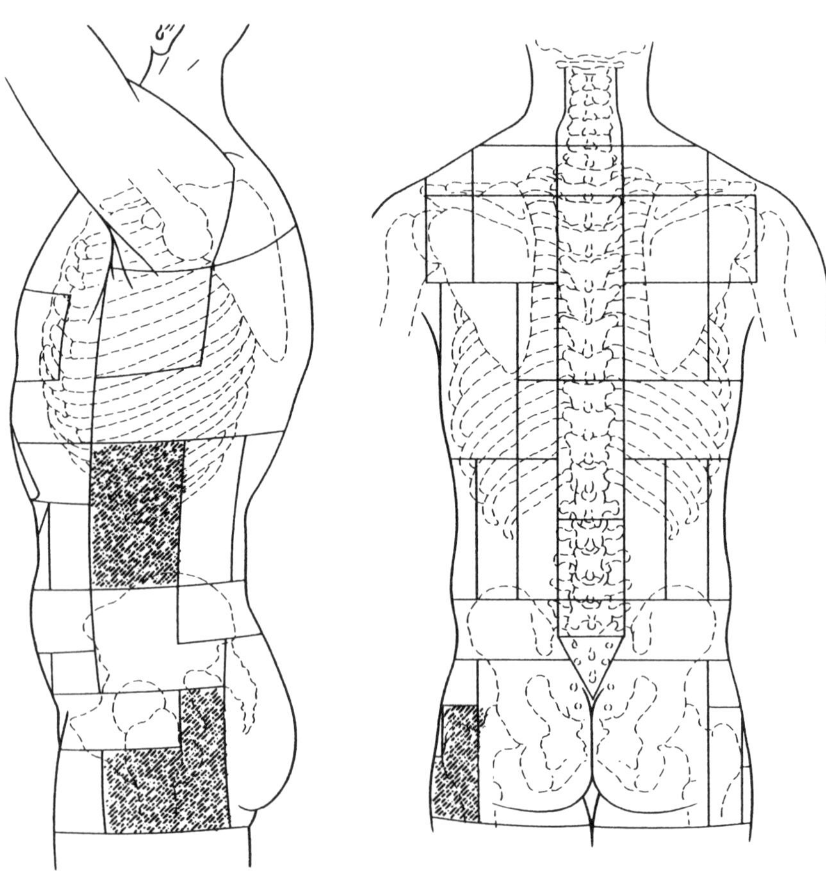

Beide Zonen liegen auf der **linken Körperseite.** Die **obere** Zone beginnt in Höhe des 11. Brustwirbels und endet in Höhe des 4. Lendenwirbels. Der seitliche Rand wird gebildet durch die gedachten vertikalen Verlängerungen der vorderen und hinteren Achselfalte.

Die **untere** Zone beginnt 1 Fingerbreit unterhalb der horizontalen Verlängerung der Quer-Gesäßfalte. Die obere Grenze bildet links der vertikalen Verlängerung der hinteren Achselfalte eine Horizontale, die durch den unteren Rand des Schambeins gelegt wird. Rechts davon erstreckt sich die Zone bis zu einer Horizontalen 1 Fingerbreit oberhalb des Schambeins. Die vordere Begrenzung bildet die vertikale Verlängerung der vorderen Achselfalte. Die hintere Grenze befindet sich 3 Fingerbreit rechts der Verlängerung der hinteren Achselfalte.

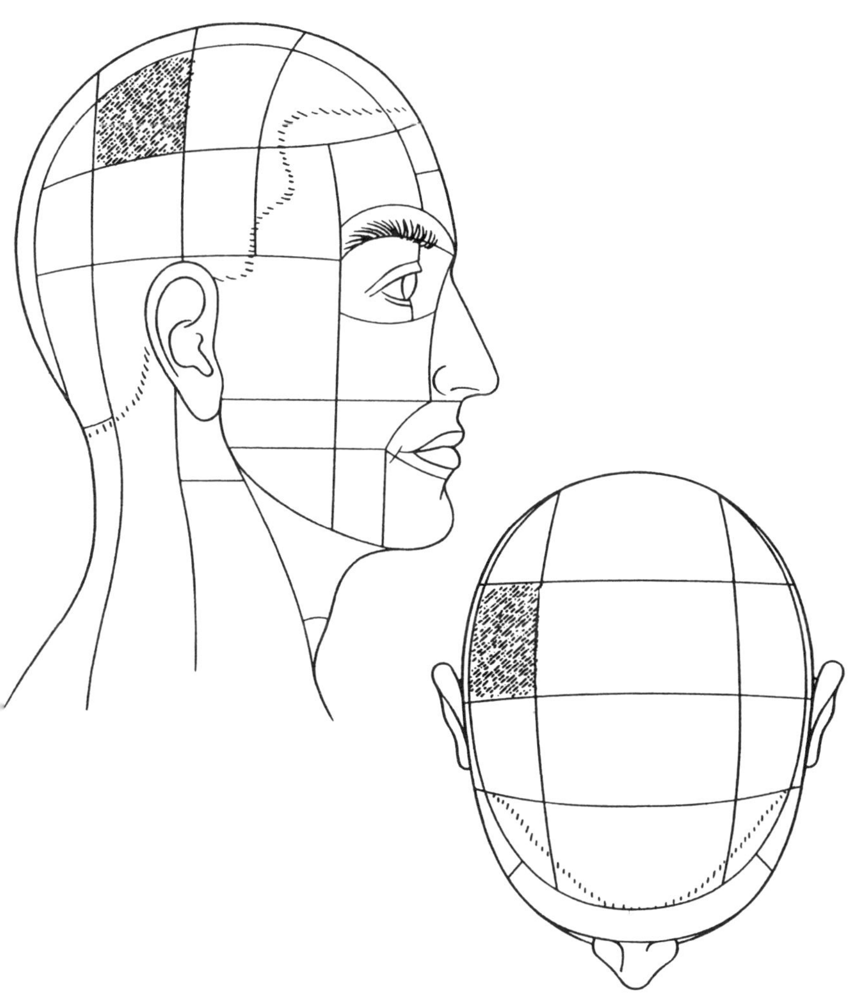

Diese Zone auf der **rechten Kopfseite** beginnt 1½ Fingerbreit seitlich der Mittellinie und endet 3 Fingerbreit oberhalb der rechten Ohrspitze. Die vordere Begrenzung bildet eine Vertikale durch die Ohrspitze. Die hintere Grenze liegt auf einer Parallelen zu dieser im Abstand von 3 Fingerbreiten.

Wild Rose

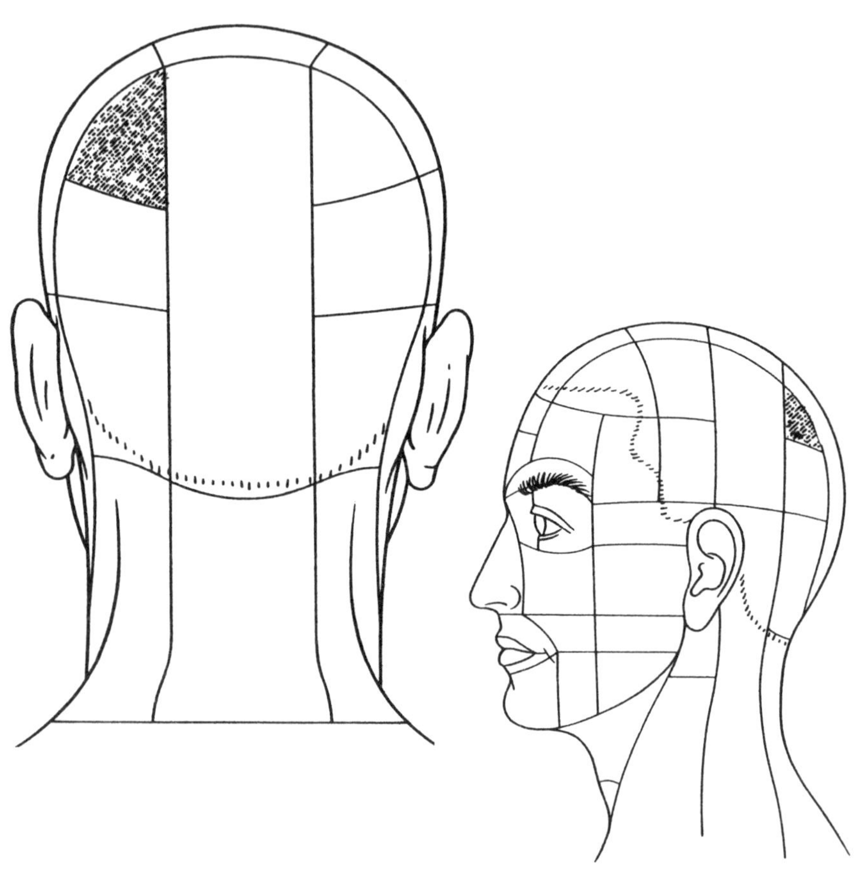

Die Zone auf der **linken Kopfseite** beginnt 3 Fingerbreit hinter der gedachten Senkrechten durch die linke Ohrspitze und endet 3 Fingerbreit dahinter. Die obere Grenze liegt 1½ Fingerbreit seitlich der Mittellinie, die untere 3 Fingerbreit oberhalb einer gedachten Horizontalen durch die Ohrspitze.

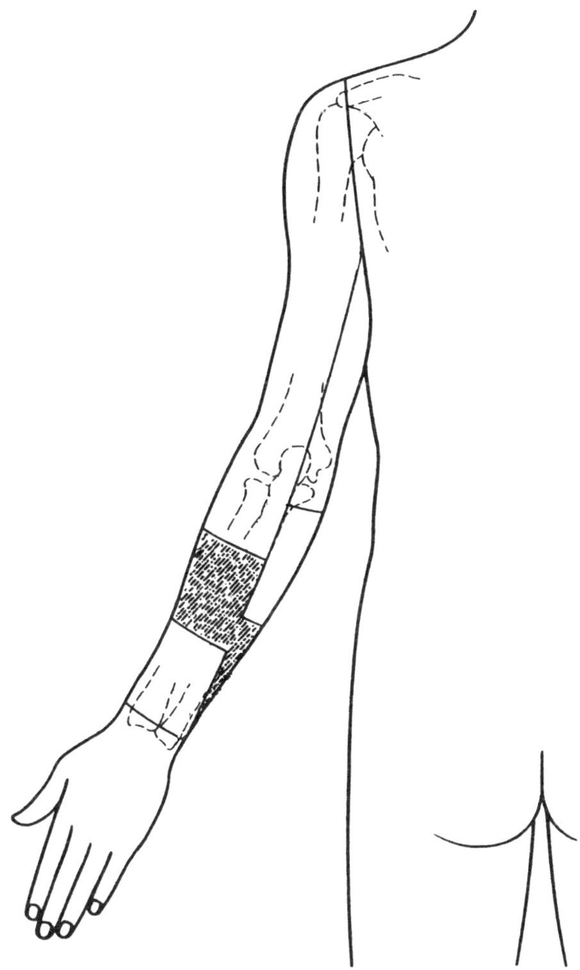

Der **obere** Teil der Zone beginnt auf dem **linken Unterarm** auf einer Horizontalen 6 Fingerbreit oberhalb der Handgelenkfalte und endet wiederum auf einer Horizontalen 5 Fingerbreit darüber. Die innere Grenze verläuft am inneren Knochenrand der Speiche entlang und die äußere Grenze am äußeren Knochenrand der Speiche.

Der **untere** Teil der Zone beginnt auf einer Horizontalen 1 Fingerbreit oberhalb der Handgelenkfalte und endet auf einer Horizontalen 7 Fingerbreit dahinter. Die äußere Grenze verläuft am Knochenrand der Elle entlang. Die innere Grenze liegt auf einer Linie von der Außenkante des kleinen Fingers zur inneren Ellbogenfalte bei gebeugtem Arm.

Wild Rose

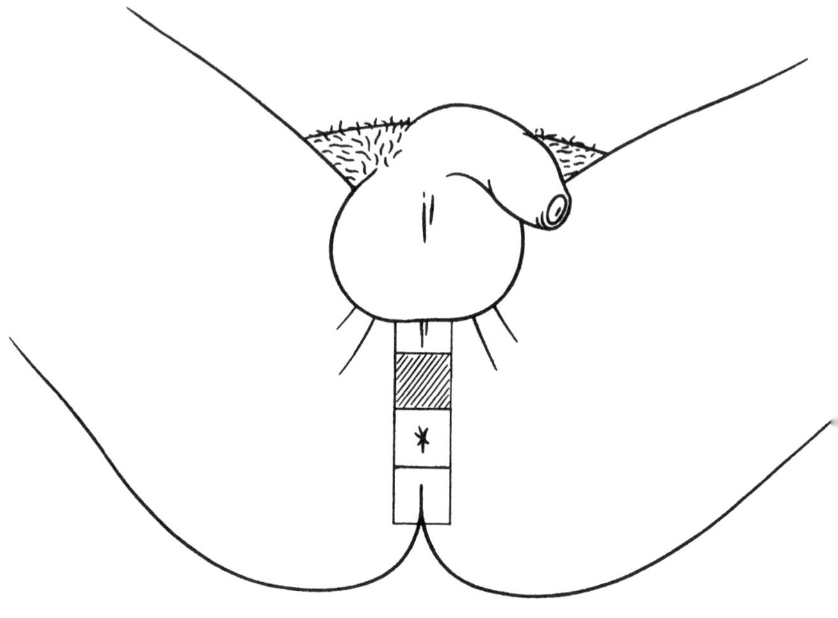

Diese Zone existiert nur beim Mann und liegt über dem hinteren Teil der Prostata. Sie beginnt 2 Fingerbreit unterhalb des Hodenansatzes und endet kurz vor dem Anus an der Stelle, an der die rötliche Färbung des Anus aufhört. Seitliche Begrenzung ist jeweils die Leistenfalte.

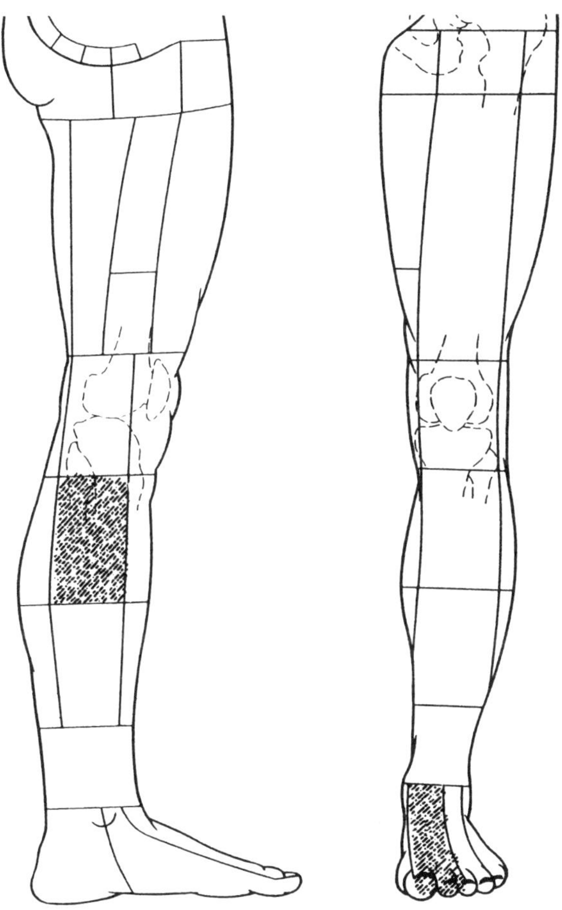

Die Zone auf dem **linken Unterschenkel** beginnt auf einer Horizontalen 3½ Fingerbreit unterhalb der linken Kniescheibe und endet wiederum auf einer Horizontalen 6 Fingerbreit darunter. Der vordere Rand liegt auf einer Vertikalen 2 Fingerbreit seitlich der Kniescheibe, der hintere Rand auf einer Parallelen zu dieser Linie im Abstand von 3 Fingerbreiten.

Die rechte Zone beginnt auf dem **linken Fuß** in Höhe des Oberrandes des inneren Knöchels und erstreckt sich zu den Zehen. Der innere Rand verläuft vom vorderen Knöchelrand zum inneren Nagelfalzwinkel der großen Zehe. Der äußere Rand verläuft über die Mitte des Fußrückens zur Mitte der mittleren Zehe. Die Untergrenze liegt am Beginn der Fußsohle; die Innenseiten der Zehen gehören noch zu dieser Zone.

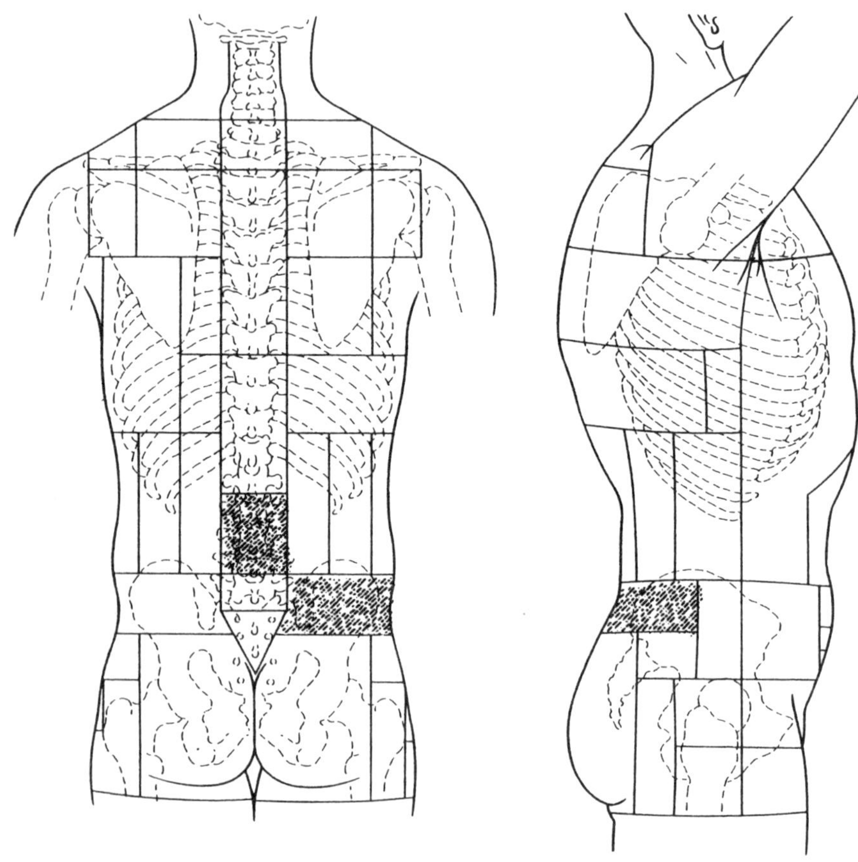

Die **obere** Zone beginnt in Höhe des 1. Lendenwirbels und endet in Höhe des 4. Die seitliche Begrenzung liegt jeweils 2 Fingerbreiten links und rechts der Wirbelsäule.

Die **untere** Zone liegt **rechts.** Sie beginnt in Höhe des 4. Lendenwirbels und endet auf einer Horizontalen, die durch die Mitte der Strecke oberer Kreuzbeinrand/Ende der Analfalte (Akupunkturpunkt GG 2) gelegt wird. Der innere Rand liegt auf der oberen Hälfte dieser Zone 2 Fingerbreit seitlich der Mittellinie. Von der Höhe des oberen Kreuzbeinrandes an verläuft er schräg in Richtung Ende der Analfalte (GG 2). Außen endet die Zone ca. 10 Fingerbreit seitlich der Mittellinie bzw. 3½ Fingerbreit hinter der gedachten vertikalen Verlängerung der vorderen Achselfalte.

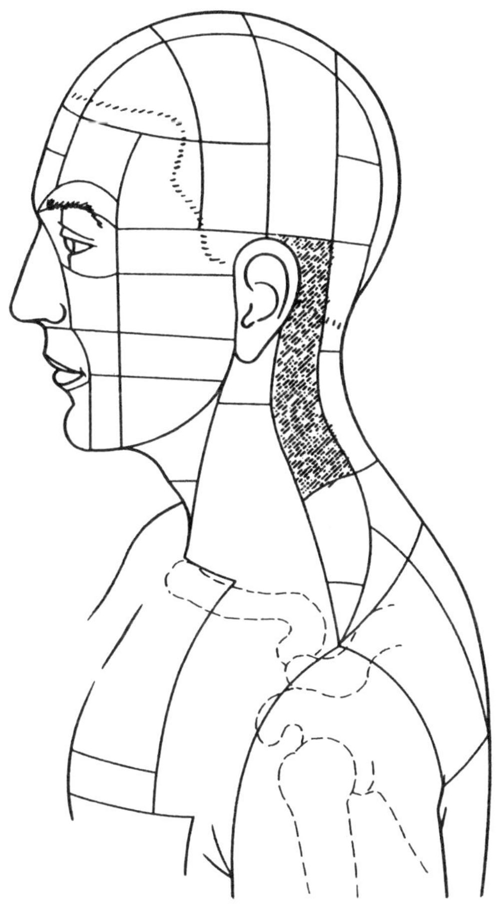

Die Zone auf der **linken Halsseite** beginnt auf einer Horizontalen in Höhe des Oberrandes des linken Ohres und endet am Halsansatz. Die vordere Begrenzung bildet die Verlängerung des hinteren Ohransatzes nach unten. Der hintere Rand liegt 2 Fingerbreit dahinter.

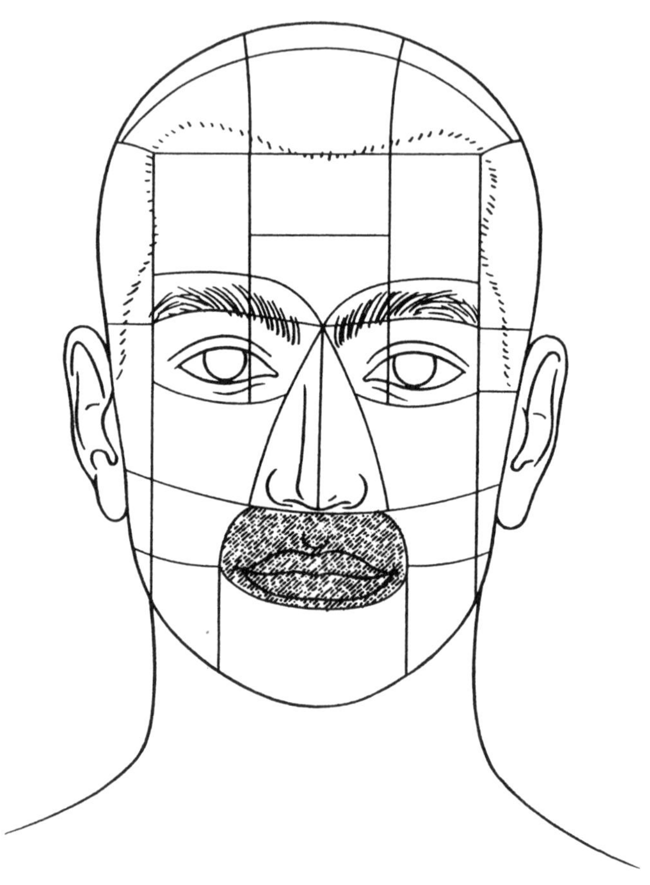

Die Zone beginnt am unteren Nasenende und verläuft von dort in einem Bogen über die Oberlippe bis zum Mundwinkel. Sie endet am Unterrand der Unterlippe.

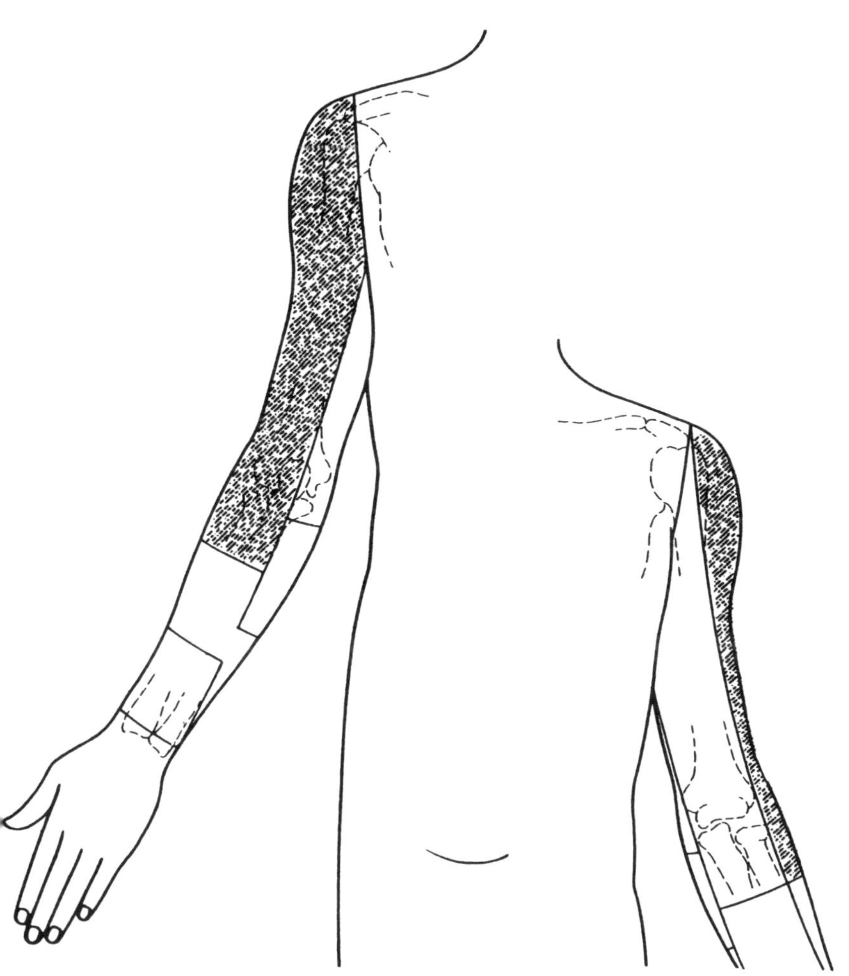

Die Zone liegt auf dem **linken Oberarm.** Sie beginnt auf der Schulterhöhe im Schnittpunkt der vertikalen Verlängerung der vorderen und hinteren Achselfalte nach oben und endet wiederum auf einer Horizontalen 3 Fingerbreit unterhalb der Ellbogenspitze bei gestrecktem Arm. Die hintere Grenze verläuft auf einer Linie, die 1 Fingerbreit seitlich der Ellbogenspitze beginnt und in der Achselfalte endet. Von dort erstreckt sich die Zone senkrecht nach oben bis zur Schulterhöhe. Die vordere Grenze liegt auf einer Senkrechten durch das äußere Ende des Musculus biceps.

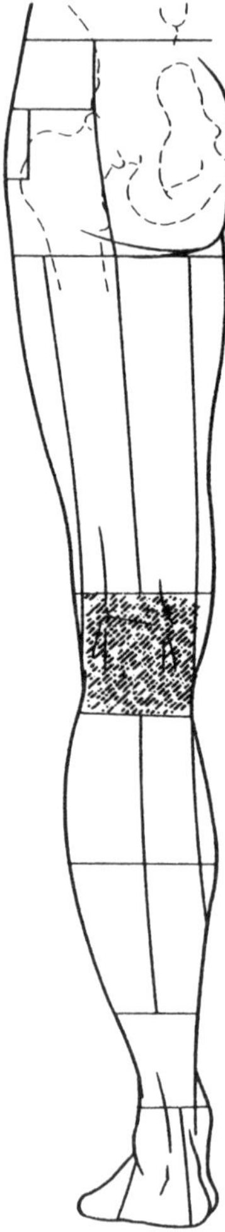

Die Zone liegt auf der **Rückseite des linken Knies** und erstreckt sich jeweils 2½ Fingerbreit seitlich der Mittellinie in der Kniekehle. Die Obergrenze bildet eine Horizontale 1 Fingerbreit oberhalb der Kniescheibe, die Untergrenze eine Horizontale 3½ Fingerbreit unterhalb der Kniescheibe.

ANHANG
Übersichtstopographie

Bei den nachfolgenden Abbildungen wurden wegen der Übersichtlichkeit anstelle von Blütennamen Nummern verwendet in alphabetischer Reihenfolge.

1 Agrimony
2 Aspen
3 Beech
4 Centaury
5 Cerato
6 Cherry Plum
7 Chestnut Bud
8 Chicory
9 Clematis
10 Crab Apple
11 Elm
12 Gentian
13 Gorse
14 Heather
15 Holly
16 Honeysuckle
17 Hornbeam
18 Impatiens
19 Larch
20 Mimulus
21 Mustard
22 Oak
23 Olive
24 Pine
25 Red Chestnut
26 Rock Rose
27 Rock Water
28 Scleranthus
29 Star of Bethlehem
30 Sweet Chestnut
31 Vervain
32 Vine
33 Walnut
34 Water Violet
35 White Chestnut
36 Wild Oat
37 Wild Rose
38 Willow

Die Übersichtstopographie ist als Wandkarte erhältlich bei

Isotrop Versand
Frankfurter Str.155
D-65520 Bad Camberg
Tel./Fax: 06434/54 55

Kopf

von oben

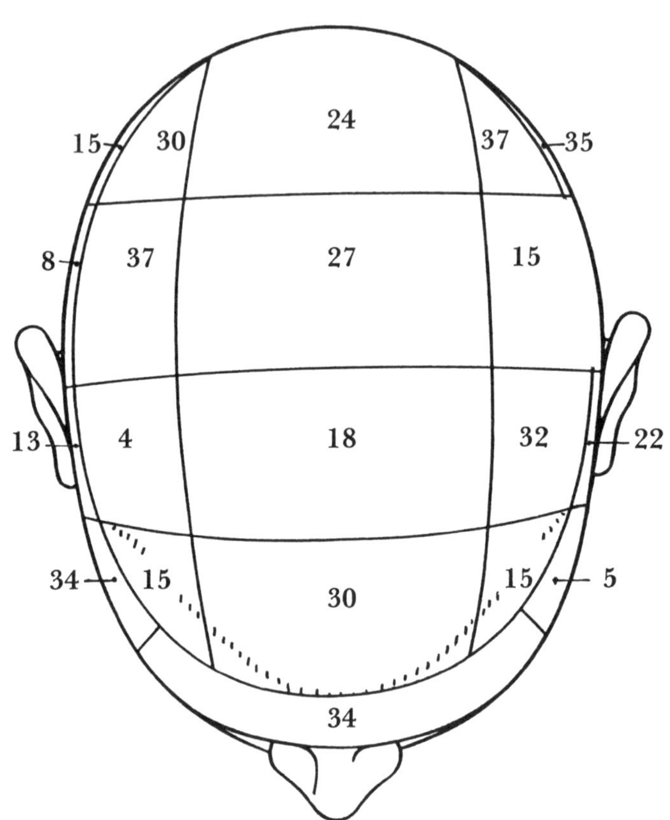

Kopf

Vorderseite

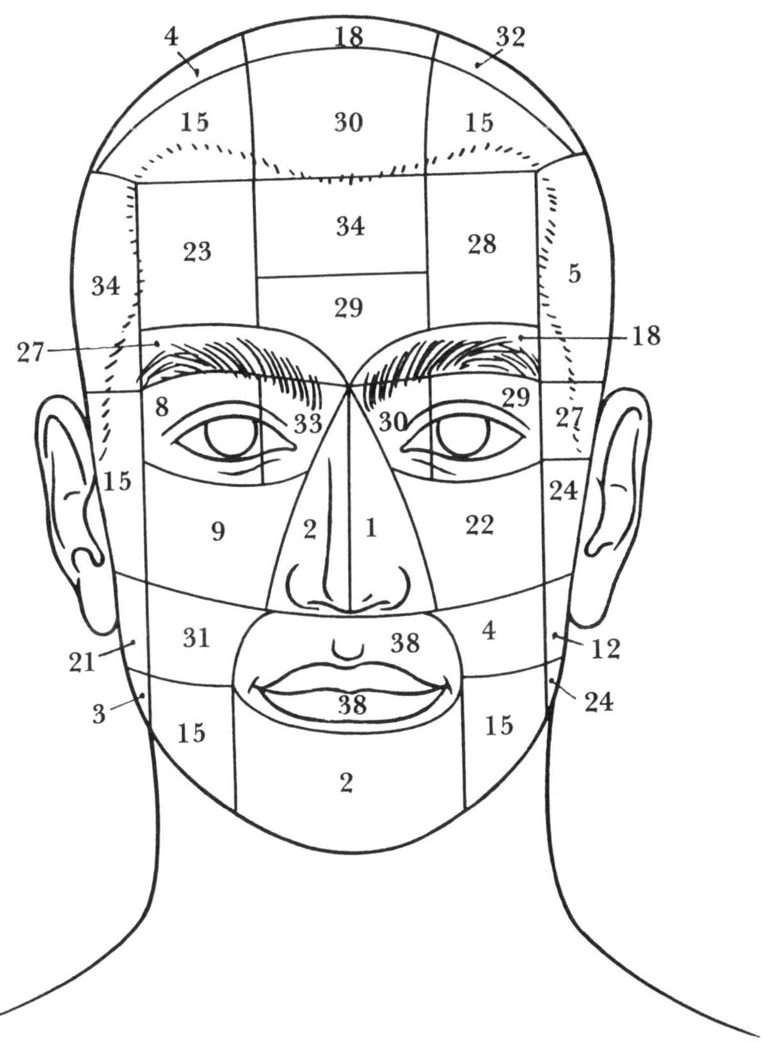

Kopf

Rechte Seite

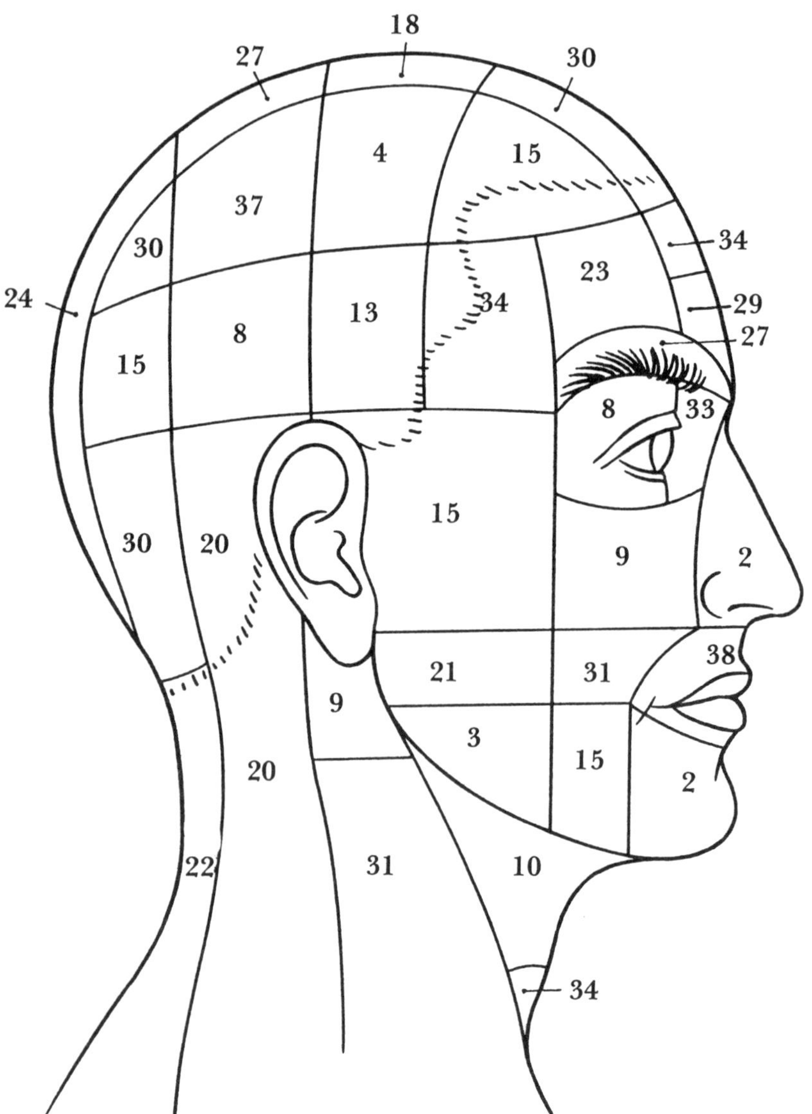

Kopf

Linke Seite

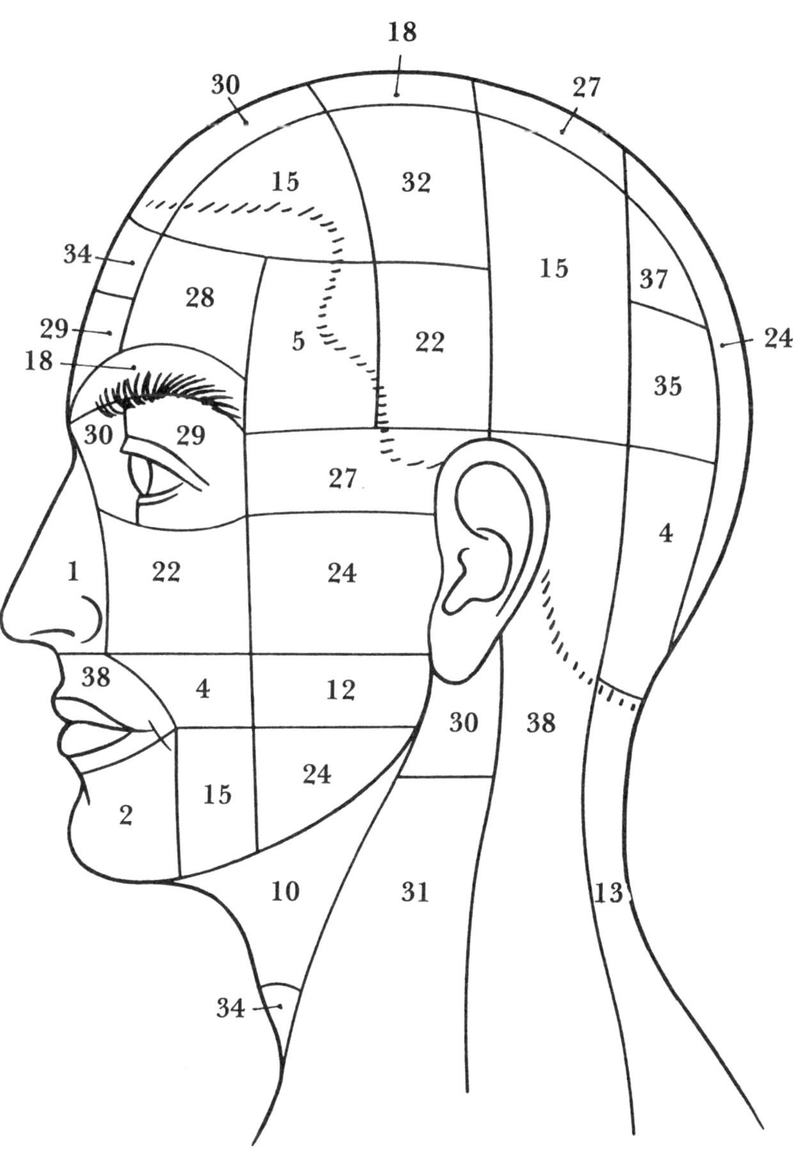

Kopf

Rückseite

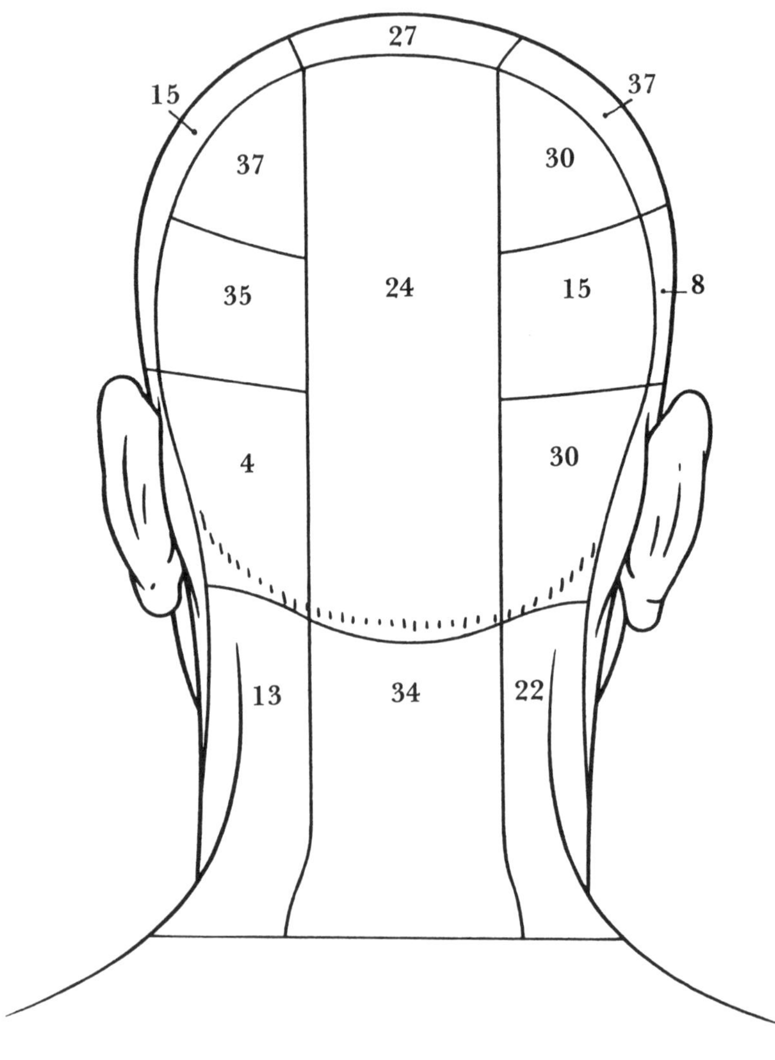

Vorderseite

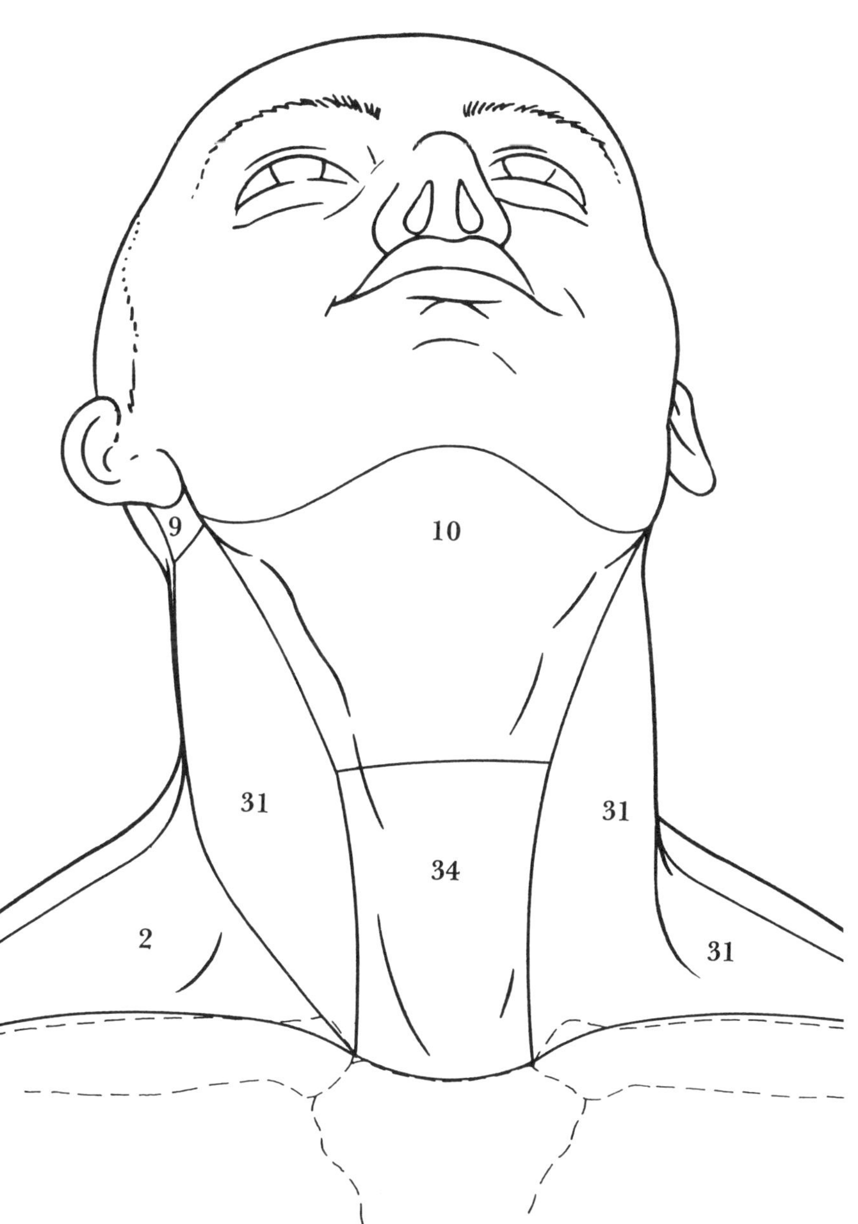

Kopf + Rechte Schulter

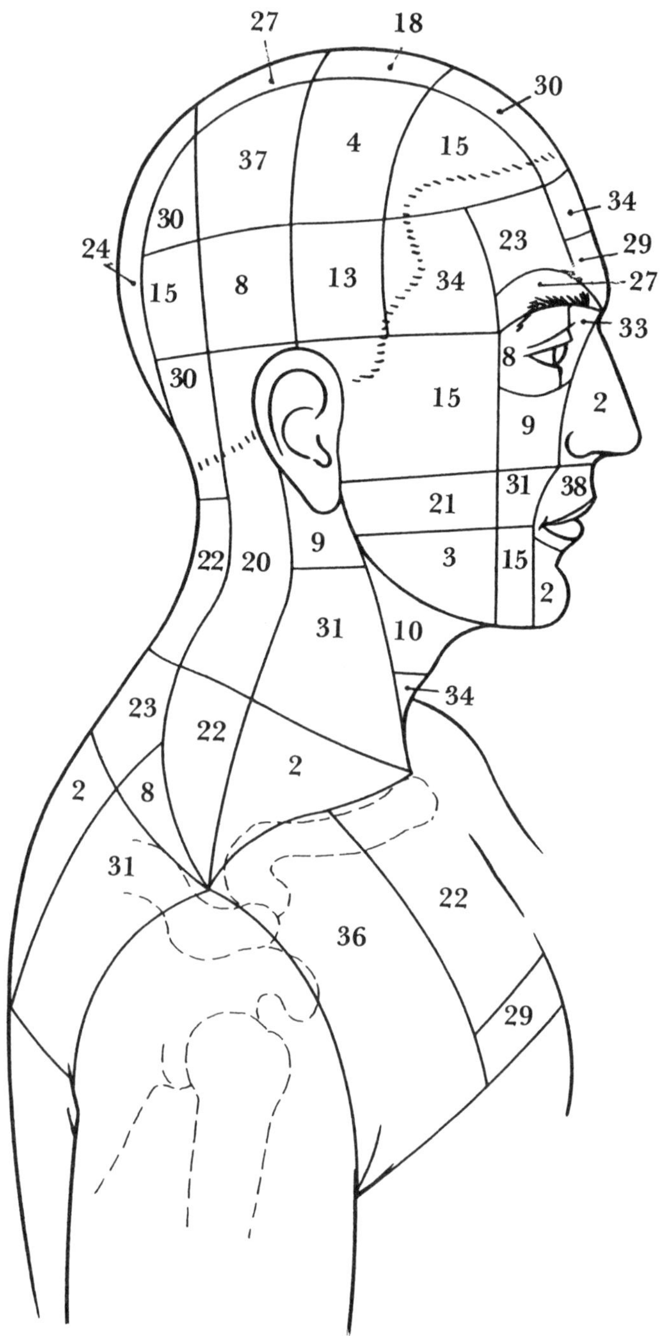

Kopf + Linke Schulter

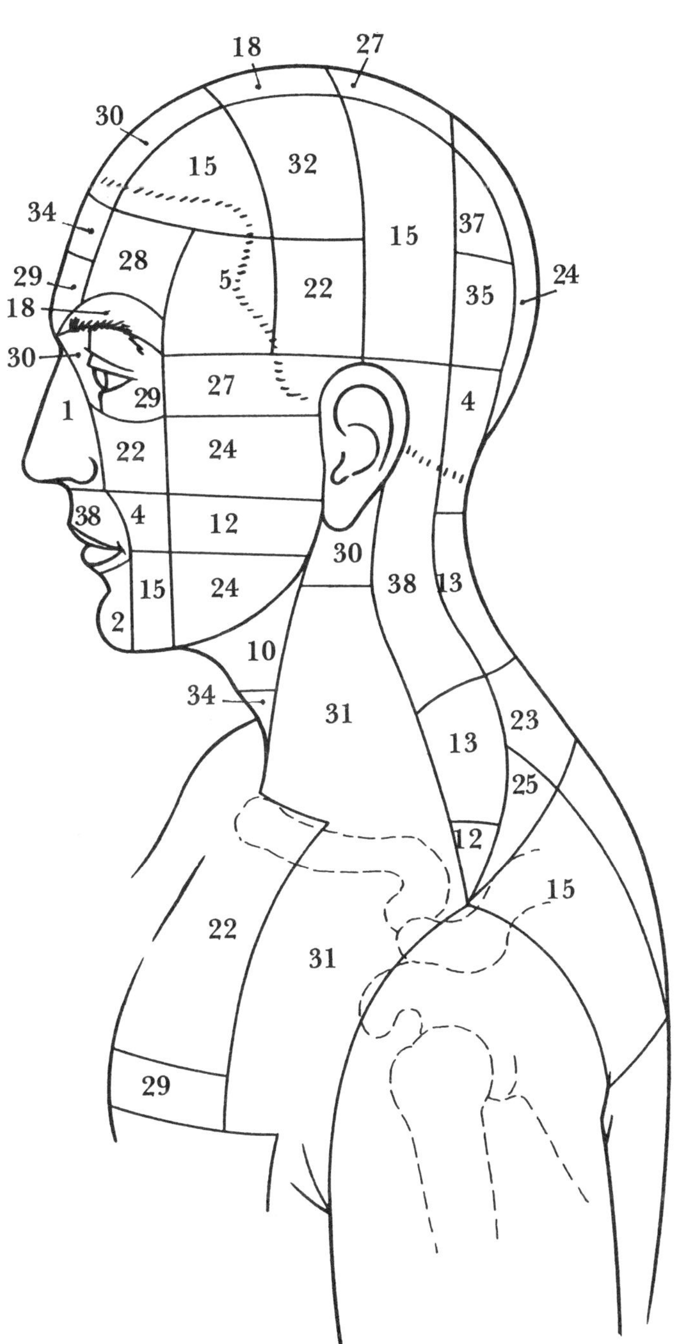

Rumpf

Vorderseite

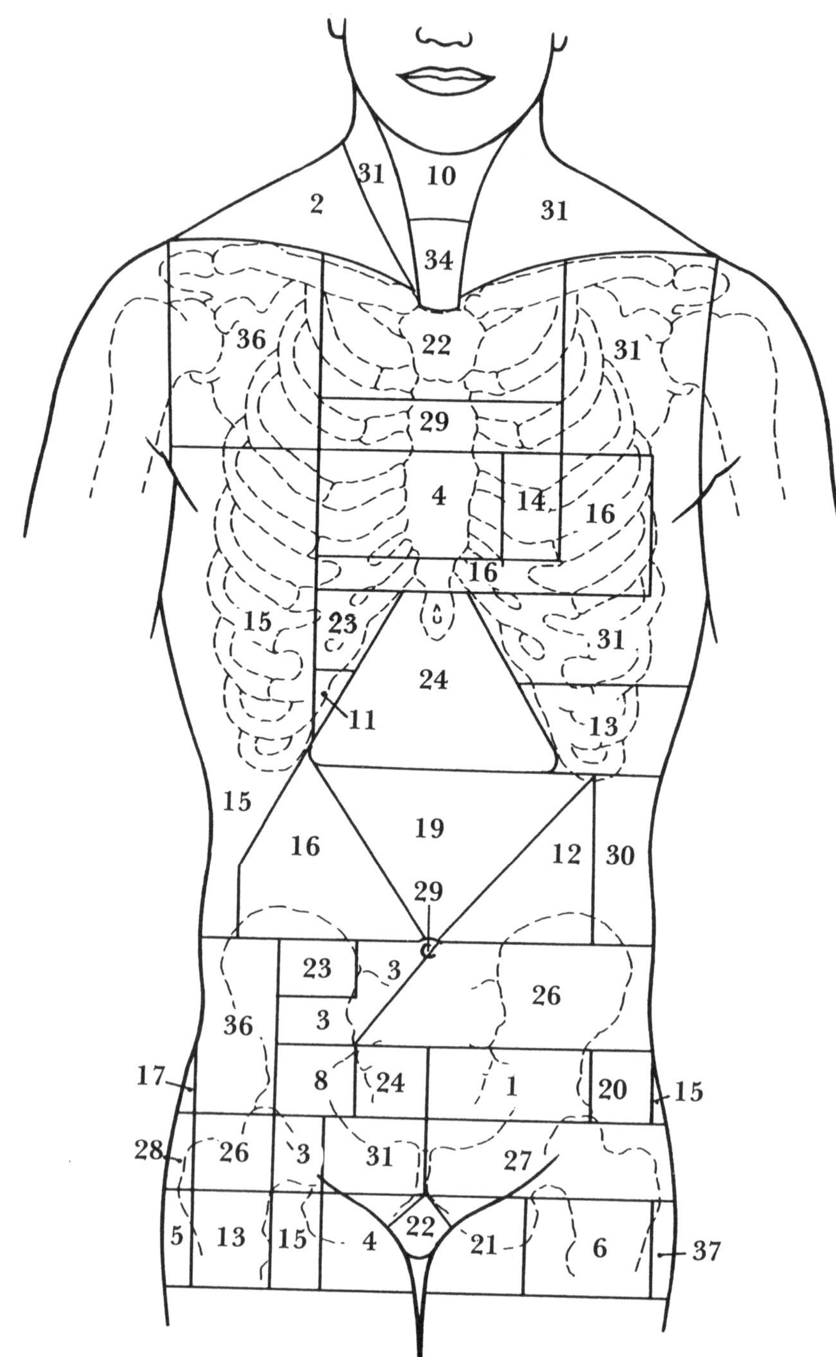

Rumpf

Rückseite

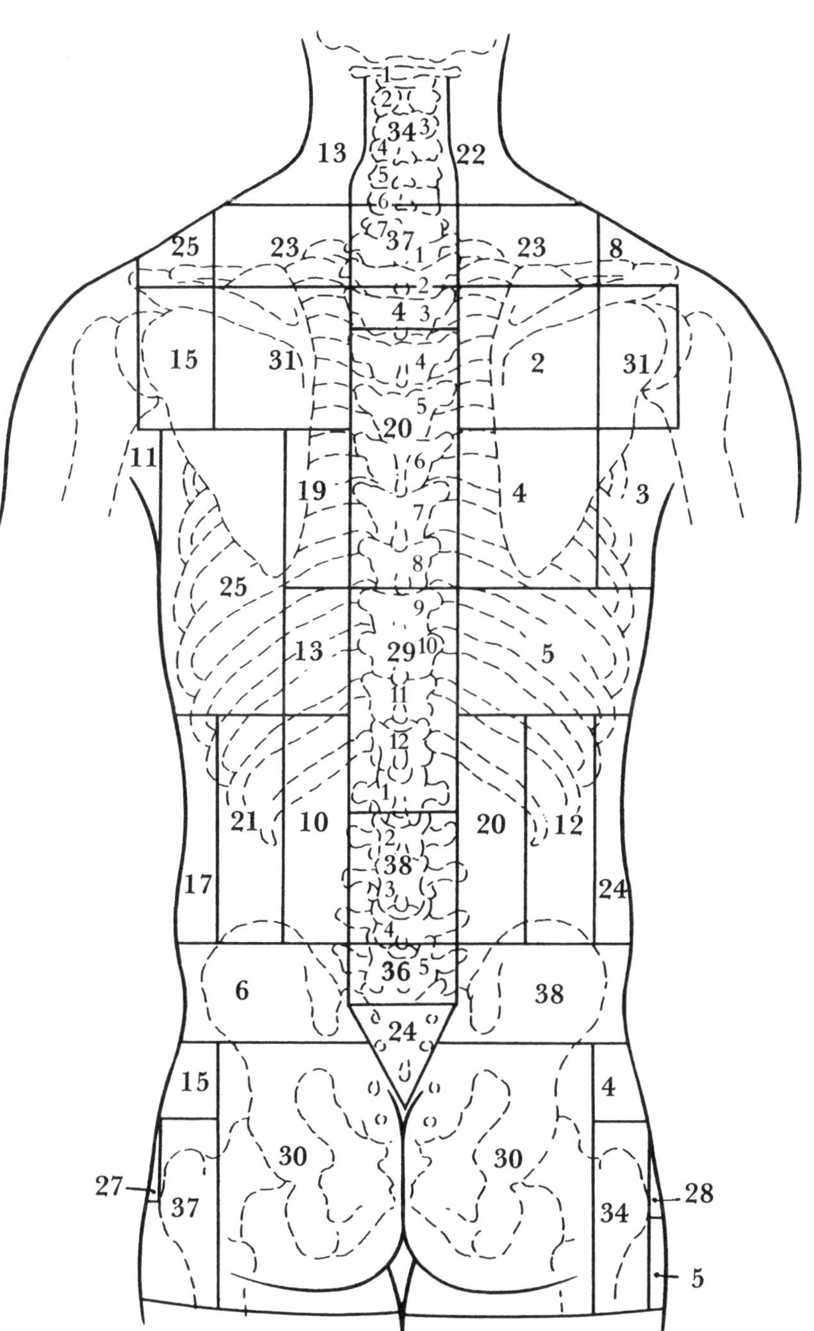

Rumpf

Rechte Seite

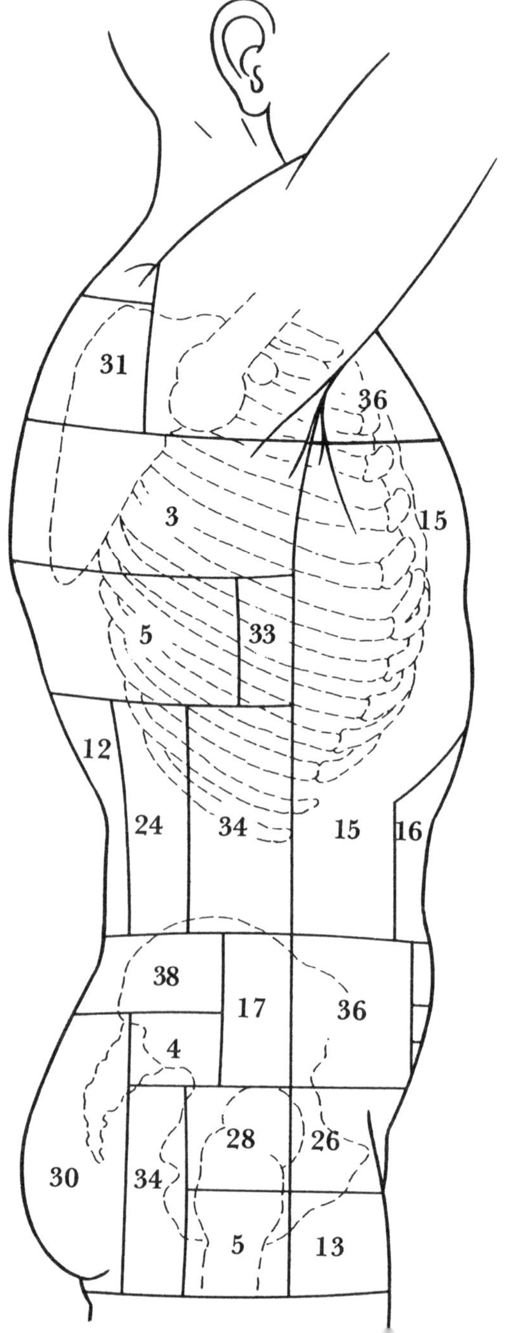

Rumpf

Linke Seite

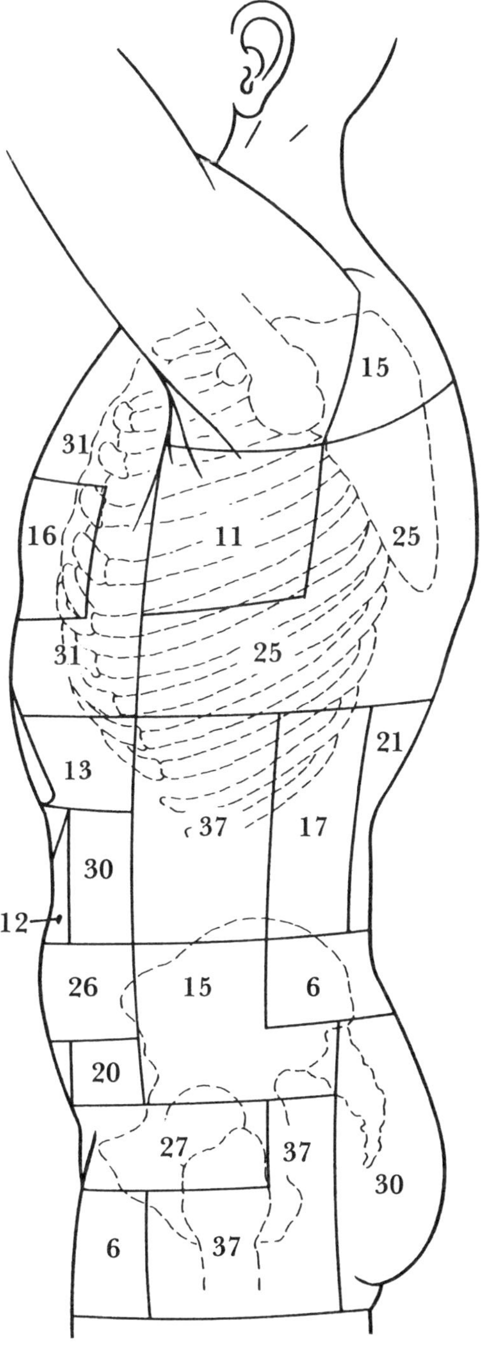

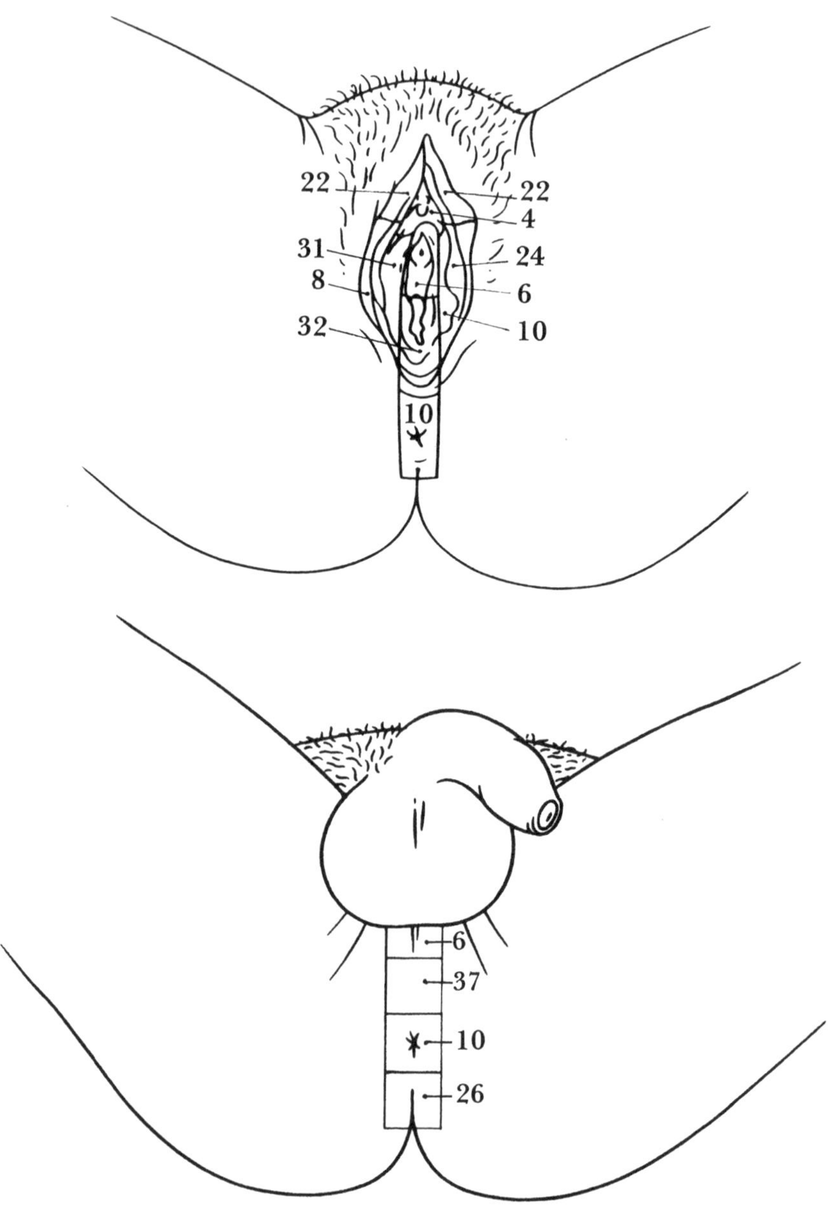
22
22
4
31
24
8
6
32
10
10
6
37
10
26

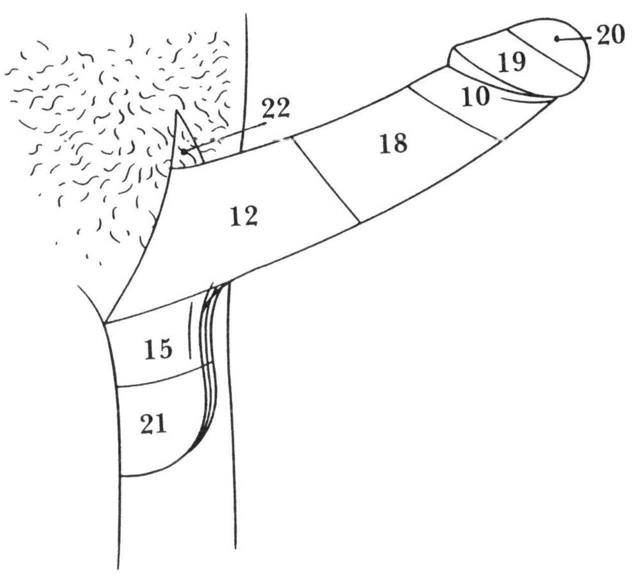
20
19
10
22
18
12
15
21

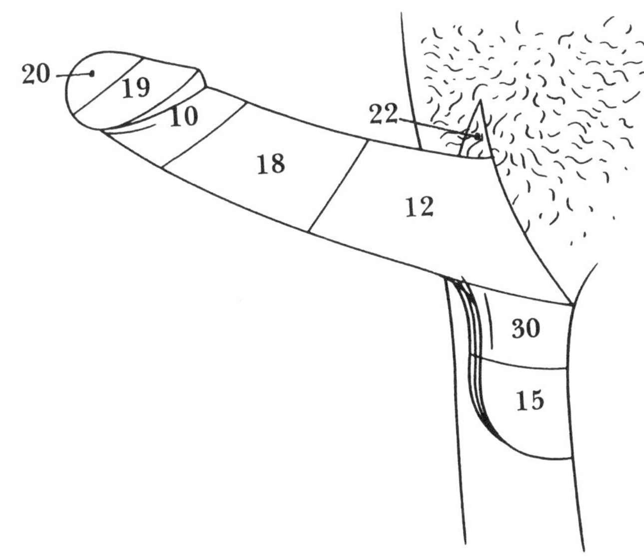
20
19
10
22
18
12
30
15

Beine

Vorderseite

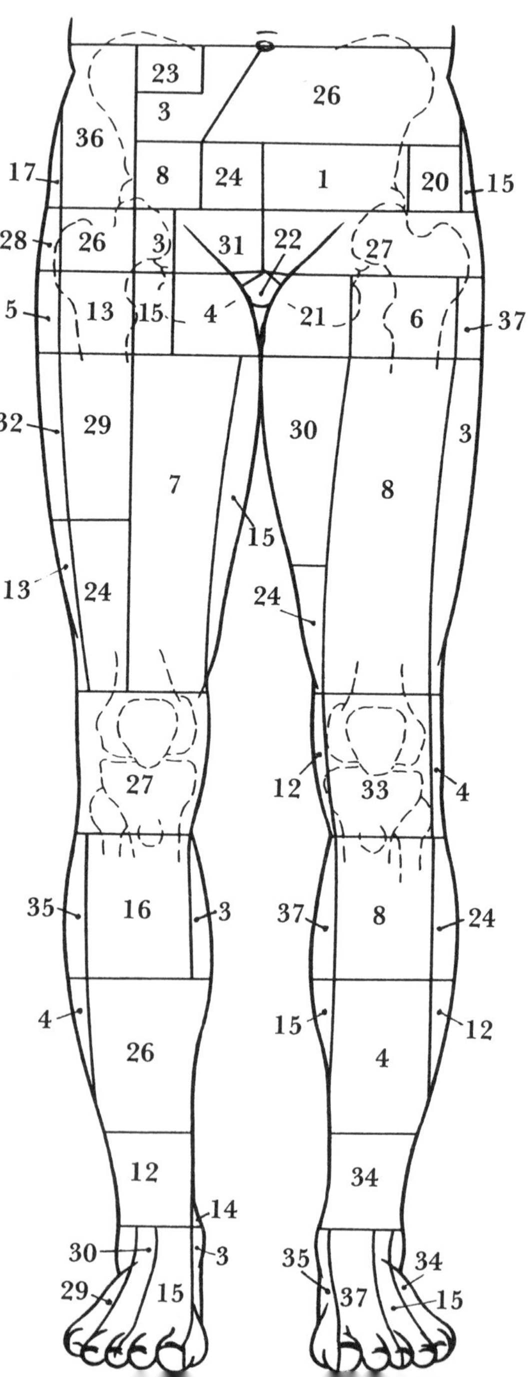

Beine

Rückseite

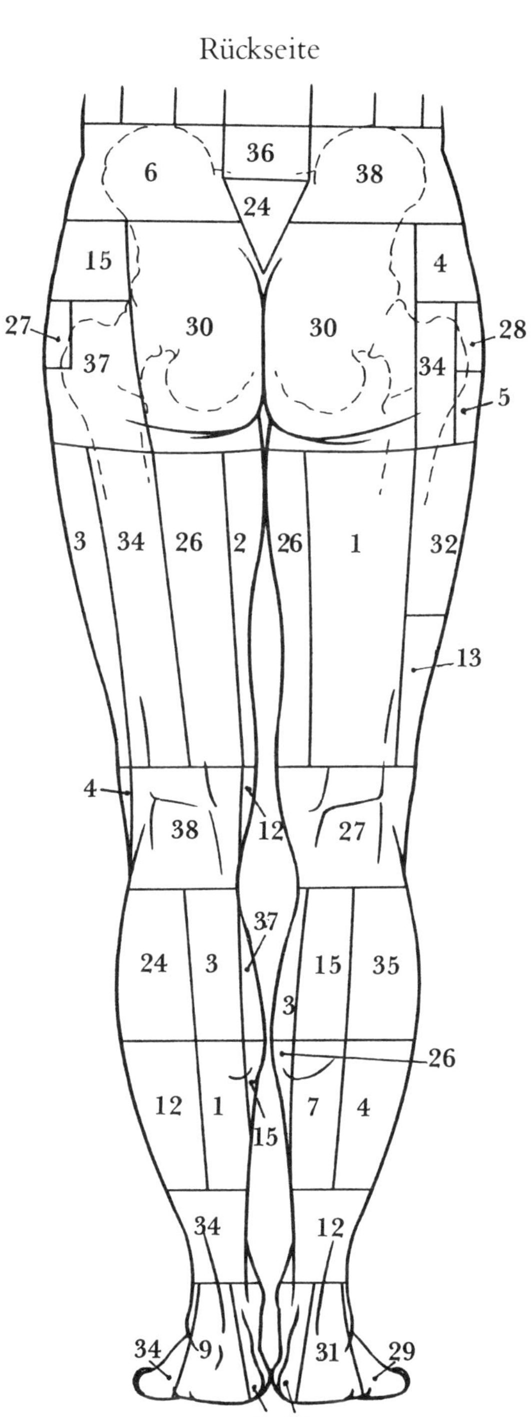

Rechtes Bein

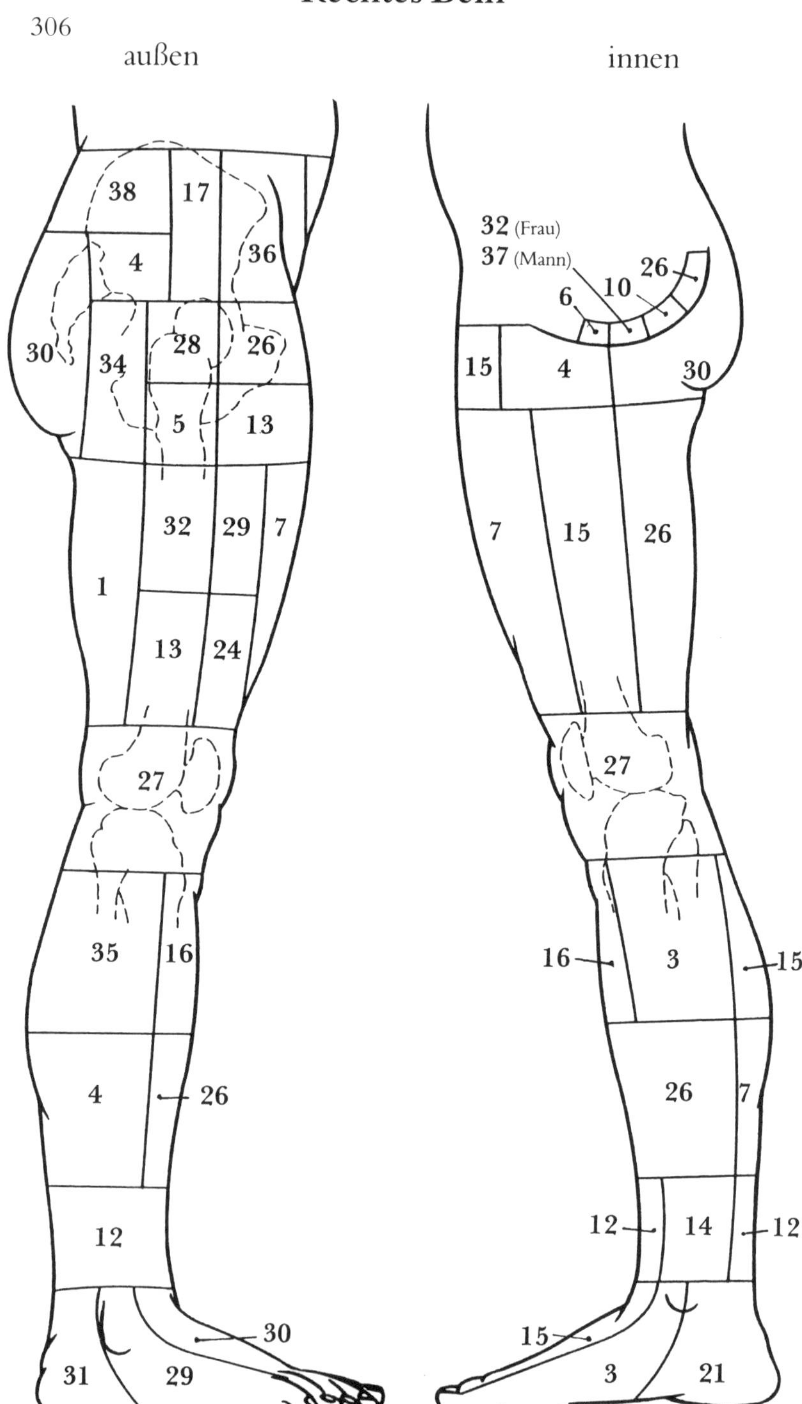

Linkes Bein

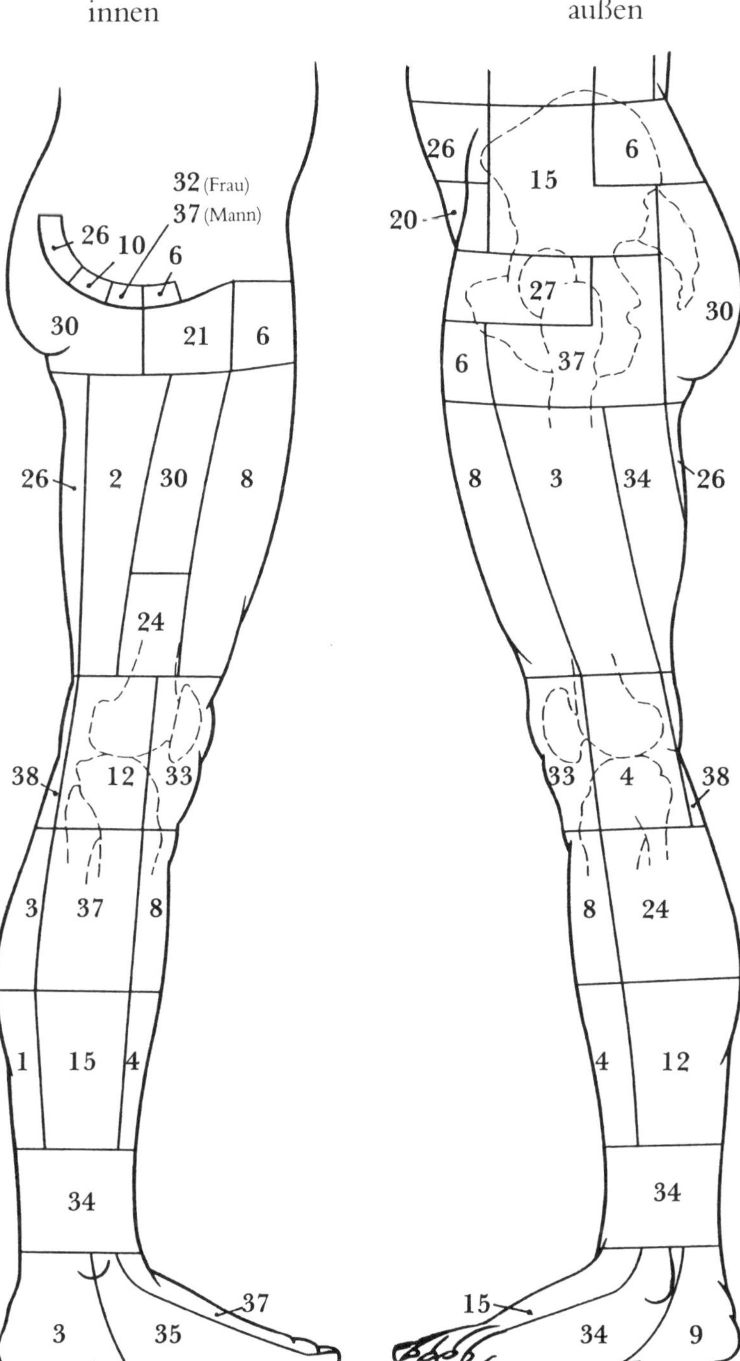
innen
außen
32 (Frau)
37 (Mann)
26
10
6
30
21
6
26
2
30
8
24
38
12
33
3
37
8
1
15
4
34
3
35
37
26
6
15
20
27
30
6
37
8
3
34
26
33
4
38
8
24
4
12
34
15
34
9

Fußsohle

rechts

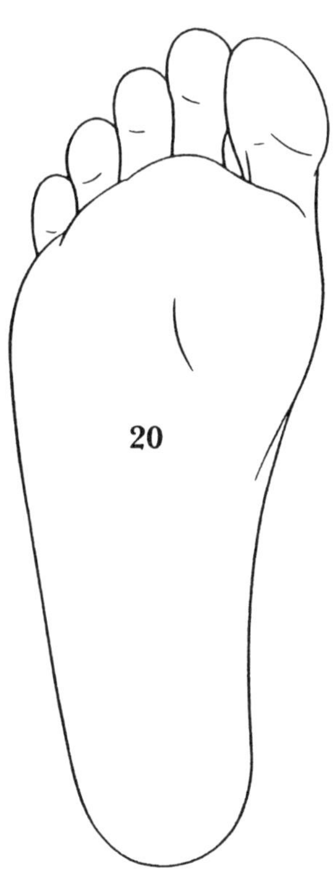

Fußsohle

links

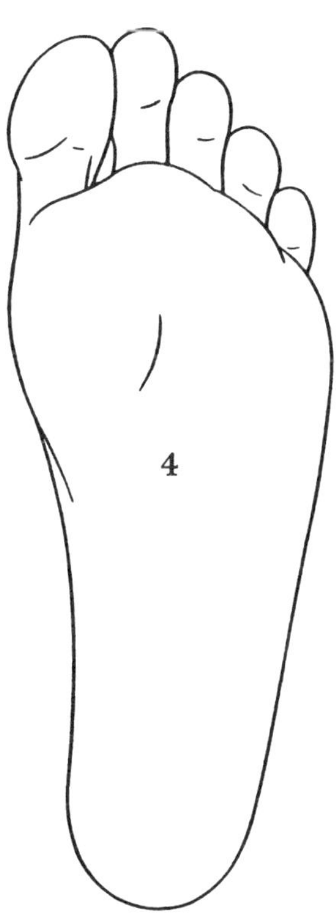

Rechter Arm

von hinten

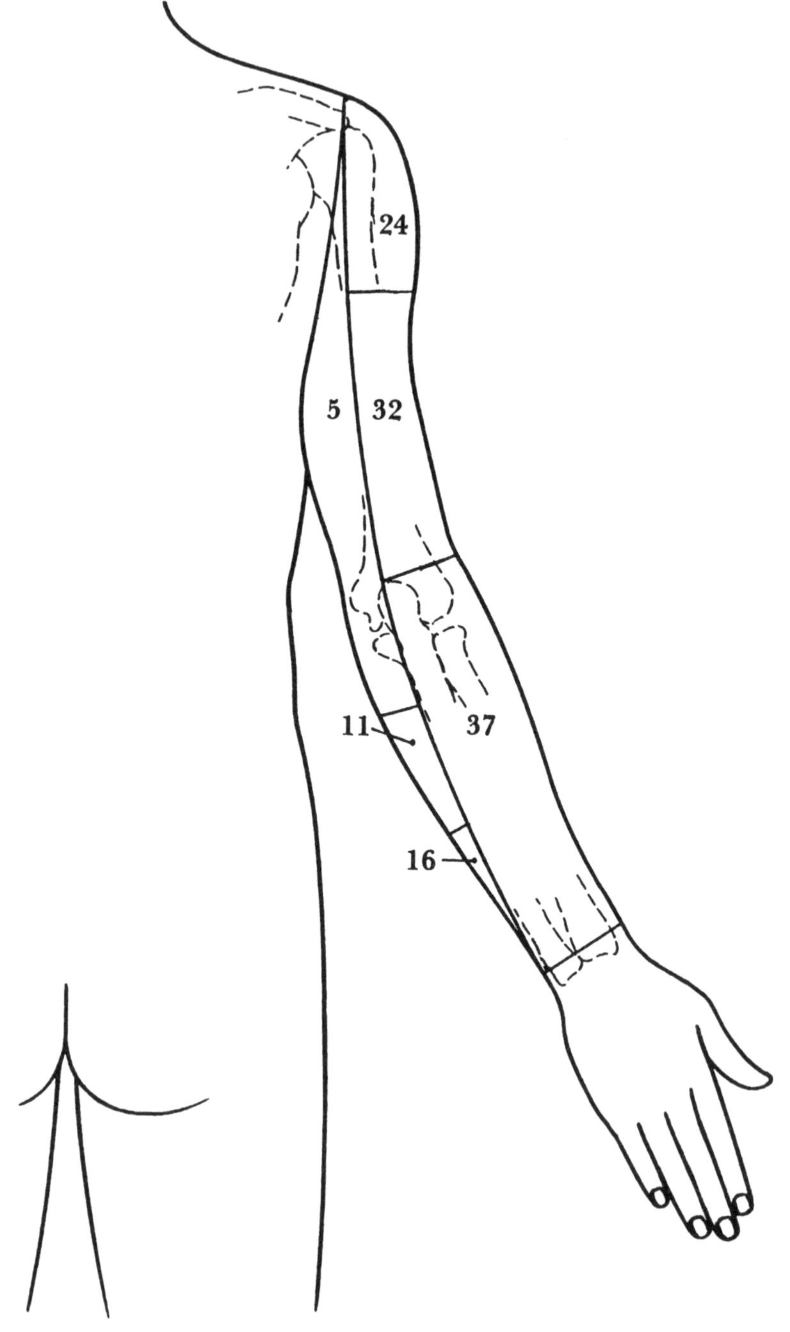

Rechter Arm

von vorne

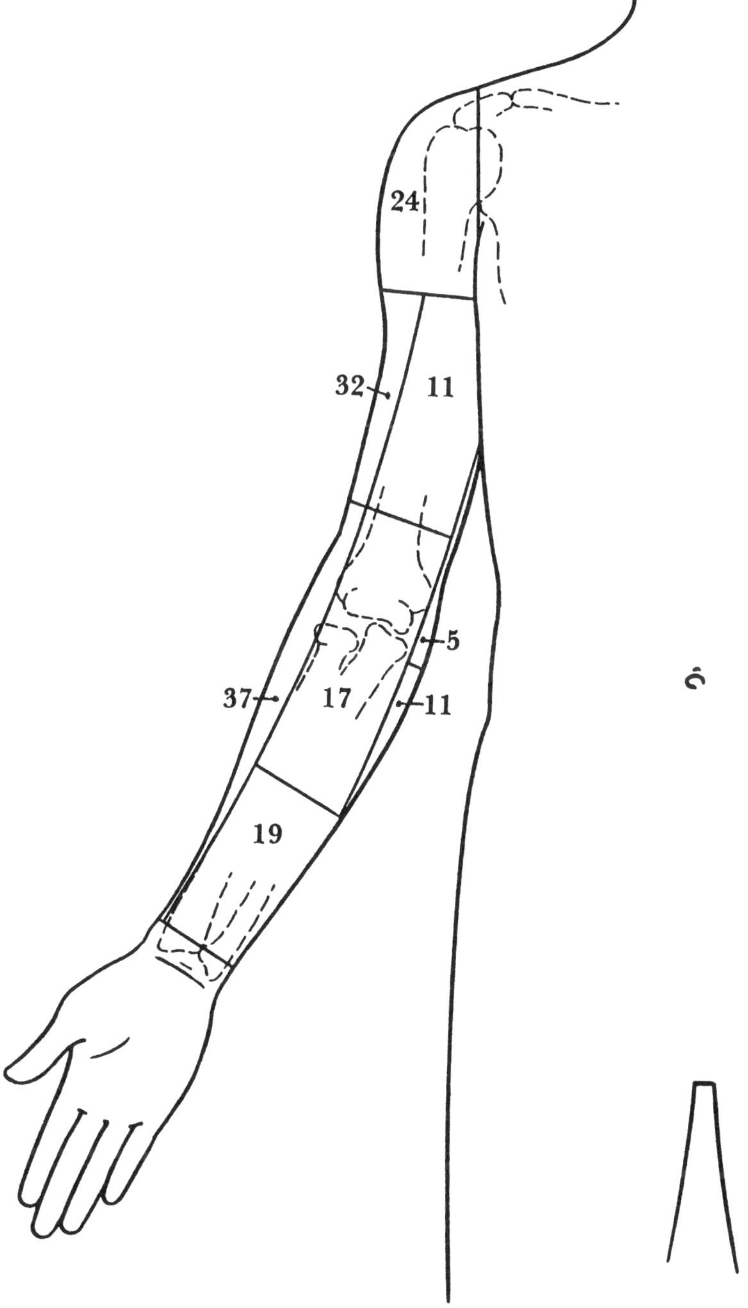

Linker Arm

von hinten

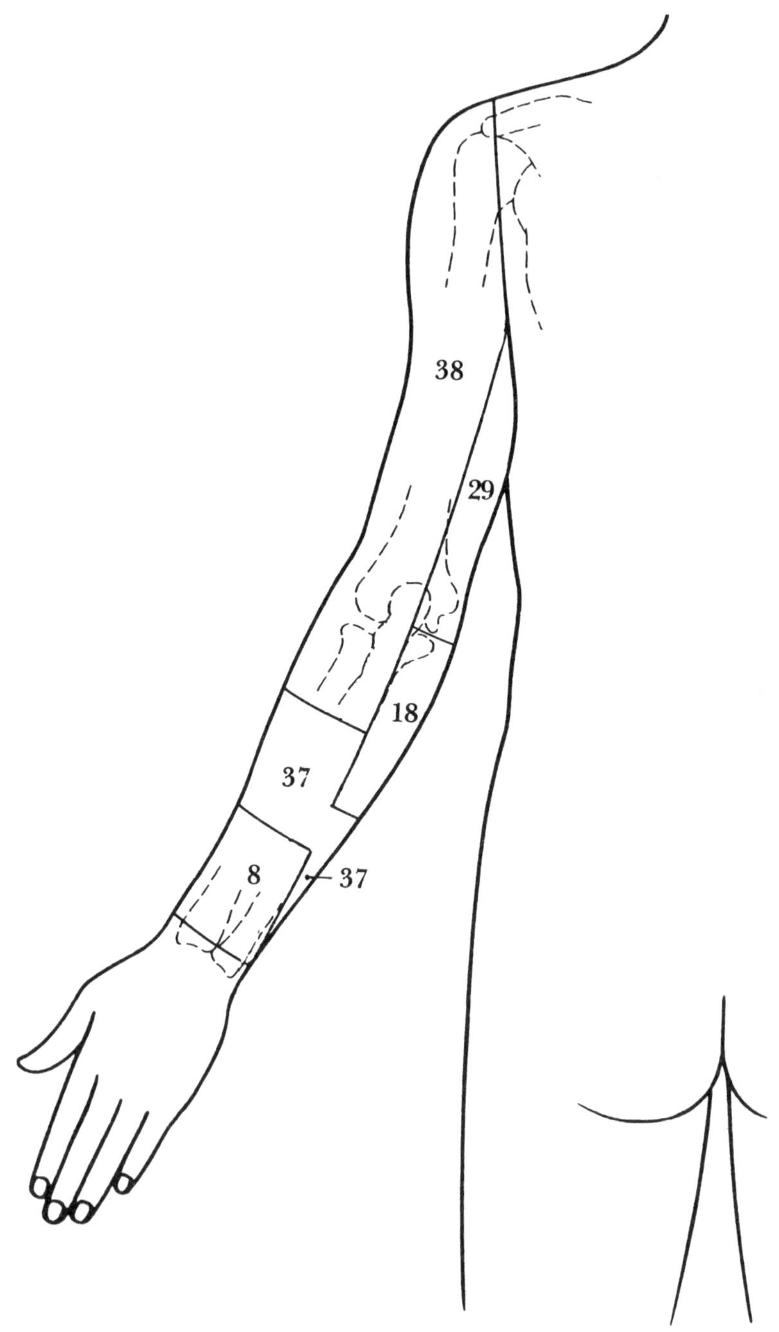

Linker Arm

von vorne

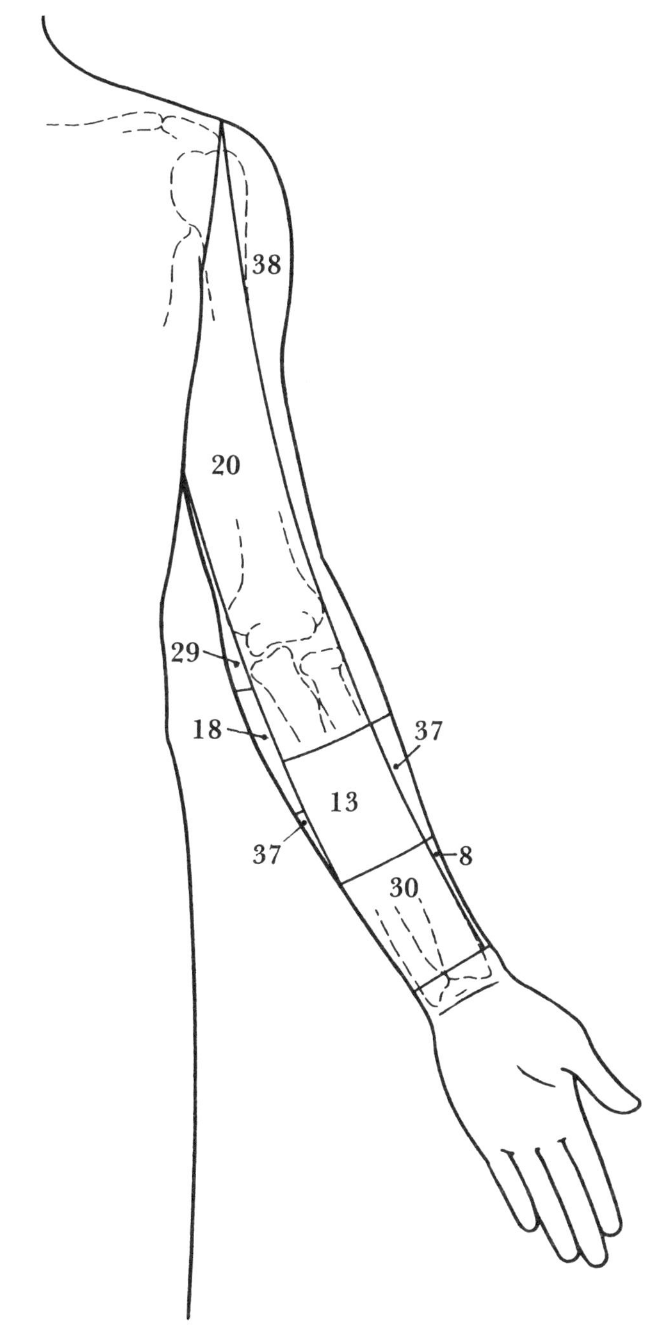

Rechte Hand

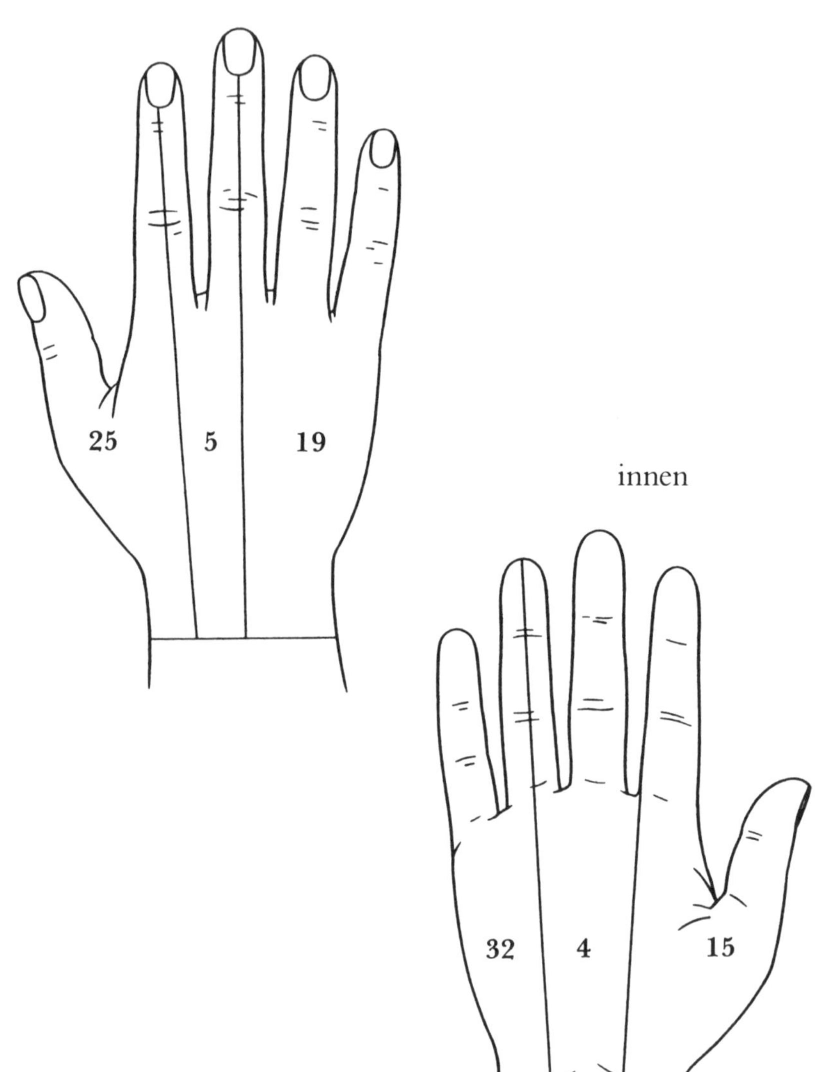

Linke Hand

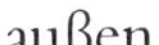

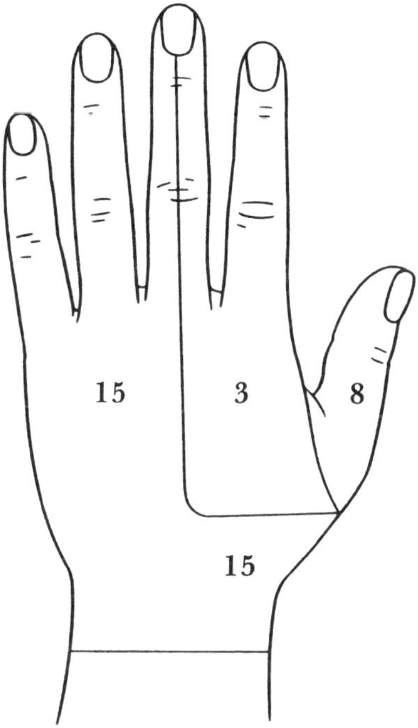

15
3
8
15

innen

31
3
22

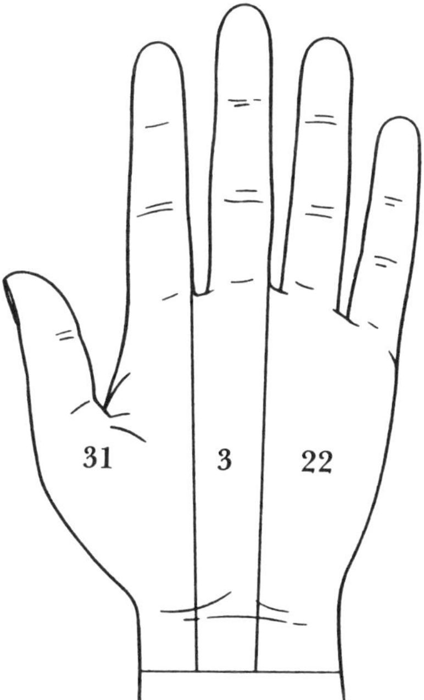

Anmerkungen

1 Maria Gabriele Wosien, Ich bin Du, Babaji – Botschaften des Meisters vom Himalaya, Göttingen 1985, Verlag Michael Hesemann, S. 39.

2 Dr. Edward Bach, Gesammelte Werke, Grafing 1988, Aquamarin Verlag, S. 31.

3 Ebd., S. 61.

4 Ebd., S. 77.

5 Nora Weeks, Edward Bach, München 1988, Hugendubel Verlag, S. 80.

6 Dr. Edward Bach, Gesammelte Werke, a. a. O., S. 149 f.

7 Ebd., S. 41.

8 Ebd., S. 53.

9 Nora Weeks, Edward Bach, a. a. O., S. 129.

10 Cyril Scott, Der Junge mit den lichten Augen, Grafing 1984, Aquamarin Verlag, S. 26 f.

11 Ebd., S. 28.

12 Lea Sanders, Die Farben Deiner Aura, München 1989, Goldmann Verlag, S. 13.

13 Cyril Scott, Der Junge mit den lichten Augen, a. a. O., S. 79 f.

14 Lea Sanders, Die Farben Deiner Aura, a. a. O., S. 14.

15 Ebd., S. 16 f.

16 Dietmar Krämer/Hagen Heimann, Neue Therapien mit Bach-Blüten 1, Bad Camberg 2017, Isotrop Verlag, S. 29 ff.
Dort werden die neue Einteilung der Bach-Blüten und das Konzept der Schienen ausführlich dargestellt. Die (vom Autor so genannten) «innere» Blüten lassen sich in zwölf Gruppen (Schienen) einteilen. Zu jeder Gruppe gehört eine Kommunikations-, eine Kompensations- und eine Dekompensationsblüte. Wie auf einer Schiene verlaufen seelische Probleme vom Kommunikations-

zustand über den Kompensations- zum Dekompensationszustand. Es gibt die folgenden Schienen:

1. Centaury – Holly – Pine
2. Cerato – Vine – Wild Oat
3. Scleranthus – Rock Water – Crab Apple
4. Gentian – Willow – Wild Rose
5. Water Violet – Chestnut Bud – Beech
6. Vervain – Hornbeam – White Chestnut
7. Agrimony – Vervain – Sweet Chestnut
8. Rock Rose – Agrimony – Cherry Plum
9. Impatiens – Olive – Oak
10. Chicory – Red Chestnut – Honeysuckle
11. Mimulus – Heather – Mustard
12. Clematis – Impatiens – Mustard

[17] Die «äußeren» Blüten umfassen negative Seelenkonzepte, die als Folge von äußeren Einflüssen oder als Reaktion auf äußere Einflüsse entstanden sind, wie z. B. Folgen von seelischem Schock, Beschwerden infolge einer zu großen äußeren Anforderung, Verunsicherung durch eine Neubeginnphase im Leben. Äußere Blüten sind Aspen, Elm, Gorse, Star of Bethlehem und Walnut.

[18] Nora Weeks, Edward Bach, a. a. O., S. 105.

[19] Dr. Edward Bach, Jens-Erik R. Petersen, Heile dich selbst mit den Bach-Blüten, München 1988, Droemersche Verlagsanstalt Th. Knaur Nachf., S. 133.

Literaturverzeichnis

Edward Bach, Blumen, die durch die Seele heilen, Hugendubel Verlag München

Dr. Edward Bach, Gesammelte Werke, Aquamarin Verlag Grafing

Dr. Edward Bach/Jens-Erik R. Petersen, Heile dich selbst mit den Bach-Blüten, Droemersche Verlagsanstalt Th. Knaur Nachf. München

Julian Barnard, Blüten für die Seele, Integral Verlag München

Dr. med. Götz Blome, Mit Blumen heilen, Bauer Verlag Freiburg

Philipp M. Chancellor, Handbuch der Bach-Blüten, Aquamarin Verlag Grafing

Dietmar Krämer/Hagen Heimann, Neue Therapien mit Bach-Blüten 1 – Die sanfte Heilmethode effektiver angewandt über die zwölf Schienen, Isotrop Verlag, Bad Camberg

Dietmar Krämer, Neue Therapien mit Bach-Blüten 3 – Akupunkturmeridiane und Bach-Blüten, Isotrop Verlag, Bad Camberg

Dietmar Krämer, Neue Therapien mit ätherischen Ölen und Edelsteinen, Isotrop Verlag, Bad Camberg

Dietmar Krämer, Neue Therapien mit Farben, Klängen und Metallen, Isotrop Verlag, Bad Camberg

Dietmar Krämer & Hagen Heimann, Bach-Blüten für ihr Kind – Ein Ratgeber für Eltern, Isotrop Verlag, Bad Camberg

Dietmar Krämer & Hagen Heimann, Bach-Blütentypen, Books on Demand GmbH, Norderstedt

Mechthild Scheffer, Bach-Blütentherapie, Hugendubel Verlag München

Mechthild Scheffer, Erfahrungen mit der Bach-Blütentherapie, Hugendubel Verlag München

Mechthild Scheffer, Selbsthilfe durch Bach-Blütentherapie, Heyne Verlag München

Gregory Vlamis, Die heilenden Energien der Bach-Blüten, Aquamarin Verlag Grafing

Nora Weeks, Edward Bach, Hugendubel Verlag München

Ergänzende Literatur:

Anni Besant, Die uralte Weisheit, Adyar Verlag Graz

Brunhild Börner-Kray, Der geistige Weg – der Weg zum Überleben, Peter Erd Verlag München

Thorwald Dethlefsen, Krankheit als Weg, Bertelsmann Verlag München

Shivani S. Goodman, Babaji – Am Quell der Wahrheit in Haidakhan Vishwa Mahadham, Gertraud Reichel Verlag Weilersbach

Hagen Heimann & Dietmar Krämer, Aura und Bach-Blüten – Das Handbuch der Aura-Deutung, Aquamarin Verlag, Grafing

Dietmar Krämer, Die Weisheit der Yoga-Sutras von Patañjali – Aus dem Sanskrit neu übersetzt und kommentiert, Books on Demand GmbH, Norderstedt

Stanley Krippner/Daniel Rubin, Lichtbilder der Seele, Goldmann Verlag München

C. W. Leadbeater, Der sichtbare und der unsichtbare Mensch, Bauer Verlag Freiburg i. Br.

George G. Ritchie/Elizabeth Sherrill, Rückkehr von Morgen, Verlag der Francke Buchhandlung GmbH Marburg an der Lahn

Lea Sanders, Die Farben Deiner Aura, Goldmann Verlag München

Cyril Scott, Der Junge mit den lichten Augen, Aquamarin Verlag Grafing

Hubert Scharl, Die Organsprache, Marcel Verlag München

Karl Spiesberger, Die Aura des Menschen, Bauer Verlag Freiburg i. Br.

Rudolf Steiner, Wie erlangt man Erkenntnisse der höheren Welten, Rudolf Steiner Verlag Dornach/Schweiz

Kurt Tepperwein, Die Botschaft Deines Körpers, Carval Verlag Triesen

Silvia Wallimann, Brücke ins Licht, Bauer Verlag Freiburg i. Br.

Software:

Dietmar Krämer, CD-ROM Neue Therapien mit Bach-Blüten, ätherischen Ölen und Edelsteinen in Verbindung mit Bach-Blüten Hautzonen, Media Connect, Augsburg

Seminare

Das komplette Ausbildungsprogramm «Neue Therapien nach Dietmar Krämer» beinhaltet 9 Seminareinheiten, bestehend aus 4 Wochenendkursen, einem Wochenendworkshop und 4 Tagesworkshops. Neben dem in diesem Buch vorgestellten Themenkomplex werden hierbei auch weitere Diagnose- und Behandlungsverfahren vermittelt, die als Ergänzung zur Bach-Blütentherapie hilfreich und in der Behandlung chronischer Erkrankungen für viele Praktiker inzwischen unentbehrlich geworden sind.

Hierzu gehören:
- Der Bach-Blüten Farbtest als wertvolle Hinweisdiagnostik
- Sensitive Diagnose über die Aura zum Auffinden gestörter Bach-Blüten Hautzonen
- Anwendungen von ätherischen Ölen und Edelsteinen auf Bach-Blüten Hautzonen
- Grundlagen der chinesischen Akupunktur zum Verständnis der tieferen Hintergründe der Bach-Blütenschienen
- Psychosomatische Diagnose- und Therapiepunkte als objektives Diagnoseverfahren in der Bach-Blütentherapie
- Einbezug der Chakren in diagnostische und therapeutische Maßnahmen
- Ergänzende Behandlungsmethoden mit Farben, Klängen und Metallen in therapieresistenten Fällen

Kontaktanschrift:
Internationales Zentrum für Neue Therapien
Postfach 1712 · D-63407 Hanau
E-Mail: info@dietmar-kraemer.de
Internet: www.dietmar-kraemer.de

Infoseite zu den Neuen Therapien mit Bach-Blüten, ätherischen Ölen und Edelsteinen:
www.sanfte-therapien.de

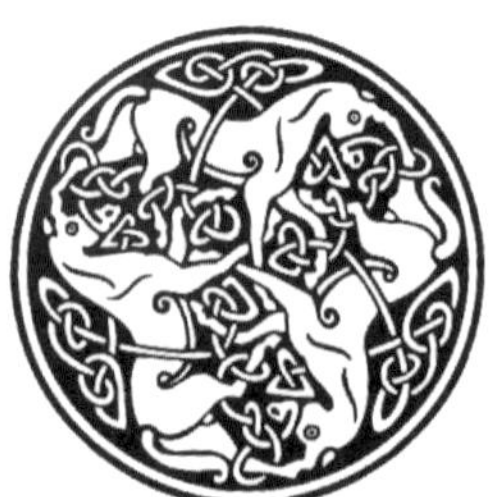

Dietmar Krämer · Hagen Heimann

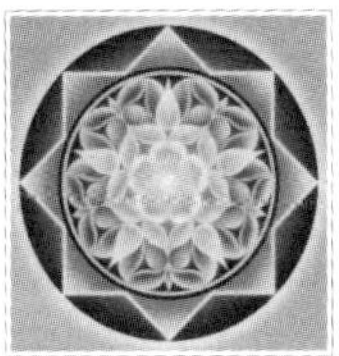

Neue Therapien mit Bach-Blüten 1
Die sanfte Heilmethode
effektiver angewandt
über die zwölf Schienen

Der berühmte englische Arzt Dr. Edward Bach entdeckte vor über 80 Jahren eine revolutionäre Heilmethode, die es ermöglichte, mit Hilfe von Blütenessenzen die seelischen Ursachen akuter Erkrankungen zu behandeln. Vor 30 Jahren entwickelte daraus Dietmar Krämer aufgrund seiner heilpraktischen Tätigkeit und durch gezielte Forschung eine sehr effektive Therapieform, mit der es seitdem jedermann möglich ist, chronische seelische und körperliche Beschwerden zu behandeln.

In dieser komplett überarbeiteten Neuausgabe des naturheilkundlichen Bestsellers finden Sie:

- ein neues Therapiekonzept mit einer neuen Einteilung der Blüten
- die Beziehungen von Blüten zueinander (Schienen)
- eine einfache Möglichkeit, um oberflächliche und tieferliegende Probleme zu unterscheiden
- einen klaren therapeutischen Weg zur Aufarbeitung der tieferliegenden seelischen Konflikte

Durch Mitwirken seines langjährigen Praxiskollegen Hagen Heimann, ebenfalls Autor mehrerer naturheilkundlicher Fachbücher, wurde das Originalwerk ergänzt um:

- ein Register der Gemütssymptome zum schnellen Auffinden der geeigneten Blüten
- Dr. Bach's Originaltexte in neuer Übersetzung
- einen überarbeiteten Fragebogen für Therapeuten
- eine verbesserte Anamnesetechnik basierend auf 30 Jahren Erfahrung mit den Neuen Therapien

Abgerundet wird das Buch durch farbige Abbildungen der 38 Bach-Blüten.

Isotrop Verlag, Bad Camberg
ISBN 978-3-940395-14-6

Dietmar Krämer

Neue Therapien mit Bach-Blüten 3
Akupunkturmeridiane und Bach-Blüten
Beziehungen der Schienen zueinander
Bach-Blütenbehandlung von Kindern

Der Abschlussband der «Neuen Therapien mit Bach-Blüten» beschreibt im ersten Teil die Entsprechungen zwischen Bach- Blütenschienen und den Meridianen der Akupunktur. Der Autor zeigt anhand von übereinstimmenden Symptomen, dass die Bach-Blütenschienen und Akupunkturmeridiane Manifestationen ein und desselben Prinzips auf zwei verschiedenen Schwingungsebenen darstellen, was mit einer Fülle von neuen diagnostischen und therapeutischen Praxishinweisen dokumentiert wird.

Aus den in der Akupunktur bekannten Wandlungszyklen leitet der erfahrene Praktiker die Beziehungen der Bach-Blütenschienen zueinander ab, die eine Therapie mit ganzen Schienen zur Steigerung der Wirkung der Blüten möglich machen. Diese neue Anwendungsform stellt in akuten Fällen und bei der Behandlung von Kindern eine wesentliche Vereinfachung dar. Neu gefundene Test- und Therapiepunkte (Mondlinienpunkte) ermöglichen eine objektive Blüten-Diagnose und erleichtern die Wahl der in Frage kommenden Schienenkombinationen. Mit der Entdeckung der Mondlinien erhielt der Autor den Beweis für die Richtigkeit seiner Annahmen und die Möglichkeit, die Nahtstelle zwischen Bach-Blütenschienen und Akupunkturmeridianen direkt zu behandeln.

Der zweite Teil gibt wichtige Hilfestellungen bei der Blütenbehandlung von Kindern. Ein speziell entwickelter Kinderfragebogen vereinfacht die Diagnose, und Beispiele zeigen, wie Einflüsse während der Schwangerschaft und Geburt sowie der Umgebung exakte Hinweise auf benötigte Schienen geben können.

Das Buch enthält weitere, in der täglichen Praxis getestete Diagnose- und Behandlungshinweise sowie zahlreiche Fallbeispiele. Der Autor dokumentiert ferner Zusammenhänge von typischen Träumen nach Einnahme der Blütenmittel und beantwortet viele Fragen zur Bach-Blütentherapie.

Isotrop Verlag, Bad Camberg
ISBN 978-3-940395-08-5

Dietmar Krämer

Neue Therapien mit ätherischen Ölen und Edelsteinen
in Verbindung mit Bach-Blüten-Hautzonen

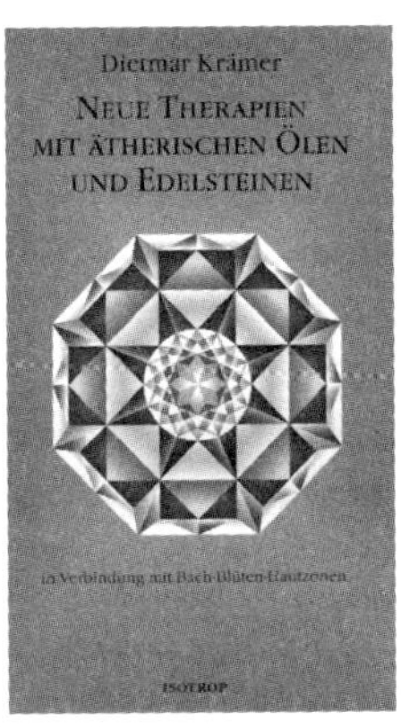

In dem hier vorgestelltem Buch zeigt der Heilpraktiker Dietmar Krämer, dass zu den von Dr. Edward Bach entdeckten Blütenessenzen Entsprechungen auf anderen therapeutischen Ebenen existieren. Anhand von über zwanzigtausend Einzeltests gelang es ihm nachzuweisen, dass jeweils achtunddreißig ätherische Öle und Edelsteine genau den Gemütszuständen entsprechen, die auch die Bach-Blüten verkörpern. Diese Identitäten (und nicht nur Analogien!) wurden auf sensitive Weise ermittelt und bewähren sich seit über 25 Jahren in der Praxis. Ferner berichtet der Autor über die von ihm durchgeführten Arzneimittelprüfungen an Edelsteinen, die erstmals experimentell nachgewiesene Wirkungen zeigten.

Das hier neu vorgestellte Konzept vereinfacht die Diagnose und Anwendung sehr, da die ätherischen Öle und Edelsteine nach den einfachen Indikationen der Bach-Blüten verordnet werden können. Aufgrund dieser Entsprechungen gelten auch für sie die Bach-Blüten Hautzonen, wie der Autor anhand von praktischen Beispielen darlegt. Die Kombination dieser Verfahren verstärkt ihre Heilwirkungen enorm, sowohl bei negativen Gemütszuständen als auch bei körperlichen Beschwerden.

Zu den vielfach bewährten Anwendungsverfahren schildert der Autor zusätzlich Indikationen von Steinen und Ölen, bei denen Heilwirkungen bislang unbekannt waren.

Isotrop-Verlag, Bad Camberg
ISBN 978-3-940395-00-9

Dietmar Krämer

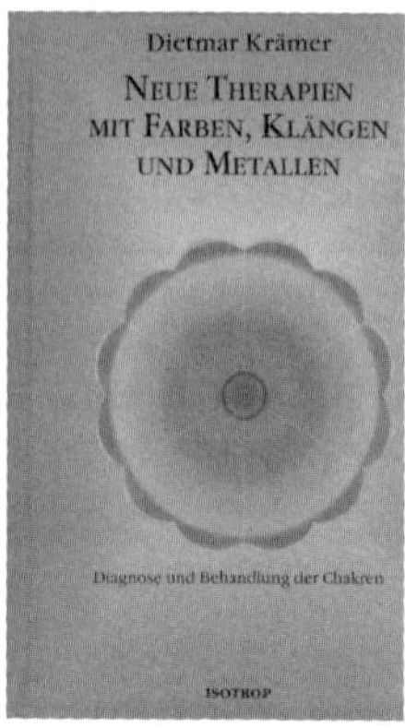

Neue Therapien mit Farben, Klängen und Metallen

Diagnose und Therapie der Chakren

Der Autor legt mit diesem Buch die Ergebnisse seiner jahrelangen Forschungen auf dem Gebiet der feinstofflichen Energiezentren vor. Er beschreibt darin erstmals die wichtigste und bislang unentdeckt gebliebene Aufgabe der Chakren: Sie kontrollieren als übergeordnete Steuerungsorgane den Kontrollzyklus der Akupunktur. Daraus ergeben sich völlig neue Einsichten in deren Wirkungsweise sowie eine Fülle neuer Diagnose- und Behandlungsmethoden. Dabei werden ausführlich Farbe, Form, Größe und Lokalisation der einzelnen Chakren beschrieben sowie die vom Autor entdeckten Austrittspunkte. Vierzehn farbige Abbildungen zeigen die verschiedenen Arten von Chakrablockaden auf eindrucksvolle Weise.

Das Buch enthält ferner eine völlig neu entwickelte Farbtherapie, die mit 12 Farben, entsprechend den 12 Meridianen der Akupunktur, arbeitet, einen vom Autor entwickelten Bach-Blüten Farbtest, eine neue Klangtherapie auf der Basis der Resonanztöne der Akupunkturmeridiane sowie eine vollkommen neue Metalltherapie.

Detailliert dargestellt wird die sensitive Chakra-Diagnose und eine einfache Form der Chakrameditation. Außerdem enthält das Buch verschiedene Arten von Behandlungsmethoden für Therapeuten und auch für Laien zur Selbstbehandlung. Hierzu zählen u. a. das Beschallen der Chakren mit speziellen Klängen, das Auflegen von Metallen, das Bestrahlen der vom Autor entdeckten Chakrapunkte der Mondlinien und die innerliche Einnahme von Bach-Blütenkombinationen.

Isotrop Verlag, Bad Camberg
ISBN 978-3-940395-01-6

Dietmar Krämer & Hagen Heimann

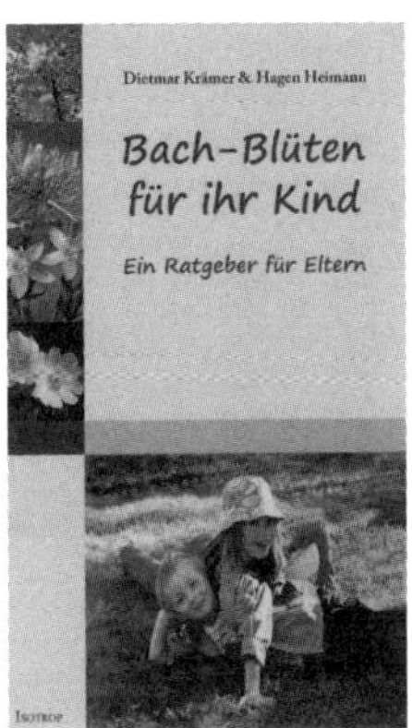

Bach-Blüten für ihr Kind
Ein Ratgeber für Eltern

Die Bach-Blüten wurden vor über 80 Jahren von dem englischen Arzt Dr. Edward Bach entdeckt, der von dem Wunsch beseelt war, eine einfache, effektive Heilmethode zu entwickeln, mit der jedermann heilen kann. Heutzutage erfreuen sich die Bach-Blütenessenzen zu Recht einer großen Beliebtheit, welche sie aufgrund ihrer Einfachheit in der Handhabung und ihrer schnellen und zuverlässigen Wirksamkeit erlangten. Sie bilden einen wichtigen Eckpfeiler der «sanften Therapiemethoden» und sind in nahezu jeder Apotheke erhältlich.

In diesem Buch erklären die beiden erfahrenen Heilpraktiker Dietmar Krämer und Hagen Heimann, wie Eltern die sanfte Heilkraft der Blüten für ihre Kinder nutzen können. Sie beschreiben die seelischen Indikationen der einzelnen Bach-Blüten und wie diese am kindlichen Verhalten abzulesen sind. Zur einfacheren Blütenfindung wurde jede Blütenbeschreibung mit Elternzitaten ergänzt. Dies ist besonders hilfreich bei kleineren Kindern, die ihre Gefühle noch nicht in Worte fassen können.

Anhand praktischer Anwendungsbeispiele wird veranschaulicht, wie Kinder in bestimmten Lebenssituationen mit Bach-Blüten unterstützt werden können, beispielsweise bei

- Eintritt in eine Kindertagesstätte
- Schwierigkeiten mit den Geschwistern
- Lernschwierigkeiten in der Schule

Dieser Ratgeber spiegelt über 20 Jahre Erfahrung in der Behandlung von Kindern mit Bach Blüten wider und zeigt auf, wie Eltern ihrem Kind bei körperlichen und seelischen Problemen helfen können.

Isotrop-Verlag, Bad Camberg
ISBN: 978-3-940395-03-0